清华全科基层常见病诊疗实用教材

王 仲 晁 爽 主编

中国协和医科大学出版社
北 京

图书在版编目（CIP）数据

清华全科基层常见病诊疗实用教材／王仲，晁爽主编．—北京：中国协和医科大学出版社，2020.12

ISBN 978－7－5679－1553－4

Ⅰ.①清…　Ⅱ.①王…②晁…　Ⅲ.①常见病－诊疗－教材　Ⅳ.①R4

中国版本图书馆CIP数据核字（2020）第176733号

清华全科基层常见病诊疗实用教材

主　　编：王　仲　晁　爽
责任编辑：高淑英

出版发行：**中国协和医科大学出版社**
（北京市东城区东单三条9号　邮编100730　电话010－65260431）

网　　址：www.pumcp.com
经　　销：新华书店总店北京发行所
印　　刷：北京玺诚印务有限公司

开　　本：787×1092　1/16
印　　张：21.25
字　　数：441千字
版　　次：2020年12月第1版
印　　次：2021年2月第2次印刷
定　　价：69.00元

ISBN 978－7－5679－1553－4

（凡购本书，如有缺页、倒页、脱页及其他质量问题，由本社发行部调换）

《清华全科基层常见病诊疗实用教材》编委会

主编简介

王 仲

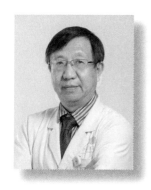

清华大学附属北京清华长庚医院　急诊医学主任

医师 / 教授、博士生导师

全科与健康医学部部长 / 全科医学科主任

中国医促会急诊医学分会　主任委员

中国医促会全科医学分会　副主任委员

中华医学会全科医学分会　委员

中国医师协会全科医师分会　常委

海峡两岸医学交流学会全科医学分会　副主任委员

晁 爽

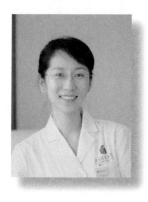

清华大学附属北京清华长庚医院　儿科副主任

主任医师

中国医师协会儿童健康专业委员会　委员

北京女医师协会理事会　理事

中国生命关怀协会远程医学委员会　常务委员

中国中药协会儿童健康与药物研究专业委员会　委员

中国抗衰老促进会女性健康专业委员会　委员

北京医学会早产与早产儿医学分会　委员

妇幼健康研究会妇女儿童肥胖控制委员会　委员

序言1

　　基层医生是我国医疗卫生服务和健康保障的重要组成部分，是最贴近居民的医务人员。

　　提升基层医生健康管理和临床服务能力是实现健康中国的重要基础之一。

　　在医药卫生改革不断深化的形势下，加强基层医生培训是破解改革难题、方便广大人民群众就医的一项重要措施。

　　本教材由《中华医学信息导报》编委会联合"全科学苑"组织综合医院和城市社区卫生服务中心有经验的专科和全科医生，由专家策划，从临床实践出发，以症状学、常见疾病诊治和健康教育为主线编写，对基层医生，包括广大乡村医生的成长有重要作用。

2020 年 7 月

序言 2

　　全科医学在我国是一个"朝阳"学科，备受社会关注、党和国家鼎力支持。全科医学是一门整合了预防、临床、康复以及社会行为学为一体的综合性医学专业学科。作为一个特殊的临床二级学科，全科医生主要工作涵盖了各种年龄阶段、性别、各个器官系统以及各类疾病，强调以人为中心、以家庭为单位、以社区为范围、以人的全生命周期及人群整体健康的维护与促进为方针的长期综合性、负责式照顾。为了规范全科医生的培养，2016年国家卫生健康委科教司正式发文，凡承当全科医生培训的三级综合医院必须成立全科医学科，承担全科医学人才培养的任务，这标志着我国全科医学教育进入了新的发展阶段。

　　基层医生包括全科医生和乡村医生，在我国医疗服务体系中发挥着重要作用，在基层承担着区域基本医疗服务、公共卫生服务、健康保障任务，是居民健康的守门人。随着国家分级诊疗、急慢分治、上下联动医疗政策的推动，基层全科医生在医疗服务体系中的作用越来越受到关注。然而目前我国基层医疗服务人员的知识水平和业务能力还不能满足居民健康服务和医疗服务需求；多年来，基层医生重公卫、轻医疗，重疾病、轻健康的现象严重，致基层医生临床能力的降低，导致居民对基层医生的信任度不高。因此，我们需要加强基层医疗服务人员的培训，提升基层医疗服务人员的能力，满足社会的需求。

　　王仲教授曾就职于北京协和医院急诊科，受过严格的住院医师规范化培训的训练，担任过医院教育处处长，从事医学教育管理；1997年起参与我国全科医学培训工作，对基层医生的临床能力有着深入的了解；后调入清华大学附属北京清华长庚医院从事医学教育管理和全科医学科的组建工作。他牵头撰写的基层医生临床能力培训教材，本着实践与理论紧密结合的原则，组织综合医院和城市社区卫生服务中心的全科医生和专科医生，以症状学、疾病学和健康教育为轴线撰写培训教材，尽可能贴近基层医生的临床工作实际，对基层医生的成长无疑将是一本"及时雨"式的实用教材。

中国的全科医学正在蓬勃发展，基层医生的临床能力被提升到前所未有的高度。"强基层"首先就是加强基层医生的能力建设，特别是临床能力建设。本教材针对基层医生所作，期望能得到广大基层医生的认同，也期望本教材在未来基层医生培养中起到普及知识，提升能力的作用。

贾建国

2020 年 7 月

前 言

"健康中国2030"规划纲要成为近十几年推进健康中国建设的行动纲领。纲要明确指出，要坚持正确的卫生与健康工作方针，坚持健康优先、改革创新、科学发展、公平公正的原则，以提高人民健康水平为核心，以体制机制改革创新为动力，从广泛的健康影响因素入手，以普及健康生活、优化健康服务、完善健康保障、建设健康环境、发展健康产业为重点，把健康融入所有政策，全方位、全周期保障人民健康，大幅提高健康水平。

分级诊疗是打破"看病难、看病贵"的重要措施之一。当谈到"看病难"时，我们常常想到人满为患的医院，是对如长龙的排队人群发出的感慨。然而，我们却忽视了另外一个更大的"看病难"的群体——广大农村人口。由于路途遥远，由于交通不便，由于经济限制等等因素，使这类人群有病不医，大病小医等现象更加普遍。我们不能指望城市大医院解决农村人口就医问题，乡村医生和基层医生自然成为我们的期望。

我国自20世纪实施"赤脚医生"政策以来，以及今年推行基层医疗服务后，产生了数以百万计的乡村基层医生。这些医生在当地默默地为百姓提供着最基本的医疗服务和公共卫生服务。然而，由于种种原因，这些医生的医学理论基础知识薄弱，很多医生是大专，甚至是中专毕业，全日制本科毕业的医生极少，甚至有些是"家传行医"而成为乡村医生的。这样的知识水平远远不能满足日益增长的临床服务能力需求。也因为各种原因，这类医生接受继续教育的机会很少，在医疗学术会议频繁举行，继续医学教育大力推进的今天，这个群体又似乎处于一个被遗忘的角落。正因如此，全科学苑组织我国有志于基层医疗教育、乡村医生培养的医务人员，开展了"乡医临床能力提升项目"，在全国组织针对乡村医生以及其他基层医生的临床能力培训。培训的内容既包括临床思维、临床操作、临床知识原理，也包括法律法规、医学人文，收获了良好的效果，得到了广大乡村医生和基层医生的认同。

本教材由乡村医生和有基层医生培训经验的临床医生撰写，参考、整理其他医学教材的相关内容，梳理出对基层医生，特别是乡村医生更加有实际意义和应用价值的内容，分门别类、深入浅出，力求成为基层医疗服务的指导性书籍。

本教材在内容组织上分为五个大部分：症状学、内科疾病学、儿科疾病学、妇产科疾病学以及健康与急救技术。大部分症状学编制了思维导图，而所有的症状、疾病都明确指出在基层的处理原则和方法以及转诊指征（包括急诊转诊和门诊转诊）。健康教育、预防保健是本书的另外一个重要内容，旨在指导乡村医生将健康教育、疾病预防引入日常工作的理念中，符合健康中国发展战略，培养有新理念的基层医生。急救知识的融入能够帮助乡村医生和基层医生提高急救意识和急救能力。结合在线或线下培训，提升乡村医生和基层医生应对突发疾病，包括一定程度的危重病人：心血管疾病、脑血管疾病以及心脏骤停等的现场应对能力和紧急转诊安排，保证病人的安全和治疗的效果。教材撰写人员来自综合医院的中青年骨干医生，除了有丰富的临床经验外，多数人有基层医生培训的经历，了解基层医疗现状和乡村医生的知识水平。

本书经过长达一年的组织、撰写、修改、审定，力图实现教材设计要求，满足乡村医生培养需要，使其成为实用性基层医生培训教材。

在本书的编写过程中，全科学苑各位老师给予大力支持，在此表示衷心感谢！来自清华大学附属北京清华长庚医院、首都医科大学附属北京安贞医院、首都医科大学附属北京天坛医院、北京协和医院以及北京昌平区东小口社区卫生服务中心的各位作者、编委和审定专家付出了大量心血，几易其稿形成本书。在此，也一并对上述医生的辛勤付出表示衷心感谢！

尽管我们竭尽全力，但仍觉有很多不到之处，内容也不能穷尽。我们希望在今后的培训中进一步发现问题，总结需求，力图在未来加以完善。也欢迎广大同道和乡村医生随时提出批评和指正。

感谢华润三九医药股份有限公司公益支持！

2020 年 7 月

目　录

第一部分　症状学

第一节　发热……………………………………………………………………………3

第二节　头痛……………………………………………………………………………11

第三节　眩晕……………………………………………………………………………19

第四节　晕厥……………………………………………………………………………21

第五节　胸痛……………………………………………………………………………24

第六节　心悸……………………………………………………………………………32

第七节　咳嗽……………………………………………………………………………35

第八节　呼吸困难………………………………………………………………………40

第九节　腹痛……………………………………………………………………………45

第十节　恶心、呕吐……………………………………………………………………52

第十一节　反酸…………………………………………………………………………55

第十二节　腹胀…………………………………………………………………………56

第十三节　黄疸…………………………………………………………………………59

第十四节　腹泻…………………………………………………………………………63

第十五节　呕血与黑便…………………………………………………………………66

第十六节　尿路刺激征…………………………………………………………………72

第十七节　排尿困难……………………………………………………………………75

第十八节　血尿…………………………………………………………………………78

第十九节　抽搐与惊厥…………………………………………………………………84

第二十节　关节痛………………………………………………………………………86

第二十一节　皮下出血…………………………………………………………………100

第二十二节　皮疹………………………………………………………………………102

第二部分 常见疾病诊疗与慢性病持续管理

第一章 呼吸系统疾病···107

　第一节　呼吸道感染···107

　第二节　社区获得性肺炎···109

　第三节　变异性咳嗽···115

　第四节　支气管哮喘···117

　第五节　慢性阻塞性肺疾病··125

　第六节　支气管扩张···135

第二章 心血管疾病···138

　第一节　高血压··138

　第二节　心律失常···146

　第三节　冠状动脉粥样硬化性心脏病·································149

　第四节　心力衰竭···158

　第五节　双心医学···162

第三章 脑血管疾病···166

　第一节　短暂性脑缺血发作··166

　第二节　脑卒中··168

第四章 消化系统疾病··173

　第一节　胃－食管反流··173

　第二节　胃炎··176

　第三节　消化性溃疡···179

　第四节　消化道出血···183

第五章 泌尿系统疾病··188

　第一节　泌尿系统感染··188

　第二节　急性肾小球肾炎···192

　第三节　慢性肾小球肾炎···195

　第四节　泌尿系结石···197

第六章 内分泌及常见免疫系统疾病···································201

　第一节　糖尿病··201

　第二节　类风湿关节炎··209

　第三节　强直性脊柱炎··212

　第四节　干燥综合征···215

　　第五节　系统性红斑狼疮 …………………………………………………… 218

第七章　常见变态反应性疾病 …………………………………………………… 224

　　第一节　荨麻疹 …………………………………………………………………… 224

　　第二节　花粉过敏 ………………………………………………………………… 227

　　第三节　变应性鼻炎 ……………………………………………………………… 229

　　第四节　过敏性咽炎 ……………………………………………………………… 233

第三部分　儿科常见疾病

　　第一节　小儿发热 ………………………………………………………………… 237

　　第二节　小儿急性上呼吸道感染 ………………………………………………… 239

　　第三节　小儿肺炎 ………………………………………………………………… 242

　　第四节　小儿腹泻病 ……………………………………………………………… 248

　　第五节　小儿出疹性疾病 ………………………………………………………… 252

　　第六节　小儿单纯性肥胖症 ……………………………………………………… 259

第四部分　妇产科常见疾病

　　第一节　痛经 ……………………………………………………………………… 267

　　第二节　阴道出血 ………………………………………………………………… 269

　　第三节　外阴色素减退性疾病 …………………………………………………… 271

　　第四节　阴道炎 …………………………………………………………………… 273

　　第五节　宫颈炎 …………………………………………………………………… 276

　　第六节　盆腔炎 …………………………………………………………………… 278

　　第七节　子宫肌瘤 ………………………………………………………………… 280

　　第八节　妊娠期常见不适症状处理 ……………………………………………… 284

　　第九节　异位妊娠 ………………………………………………………………… 287

　　第十节　围绝经期综合征 ………………………………………………………… 289

第五部分　健康管理与急救技术

第一章　健康管理 ………………………………………………………………… 295

　　第一节　疾病的预防 ……………………………………………………………… 295

　　第二节　健康教育 ………………………………………………………………… 301

第二章　基层常用急救技术 ………………………………………………………… 309

　第一节　基层病情判断 …………………………………………………………… 309

　第二节　高级生命支持 …………………………………………………………… 312

　第三节　气道保护与氧疗 ………………………………………………………… 315

　第四节　儿童意外伤害的现场急救原则 ………………………………………… 317

参考文献 ……………………………………………………………………………… 321

第一部分

症 状 学

第一节 发 热

一、概述

下丘脑前部的体温调节中枢控制着人的体温。当有致热原作用于人体，体温调节中枢的调定点就会上调，使体温上升。也可能由于某些原因导致体温调节中枢的功能障碍、散热功能障碍等，使体温升高超出正常范围，这种情况临床上称为发热（超过正常值的0.5℃）。在基层医疗中，大多数发热为感染性疾病所致，包括病毒感染、细菌感染、非典型病原体感染和真菌感染。按照存在的时间，发热又被分为急性发热和慢性发热。急性发热多见于感染性疾病，而慢性发热可见于慢性感染及非感染性疾病，如自身免疫性疾病、肿瘤以及药物源性发热。

发热是患者最常见的就诊主诉。90%以上的患者病情比较清晰，有些患者长时间找不到病因而成为"不明原因发热（FUOs）"。但随着诊断技术水平的提高，FUOs比例已由20世纪30年代的大于75%下降至50年代的小于10%。在早期，不明原因发热主要见于各种特殊感染。近30余年的慢性不明原因发热，则主要集中在未被诊断的自身免疫性疾病与肿瘤。有研究显示，各种不明原因发热最后可以归为如下病因：非感染性炎性疾病占22%、感染占16%、恶性肿瘤占7%、其他原因占4%、未确诊占51%。因此，在社区医疗工作对于治疗效果不佳的急性发热以及慢性发热，应考虑到上述疾病的可能性。

二、定义与病因

（一）发热的定义和标准

人体核心温度或体表温度升高超出正常范围，定义为发热，俗称"发烧"。测量体温的位置不同，发热的诊断标准略有不同，见表1-1。

表1-1 正常体温标准（℃）

测量部位	正常体温
口腔	37.3
直肠	37.6
腋下	37.2

临床工作中遇到基础体温低的患者，自诉发热，但测量体温未到上述诊断标准，则以1天内体温变化＞1.2℃为发热标准。

根据发热的程度，临床上将发热分为低热、中等发热、高热和超高热四个等级，见表1-2。

表1-2 发热分类*

分类	腋窝温（℃）
低热	37.3～38
中等发热	38.1～39
高热	39.1～41
超高热	＞41

*临床通常使用腋窝温（水银体温计）作为测量标准，耳温通常比腋窝温稍高，但尚无一致标准

（二）发热类型

急性发热绝大多数为感染性，非感染者仅占少数；体温在37.5～38.4℃，持续4周以上为慢性低热，病因为慢性感染、非感染或者功能性疾病。发热大于2周，体温常大于38.5℃，多为感染、肿瘤或结缔组织疾病，最终病因不明的仅为5%～20%。

（三）发热病因

1. 感染性发热　各种病原体引起的急、慢性感染，全身或局灶性感染都可能出现发热。常见的急性感染性发热包括呼吸道感染、泌尿系感染、胆道感染、皮肤软组织感染等。慢性感染性发热常见于各个部位的结核。感染性发热的目的是增加炎症反应、抑制细菌生长、创造一个不利于病原体增殖的病理、生理环境。

2. 非感染性发热　非感染性发热在发热患者中占比并不高，但不容易诊断，包括自身免疫性疾病、肿瘤，以及各种非感染性炎症反应性疾病。

（1）吸收热：各种物理或化学性损伤、血管栓塞或血栓形成而引起的组织坏死、坏死物质吸收入血引起发热。

（2）变态反应性疾病：过敏反应、药物热等。

（3）自身免疫性疾病：各种自身免疫病，如系统性红斑狼疮、结节性多动脉炎、干燥综合征、风湿性多肌痛等都会有发热。

（4）高代谢性疾病：甲状腺功能亢进等。

（5）皮肤散热减少：广泛性皮炎、慢性心力衰竭等。

（6）体温调节中枢功能障碍：中暑、重度安眠药中毒、脑出血等，这类发热特点是高热无汗。

（7）自主神经功能紊乱：此类发热为功能性发热，多为低热，如原发性低热、夏季低热等。

三、临床表现

（一）基本表现

发热患者的基本临床表现是体温升高，体温的高低可代表病情的轻重。热度过高可对机体产生严重不良影响，因此当患者出现高热，甚至超高热时，应进行体温控制，以避免高热对组织造成损伤。

（二）临床过程及特点

1. 体温上升期　发病初期产热增加，散热减少，常伴有乏力、肌肉酸痛、畏寒、寒战等。这个时期体温调节中枢发出冲动，引起皮肤血管收缩，散热减少。中枢发出的冲动引起骨骼肌收缩，使产热增加。体温上升的速度有两种方式。

（1）骤升：体温在数小时内达 39～40℃或以上，常伴有寒战，可见于疟疾、大叶性肺炎、败血症、流行性感冒、输液反应等。

（2）缓升：体温逐渐上升，数日内达高峰，多不伴寒战，如伤寒、结核病等。

2. 高热期　体温上升达高峰后的时间。由于病因不同，高热持续时间不同，疟疾高热期可持续数小时，大叶性肺炎、流行性感冒可持续数天，伤寒则可持续数周。这个阶段，体温已达到或略高于升高的体温调定点水平，产热与散热在较高水平达到相对平衡，体温调节中枢不再发出寒战冲动，皮肤末梢血管收缩转为舒张，皮肤发红，有灼热感。呼吸加快加深，心率增快。

3. 体温下降期　病情缓解期由于病因的消除，致热原作用逐渐减弱或消失，体温中枢调定点逐渐降至正常水平，这个阶段散热大于产热，出汗增多，皮肤潮湿。体温下降的速度有两种方式。

（1）骤降：体温于数小时内迅速下降至正常，有时可略低于正常体温，常伴大汗：见于疟疾、大叶性肺炎及输液反应。

（2）渐降：体温在数天内逐渐降至正常，不伴大汗，如伤寒、风湿热等。

4. 热型　根据高热持续状态，发热可分为稽留热、弛张热、波状热、回归热、间歇热、不规则热等热型。

（1）稽留热：体温在 39 ~ 40℃持续高热达数天或数周之久，24h 内体温波动不超 1℃，常见于大叶性肺炎、伤寒。

（2）弛张热：体温在 24h 内波动达 2℃或更多，可见于败血症、局灶性化脓性感染。

（3）波状热：体温在数天内逐渐上升至高峰 39℃以上，然后逐渐下降至常温或微热状态，不久又再发热，呈波浪状起伏，如此反复多次，可见于布氏菌病、恶性淋巴瘤等。

（4）回归热　体温急剧上升至 39℃或以上，持续数天后又骤然下降至正常水平。高热期与无热期各持续若干天后，规律性交替 1 次，可见于霍奇金病（Hodgkin disease）等。

（5）间歇热：体温骤升达高峰后持续数小时，又迅速降至正常水平，无热期（间歇期）可持续 1 天至数天，如此高热期与无热期反复交替出现，常见于疟疾、急性肾盂肾炎等。

（6）不规则热：热的体温曲线无一定规律，可见于结核病、风湿热等。

值得注意的是临床上由于抗生素、退热药等影响，热型往往不典型。此外，由于个体差异，例如，老年人发热特点不典型，与病情不符。

（三）伴随症状

1. 寒战　很多发热疾病都可以伴有寒战，表现为感觉冷，伴有肌肉抖动，如大叶性肺炎、败血症、急性胆囊炎、药物热、急性溶血或输血反应等，仅有发冷的感觉、无发抖称为畏寒。

2. 结膜充血　常见于麻疹、流行性出血热、斑疹伤寒、钩端螺旋体病等。

3. 黄疸　是胆道疾病或溶血疾病的表现。

4. 淋巴结肿大　全身淋巴结肿大并有压痛伴有肝脾增大、血液淋巴细胞增多，多考虑为传染性单核细胞增多症；全身淋巴细结无痛性肿大、周期性发热，考虑霍奇金淋巴瘤；局部淋巴结肿大有压痛，考虑局部引流区域炎症；局部淋巴结肿大，质地硬无压痛，考虑引流脏器肿瘤。

5. 出血　发热伴皮肤黏膜出血可见于重症感染及某些急性传染病，如流行性出血热、钩端螺旋体病、病毒性肝炎、斑疹伤寒、败血症等；也可见于某些血液病，如急性白血病、重症再生障碍性贫血、恶性组织细胞病等。

6. 关节肿痛　常见于败血症、猩红热、布氏菌病、风湿热、结缔组织病、痛风等。

7. 皮疹　发热伴皮疹常见于发疹性传染病，例如，水痘、猩红热、麻疹、斑疹伤寒、伤寒。某些内科疾病，例如，风湿热、结缔组织病、药物热、败血症等。

8. 意识障碍　先发热后昏迷者，常见于流行性乙型脑炎、斑疹伤寒、流行性脑脊髓膜炎、中毒性菌痢、中暑等；先昏迷后发热者，见于脑出血、巴比妥类药物中毒等。

四、评估和诊断

（一）发热患者的病情评估

1. 意识状态　意识改变提示可能有中枢神经系统受累，包括中枢神经系统病变或继发性中枢神经系统损害。患者出现表情淡漠、反应迟钝，既要考虑中枢神经系统感染的可能性，也要考虑休克或病毒性心肌炎，影响脑供血的可能性。

2. 血压下降　发热患者出现血压下降，应考虑感染中毒性休克或脓毒症的可能性。这是感染性疾病最常见的致命性并发症。

3. 心率　心率常常随着体温的波动而变化。体温每升高 1℃，心率可增加 12～15 次 / 分，当心率增加＞ 15 次 / 分时，需要考虑其他引起心率增快的因素存在的可能性，如甲状腺功能亢进、心力衰竭、心肌炎、风湿热、败血症等；当心率增加＜ 12 次 / 分时，即相对缓脉，考虑伤寒、甲状腺功能减退致颅压增高等原因。

4. 呼吸　体温升高 1℃，呼吸增加 3～4 次 / 分，当呼吸增加＞ 4 次 / 分时，考虑肺部疾病、结缔组织病或晚期妊娠。

5. 全身性炎症反应（SIRS）及脓毒症判断　1991 年美国胸科医师学院与危重病学会联席会议提出"全身性炎症反应综合征（SIRS）"，指机体在各种因素刺激下产生的一种失控的全身炎症反应的统称。SIRS 可以造成多器官功能障碍综合征（MODS）。2012 年，有指南提出 SIRS ≥ 2 分时，应立即转上级医院处理。2016 年在 Sepsis3.0 指南中提出用脏器功能评分来确定脓毒症，采用序贯性器官功能不全评分进行评估，即 SOFA 和 qSOFA 评分。感染患者如果出现 qSOFA ≥ 2 分，则需要考虑脓毒症的可能性，应立即转诊。临床上要快速识别出 SIRS 和脓毒症（表 1-3，表 1-4）。

表 1-3　SIRS 诊断标准

出现以下 2 项以上临床表现即可诊断：
体温：＞ 38℃或＜ 36℃
心率：＞ 90 次 / 分
呼吸增快：＞ 20 次 / 分或过度换气 $PaCO_2$ ＜ 32mmHg（4.3kPa）
白细胞计数：＞ 12×10^9/L 或＜ 4×10^9/L 或不成熟中性粒细胞（带状核）＞ 0.10

注：1mmHg=0.133kPa

表 1-4　qSOFA 评分（分）

项目	分值
收缩压 ≤ 100mmHg	1

续表

项目	分值
气促 ≥ 22 次 / 分	1
精神状态改变	1

（二）确定患者是否有传染病的可能

很多感染性疾病具有传染性，因此接诊发热的患者需排除其为传染病。北京市一级以上医疗机构全年进行症状监测，监测对象是具有发热、腹泻、黄疸、皮疹和结膜红肿，任一症状的门诊就诊人员。全科医生接诊发热患者时，应询问其 3 天内密切接触的人群中是否有类似症状人员。当确定有集聚性发病，或序贯性发热患者出现时，应考虑出现传染性疾病的可能性。

（三）确定感染的部位及病原体

1. **症状**　高热伴咳嗽、咳痰者，应考虑肺炎、肺脓肿、脓胸等呼吸系统疾病；伴低热、盗汗、消瘦和乏力者，多见于结核；伴胸痛者，则可能为胸膜疾病和肺部病变，如肺炎、肺癌及空洞性肺结核；伴咯血时，应排除肺癌、肺结核和支气管扩张以及肺栓塞和肺血管炎。发热伴恶心、呕吐、腹痛、腹泻者，考虑消化系统疾病。发热伴尿急、尿频、尿痛者，考虑泌尿系统疾病。发热伴贫血、皮肤黏膜出血、关节痛者，考虑血液系统、结缔组织疾病。高热伴头痛、意识障碍者，应考虑中枢系统感染，如流行性脑膜炎、结核性脑膜炎。

2. **体征**　应着重检查皮肤有无出血点、全身淋巴结有无肿大。肺部有无啰音，心脏有无杂音，肝脾有无增大，腹部有无肿块，男性应注意睾丸的检查。特别注意淋巴结、黏膜、结膜以及外生殖器；脑膜刺激征和全面的神经系统评估；关节检查。

3. **实验室检查**　目前，大部分社区卫生服务中心有基本的时间和影响检查手段，部分特殊检查需要转到上级医院实施。

（1）血液学检查：发热患者血液检查常有异常，白细胞增多或出现分类异常，及中毒颗粒提示感染，血培养阳性提示败血症或脓毒血症。各种血清抗体检查，可诊断相应病原体的感染。贫血、血小板计数减少、白细胞计数减少或形态异常，提示血液系统疾病。

（2）尿常规：见白细胞考虑泌尿系感染，见红细胞考虑感染、结石或肿瘤。

（3）便常规：见白细胞考虑感染，见红细胞考虑感染或消化道出血、异物等。

（4）影像检查：胸部 X 线片，可以协助确定患者是否有肺部病变，特别是肺炎；超声检查能够协助鉴别腹部器官的感染、肿瘤等病变。

（5）特殊检查：此类检查多需在综合性医院进行，包括 CT 检查、骨髓活检、肝穿刺活检、淋巴结活检、诊断性治疗等。

五、社区处理与治疗原则

（一）社区诊疗

1. 在社区工作的全科医生，有义务对发热患者进行筛查和实验性治疗。确定急性发热、慢性发热；判断发热患者的轻重；初步判断感染的部位和病原体；对轻症患者做出诊疗方案；对需要转诊的患者，确定转诊方式及安全保护措施（表 1-5）。

表 1-5　继续在社区医院进行诊疗患者的标准

治疗标准	意识清楚 血压正常或符合患者平时血压水平 心率在（实际体温 −36.8℃）×15+80 之内 体温在 40℃ 以下

2. 发热治疗标准　急性感染性发热患者的治疗通常在 3 ~ 7 天好转。因此，尽量避免频繁更换药物，也无需（如前面提到）频繁使用退热药物。

（1）有效标准：体温有下降趋势，或高峰体温下降，高峰体温持续时间缩短，一般状况好转。

（2）无效标准：体温无降低的趋势；高峰体温持续时间不缩短或提前；一般状况恶化。

单纯上呼吸道感染、单纯肺炎、单纯胆囊炎、单纯泌尿系统感染、单纯胃肠炎、单纯皮肤软组织感染，满足社区处理的轻重程度标准时，可在社区进行治疗观察。感染性发热是社区治疗的重点。

（二）发热的社区处理

1. 发热的一般处理　对尚未查明病因的急性发热患者，不必立即采取退热措施，因为在很多情况下，发热是机体消除病原体的手段之一。只要患者不是高热甚至超高热，或者患者对发热极其不耐受，都可以采用物理方式控制体温。但首先要维持生命体征的稳定，保证呼吸道通畅。在使用药物退热时，应维持有效循环，防止虚脱或休克。

2. 在下述情况下需要尽快降温　高热或超高热，特别是小儿或体弱的老人；心脏病患者高热，易增加心脏负担、诱发心力衰竭，应及早退热；妊娠期妇女也应及时解热，以避免对胎儿的影响。

3. 降温方法　包括物理降温和药物降温。

（1）物理降温：包括降低室温，温水擦浴，毛巾包裹冰袋置于前额、腋窝、腹股沟等部位冷敷。注意在进行物理降温时，应避免用过冷的毛巾擦拭前胸和后背。

（2）药物降温：药物降温是临床最常用的方法，也是最快速的降温方法。降温药物主要为非甾体类抗炎药物。

非甾体类抗炎药物是临床最常用的退热药物。在降低体温的同时，还能减轻由于发热或原发病引起的头痛、肌痛和关节疼痛等全身症状。但这些药物常导致血小板和胃肠道不良反应。因此，优选的退热剂通常是对乙酰氨基酚。但对乙酰氨基酚主要经肝代谢，因此有肝硬化及肝病史的患者禁用。如果患者不能口服退热剂，可以使用 NSAID 胃肠外制剂或各种退热剂的直肠栓剂。虽然糖皮质激素有很强的退热作用，但在未明确诊断，特别是不能排除感染性疾病时，强烈建议基层医生避免使用糖皮质激素进行退热。如果使用常规退热药不能降低体温时，应考虑中枢体温调节障碍的可能性。

4．其他辅助治疗　发热是一个高消耗的状态，患者需要卧床休息，多饮水。如果患者未能正常进食水或有脱水的迹象，需要给患者进行补液，输液的选择应为晶体液，最好是与细胞外液相近的晶体液。如果患者出现高热惊厥或谵妄，可应用镇静剂。

5．抗生素的应用　应在病因明确或有证据支持感染的前提下应用，不可滥用，在社区多数情况下为经验性治疗。

六、转诊

1．发热患者转诊标准

（1）发热患者伴有生命体征不稳定，或 SIRS、qSOFA ≥ 2 分。

（2）各种原因不明，且经过试验性治疗无效，体温在 2 周内无下降趋势的患者。

（3）下列可能疾病：各种脑（膜）炎和其他中枢系统感染，伴有咯血、呼吸困难的肺炎，急性心肌炎和心包炎，急性化脓性胆管炎、急性胰腺炎，伴有脱水的胃肠炎及细菌性痢疾，各种腹膜炎，气性坏疽，各种急性传染病。

（4）不能排除传染病。

2．转诊时注意事项　对有生命危险的患者在转诊过程中，需注意重要脏器和气道的保护；昏迷、休克患者，要保持昏迷体位或休克体位。所有危重患者，需要给予吸氧、补液等辅助支持治疗，并采用急救车转诊。如考虑患者为传染性疾病，转诊过程中注意传染病的防护，向 120 要转运车时需要说明考虑患者为传染病，建议派有防护作用的急救车，保证患者安全的同时，也保证社会安全。

3．转诊去向　病情危重的患者，转至综合医院急诊科；病情基本明确、需到综合医院进一步诊治的患者，转至相应科室；病情不明、需进一步检查以明确诊断的患者，转至综合医院全科医学科。发热患者诊疗思路，如图 1-1。

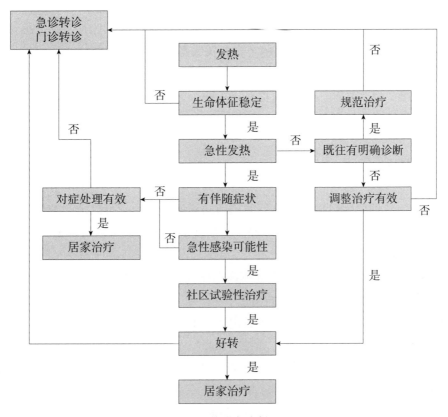

图 1-1 发热患者诊断流程

思 考 题

1. 发热对人体的利与弊各是什么？
2. 发热的标准和分类是什么？
3. 什么情况的发热可以在社区处理，什么情况下需要转诊？

（王云轩　王　仲）

第二节 头　　痛

一、定义

头痛是基层诊疗中较为常见的医学主诉之一，大部分人都有过头痛的经历，在 2010 年中华医学会疼痛学分会公布的"中国头痛流行病学调查"显示，中国内地18～65岁人群中，近25%曾遭受头痛困扰。其中，最常见的是良性疾病，如紧张性头痛和偏头痛，但是有些头痛是致命性疾病所致，有报道脑卒中相关头痛的发生率为3%～57%，特别是脑出血和蛛网膜下腔出血，而中枢神经系统感染所致的头痛更为普遍。因此，在基层诊疗过程中，对于头痛的患者，基层医生的主要职责有以下两个方面：①筛查危及生命的头痛患者并及时转诊；②对良性头痛的患者给予适当的处理。

二、病因和分类

头痛是因为各种原因影响到颅内外的痛敏结构而产生的，可以由颅脑局部病变（如颅内感染、脑血管意外等）引起，也可以是全身病变的一个反映（如高血压病、中毒等）。引起头痛的病因主要有：

1. 颅内压变化引起头痛　任何引起颅内高压或颅内低压的因素都可能导致头痛，如颅内出血、颅内占位性病变、静脉窦血栓等。

2. 脑膜刺激引起头痛　如蛛网膜下腔出血、中枢神经系统感染。

3. 神经根压迫或刺激引起头痛　如枕大神经炎、桥小脑角肿瘤等。

4. 牵涉性头痛　又称放射性头痛，如眼、耳、鼻、牙齿等处的病变，不仅可造成局部的疼痛，也可扩散或通过神经反射到头部。

5. 内分泌因素可引起头痛　女性月经期或更年期常有头痛发作。紧张性头痛在月经期、更年期往往加重。甲状腺功能亢进也可引起头痛发作。

6. 心理因素可引起头痛　如长期工作、长期紧张、生活压力大、抑郁等，可诱发自主神经功能紊乱，导致血管舒缩障碍而发生头痛。

国际头痛学会2004年发布第2版《头痛疾病的国际分类》（ICHD-Ⅱ）将头痛分为原发性头痛和继发性头痛（表1-6）。

表1-6　头痛疾病的国际分类（ICHD-Ⅱ）

1. 原发性头痛
　　1.1 偏头痛
　　1.2 紧张型头痛
　　1.3 丛集性头痛和其他三叉自主神经头痛
　　1.4 其他原发性头痛
2. 继发性头痛
　　2.1 头颈部外伤引起的头痛
　　2.2 头颈部血管性病变引起的头痛
　　2.3 非血管性颅内疾病引起的头痛

续表

2.4 某一物质或某一物质戒断引起的头痛

2.5 感染引起的头痛

2.6 内环境紊乱引起的头痛

2.7 头颅、颈、眼、耳、鼻、鼻窦、牙齿、口或其他颜面部结构病变引起的头痛或面痛

2.8 精神疾病引起的头痛

3. 脑神经痛、中枢和原发性面痛和其他头痛

三、临床表现

因引起头痛的病因不同，表现疼痛的性质不一，常表现为胀痛、钝痛、搏动样疼痛、针刺样疼痛、紧箍感等。疼痛的部位可表现为全头疼痛和局部疼痛，而伴随症状可有发热、恶心、呕吐、眩晕、精神障碍、视力障碍等。临床上需根据头痛发生的起病方式、发生速度、疼痛部位和方式、疼痛程度、持续时间、伴随症状等，以鉴别不同类型的头痛（表 1-7，表 1-8）。

表 1-7 头痛部位与可能的疾病

疼痛部位	病因
全头痛	肿瘤、颅内出血、颅内感染、紧张型头痛、低颅压性头痛
偏侧头痛	血管性头痛、鼻窦炎性头痛、耳源性头痛、牙源性头痛
前头部痛	后颅窝肿瘤、小脑幕上肿瘤、鼻窦炎性头痛、丛集性头痛
眼部（单侧或双侧）	高颅压性头痛、丛集性头痛、青光眼、一氧化碳中毒性头痛
双颞部痛	垂体瘤、蝶鞍附近肿瘤
枕颈部痛	蛛网膜下腔出血、脑膜炎、后颅窝肿瘤、高颅压性头痛、高血压性头痛、颈性头痛、肌挛缩性头痛

表 1-8 头痛发病快慢与疾病的关系

急性头痛	蛛网膜下腔出血、脑梗死、脑出血、脑炎、脑膜脑炎、癫痫、高血压脑病、腰椎穿刺所致的低颅压、青光眼、急性虹膜炎
亚急性头痛	颅内占位性病变、良性颅内压增高、高血压性头痛
慢性头痛	偏头痛、丛集性头痛、紧张型头痛、药物依赖性头痛、鼻窦炎

（一）原发性头痛

1. **偏头痛**　多为单侧、搏动性疼痛，可表现为中或重度头痛。日常活动（如步行或上楼梯）会加重头痛，可伴有恶心、呕吐、畏光、畏声。

2. **丛集性头痛**　一侧眼眶周围发作性剧烈疼痛，持续15min达到高峰，最长可达3h，发作从隔日1次到7～8次/天，常伴有同侧结膜充血、流泪、前额和面部出汗、Horner征等，发作后迅速缓解。

3. **紧张型头痛**　双侧枕部或全头部紧缩性、压迫性头痛，常呈持续性，较少伴有恶心、呕吐，与情绪、心理因素等有关。

（二）继发性头痛

1. **脑血管意外**　脑出血、蛛网膜下腔出血，常因为颅内压升高、脑膜刺激引起不同程度的头痛。脑出血和蛛网膜下腔出血多在情绪激动或活动中发病，突发头痛，多为全头痛，伴恶心、呕吐、意识障碍或言语障碍、肢体活动障碍等局灶性神经功能缺损症状。

2. **脑肿瘤**　根据肿瘤部位、疼痛部位不同，前头部、枕部、全头部等均可能出现，多为亚急性、渐进性，可伴或不伴局灶性神经功能缺损症状。

3. **外伤性头痛**　疼痛性质与外伤性质、部位相关，可出现钝痛、尖锐痛等，依损伤可有表皮、肌肉损伤、鼻漏等。

4. **药物过度使用性头痛**　常为慢性头痛，发生频繁，可每天发生，常伴药物的其他不良反应，或伴有焦虑、抑郁等。

四、评估和诊断

（一）临床评估

虽然临床上大多数头痛为良性头痛，但有些头痛是致命的，或者是患者难以忍受的。首先，应以降阶梯思维的方式找到头痛的高风险人群。详细询问病史和体格检查是头痛患者评估的关键。评估首先应明确是否存在继发性头痛，特别是引起头痛的疾病是否有致命性危险。其次，要评估原发性头痛的程度以及可控制性。临床可使用助记词SNOOP（探究）来提醒危险征象。

1. **全身情况（systemic，S）**　剧烈头痛伴发热应高度怀疑颅内感染的可能性，必须进行脑膜刺激征等神经系统相关检查，如有异常，要尽快转到综合医院完善影像学和/或脑脊液检查。头痛伴发热和脓性鼻分泌物，很可能由鼻源性疾病引起。间歇性头痛伴高血压，不能排除嗜铬细胞瘤的可能性。

2. 神经系统（neurologic，N）　应注意是否存在意识模糊、反应性降低或意识受损、视盘水肿、神经系统定位症状或体征、脑膜刺激征、癫痫发作等神经系统表现。头前屈时视物模糊、晨起时出现头痛但在坐起后缓解，复视或平衡障碍，应可能存在颅内压增高的可能性。卧位时缓解，坐直位或直立位时加重，应考虑自发性颅内低压所致头痛，同时警惕脑脊液漏，可出现在蛛网膜破裂的情况下。

3. 发作情况（onset，O）　突然发作，头痛剧烈，进展迅速，在发作后数秒或数分钟内加重，持续存在的头痛，常常预示有颅内突发病变，如蛛网膜下腔出血、垂体卒中等，这些情况需尽快到医院完善头颅 CT、腰椎穿刺等进行明确诊断。如果听到患者说"这是我第一次出现"或"这是我感觉到的最严重的头痛"，应引起注意，很可能是一个严重的疾病。

4. 其他表现（other，O）　头部创伤、违禁药品使用或毒物暴露；睡眠中被痛醒或因咳嗽、劳力或性行为而诱发头痛等，如放射至下颈部（即枕部头痛）和双肩之间，可能提示感染或蛛网膜下腔出血引起的脑膜刺激征，需立即就医。伴有视力障碍，提示可能存在青光眼。

5. 既往病史（previous，P）　既往头痛病史、高血压病史，以及头痛进展或发作的频率、严重程度或临床特征发生改变。对于孕龄超过 20 周且头痛的妊娠女性，必须确诊或排除子痫前期。

（二）体征异常

1. 生命体征异常　意识水平的改变，需考虑脑膜炎、脑炎、蛛网膜下腔出血等病变的可能性。体温升高，需警惕中枢神经系统感染、蛛网膜下腔出血等，应尽快转诊到综合医院完善腰椎穿刺和相关实验室检查。重度高血压（舒张压 ≥ 120mmHg）也可表现为头痛。

2. 神经系统异常体征　瞳孔不对称、单侧轻瘫试验阳性、单侧视力丧失、共济失调、癫痫发作或巴宾斯基征阳性等，都必须进行严重神经系统疾病的评估，如颅内出血、蛛网膜下腔出血、颈动脉或椎动脉夹层、感染性疾病（如脑膜炎）、中毒（如一氧化碳）和代谢紊乱（如缺氧）。

3. 脑膜刺激征　任何情况下脑膜刺激征阳性，均需高度警惕脑膜炎或蛛网膜下腔出血。老年人脑膜刺激征的敏感性和特异性都较低，需密切关注。

4. 眼部检查异常　主要检查视力、视野、视盘、视网膜、眼底等情况。突发的严重单侧视力丧失，可能存在视神经炎。视力下降或丧失，需考虑颞动脉炎或颈动脉夹层等血管损伤所致。视野缺损需考虑有无垂体肿物。视盘水肿，提示颅内压增高，可进一步检查有无肿瘤或其他结构性异常。视网膜或眼底出血，有蛛网膜下腔出血的可能性。

5. 颞动脉检查 搏动减弱、局部肿胀或压痛，高度提示颞动脉炎。颈动脉血管杂音可能提示颈动脉夹层。

6. 口鼻检查异常 流涕伴鼻窦压痛，或有牙齿感染的体征，可提示头痛的原因为相应部位的感染。

7. 精神状态改变或癫痫发作 提示潜在严重疾病，如额叶肿瘤、脑炎等。晕厥或近乎晕厥提示蛛网膜下腔出血。伴有癫痫发作的头痛应怀疑颅内病变。

（三）诊断流程

头痛的诊断流程如图 1-2。

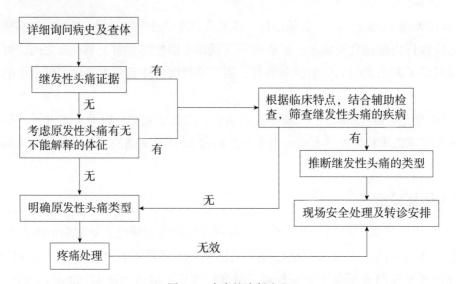

图 1-2 头痛的诊断流程

五、基层处理

基层医师必须在最短时间内及时、准确判断原发性还是继发性头痛，并迅速对可能导致生命危险的头痛，实施判断和安排转诊。

处理原则包括：①迅速排查继发性头痛，特别是危及生命的患者，避免造成严重后果；②鉴别原发性头痛，启动合适的治疗方案减轻患者痛苦；③给出合理的转诊建议。

（一）需紧急或立即处理的继发性头痛

继发性头痛包括脑出血、蛛网膜下腔出血、感染性头痛、脑积水等疾病所致颅内压增高引起的头痛。药物戒断、脑神经痛、中枢性面痛等非颅内压增高属于继发性头痛。对于这些头痛患者，需要进行观察和紧急处理。

1. 观察生命体征 包括神志、血压、呼吸、脉搏、体温等。

2. 保证安静休息，避免情绪波动，保持呼吸道通畅，适宜浓度的吸氧。对于意识障碍的患者，在安排转诊的同时，应摆放昏迷体位，避免呛咳、窒息。

3. 在有条件的医疗机构，对怀疑颅压高的患者可试用降低颅内压治疗：20% 甘露醇 125～250ml，快速静脉滴注；甘油果糖 250～500ml，静脉滴注；或呋塞米 20～40mg，静脉注射。

4. 调节血压 根据病因、病史、既往有无高血压病史、患者的年龄、发病时间等，来确定调整目标。不能排除脑血管意外的患者，降压目标则为 160/90mmHg 或平均动脉压为 110mmHg，降压不宜过快，防止过快降压导致的脑低灌注，并需要加强监测。

5. 抗生素治疗 对于考虑颅内感染的患者，如在 4 小时内无法转至上级医院，可考虑及早使用抗生素，通常考虑使用广谱抗生素，特别是可以通过血脑屏障的抗生素。

6. 对症处理 对于其他非威胁生命的头痛，可给予适当镇痛。可选用非甾体类抗炎镇痛药物。三叉神经痛的患者可首选卡马西平，小剂量开始，逐渐加量。头痛也可选用加巴喷丁、普瑞巴林等新型药物。

（二）可现场处理的原发性头痛

1. 偏头痛 严重的偏头痛可能需立即处理，其主要目的是减轻或终止头痛发作，缓解伴发症状。应在症状起始时尽快用药，如果既往发作对非甾体类抗炎药反应良好，可先选用此类药物。其他用于严重偏头痛的药物还包括：①酮咯酸 30～60mg 肌注；②异丙嗪 25～50mg 静注；③丙氯拉嗪 10mg 肌注；④甲氧氯普胺 10mg 静注；⑤双氢麦角胺 1mg 静注或肌注；⑥舒马曲坦 6mg 皮下注射，或 25～100mg 口服；⑦丙戊酸钠 250～500mg 静注；⑧镁剂 1～4g 静注；⑨双氢麦角胺 1～2mg 肌注。

2. 紧张型头痛 对乙酰氨基酚、阿司匹林等非甾体类抗炎药是紧张型头痛急性治疗的主要药物，此外麦角胺或双氢麦角胺等有效。伴焦虑或失眠的患者，可给予地西泮等苯二氮䓬类药物改善睡眠，也可选用阿米替林、多塞平等三环类抗抑郁药或舍曲林等选择性 5-羟色胺重摄取抑制剂。

3. 丛集性头痛 此头痛发作时首先应给予吸氧，约 70% 的患者在给予纯氧后 10～20min，可有效阻断头痛发作。氧气流速可在 7～10L/min。效果不佳者，需要转至上级医院诊疗。

4. 药物过度使用性头痛 如曲坦类、麦角类、对乙酰氨基酚、阿司匹林等过度使用时，可能出现严重的撤药症状如恶心、呕吐、戒断性头痛等症状。有关头痛的治疗上主要是立即撤去药物，大部分患者可撤掉，通常撤药后 1~2 周可改善症状。已撤去的药物应尽可能地避免再次使用。

六、转诊指征

（一）紧急转诊

紧急转诊针对急性头痛患者，特别是可能危及生命的患者。此类患者需要在保证安全的情况下立即转诊，甚至需要使用急救车转诊。包括：

1. 任何不能排除脑血管意外所致的头痛。
2. 任何不能排除创伤、肿瘤所致的头痛。
3. 任何不能排除颅内感染所致的头痛。
4. 任何不能排除药物过量或中毒引起的头痛。
5. 任何不确定原因，但患者感觉无法忍受的头痛。

（二）门诊转诊

门诊转诊的头痛患者，包括生命体征稳定且短期内可以耐受疼痛的情况。转诊的主要目的是进行疾病的确诊或进一步提高镇痛药物等级。

1. 各种长时间慢性头痛及亚急性头痛，不能确定病因者。
2. 渐进性头痛，需排除占位性病变等。
3. 原发性头痛，社区常规药物治疗效果不显著者。

转诊过程中应注意以下情况，怀疑脑血管病所致的头痛患者转诊过程中，应遵循就近转诊原则。对于合并高热、眩晕、呕吐、脑膜刺激征、有神经定位体征的患者，应由急救车进行转诊并做好记录。对颅脑外伤患者要注意平托患者，固定患者头颈及下颌部，使患者枕部、颈部、下颌与身体的纵轴保持一致，以免造成脊柱损伤。对于有意识障碍的患者，应摆放昏迷体位，避免呛咳、窒息。

> **思考题**
>
> 1. 社区接诊头痛患者应该怎么处理？
> 2. 继发性头痛都有哪些？
> 3. 头痛患者的转诊指征有哪些？

（李美香　王　仲）

第三节　眩　晕

一、定义

眩晕指的是自身或环境的旋转、摆动感，是一种运动幻觉；头晕指的是自身不稳感；头昏指的是头脑不清晰感。

二、病因和分类

眩晕和头晕的发病机制不甚一致，但有时两者是同一疾病在不同时期的两种表现。

根据疾病发生的部位，眩晕往往分为周围性和中枢性，相对而言，前者的发生率更高。周围性眩晕占 30% ~ 50%，其中良性发作性位置性眩晕的发病率居单病种首位，其次为梅尼埃病和前庭神经炎；中枢性眩晕占 20% ~ 30%；精神疾病和全身疾病相关性头晕分别占 15% ~ 50% 和 5% ~ 30%；尚有 15% ~ 25% 的眩晕原因不明。儿童眩晕与成人有一定的区别，但总体趋势为：中枢性眩晕（主要是外伤后眩晕和偏头痛相关性眩晕）的比例明显高于成人，占 19% ~ 49%；单病种疾病发病率较高：良性阵发性眩晕、外伤后眩晕以及中耳炎相关性眩晕。

三、评估和诊断

（一）眩晕的临床评估

1. 明确患者存在眩晕或头晕，特别是可能的中枢性眩晕。
2. 鉴别患者是否存在晕厥和癫痫发作。

（二）眩晕的诊断流程

眩晕的诊断流程如图 1-3。

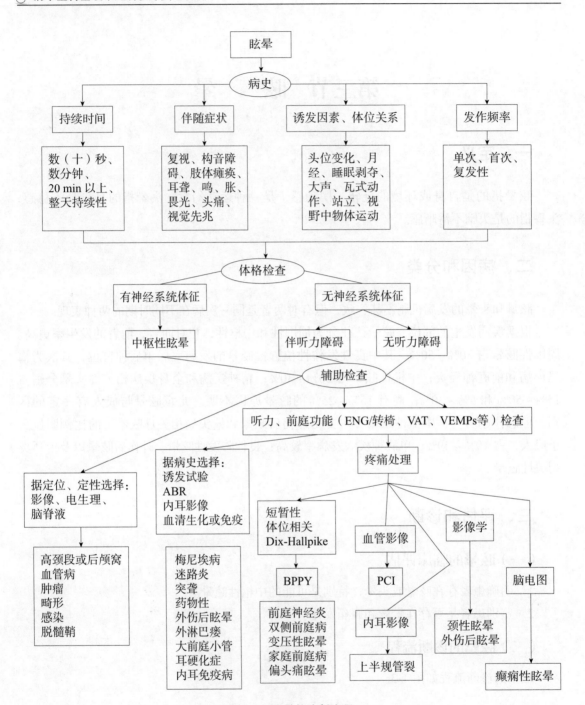

图 1-3 眩晕的诊断流程

注：BPPY：良性位置性眩晕；PCI：经皮冠状动脉介入治疗

四、基层处理

周围性眩晕患者可以在基层进行处理，特别是有反复发作病史的慢性眩晕患者。

1. 嘱患者安静休息，可以选择使患者症状较轻的体位。

2. 如果患者有脑血管病史或活动不便，应采取保护性体位，避免呕吐窒息。

3. 持续眩晕患者可以给予药物抑制前庭症状，减轻眩晕症状。这些药物对非常短暂的眩晕（如良性阵发性位置性眩晕）无效，除非发作非常频繁。主要采用的药物，包括抗组胺药物（如苯海拉明）、苯二氮䓬类药物（如地西泮、劳拉西泮或氯硝西泮）及止吐药物（如异丙嗪、甲氧氯普胺或多潘立酮）。这些药物可有效减轻眩晕，特别是急性眩晕。用药时，需考虑患者对于药物的不良反应，特别是孕妇和哺乳期妇女。

大多数患者的首选药物为抗组胺药。苯二氮䓬类药物可能具有镇静作用，可在抗组胺药物疗效不充分时使用。止吐药通常仅用于严重呕吐的患者。

在患者的严重症状和呕吐停止后（通常在 1～2 天内），应尽快停用对症治疗药物，以避免损害脑部对前庭功能丧失的长期适应。

五、转诊指征

1. 若患者首次发作眩晕，持续不缓解，且伴有其他神经系统体征，应尽快转诊至上级医院急诊科。

2. 任何怀疑中枢性眩晕的患者，应立即转诊至上级医院急诊科诊治。

3. 经上述处理不能缓解的患者，需转诊至上级医院门诊处理。

思考题

1. 为什么伴有高血压的眩晕患者应该尽快转诊到综合医院急诊科就诊？
2. 良性位置性眩晕的社区处理原则是什么？

第四节 晕 厥

一、定义

晕厥是指一过性全脑血液低灌注导致的短暂意识丧失，特点为发生迅速、一过性、自限性并能够完全恢复。发作时，因肌张力降低、不能维持正常体位而跌倒。晕厥发作前可有先兆症状，如黑蒙、乏力、出汗等。晕厥的人群患病率很高，美国犹他州流行病学调查发现，每年因晕厥就诊的居民为 9.5%，其中 10% 的患者住院诊治，而大多数患者可能未就诊。总体估计，普通人群中有 50% 的人一生中发生过 1 次晕厥。2012 年 Ruwald 等报道的丹麦老年人晕厥的年发病率为 7%，总患病率为 23%，2 年复发率为 30%。我国缺乏大规模的流行病学研究，晕厥的确切发病率尚不清楚。

晕厥病理生理改变的核心是血压下降，导致全脑灌注降低。意识丧失发生在脑血流中断后 6~8s。

二、病因及分类

依据病理生理特征，将晕厥分为反射性晕厥、直立性低血压晕厥和心源性晕厥。心源性晕厥又分为心律失常性晕厥和器质性心血管病性晕厥。

1. 神经性晕厥　是由交感或迷走神经反射异常，引起周围血管扩张和 / 或心动过缓造成的晕厥。

2. 直立性低血压晕厥　当自主神经系统对血管张力、心率和心脏收缩力的调节功能存在缺陷时，在直立位时，血液过多存留于内脏和下肢血管，造成回心血量减少、心输出量下降、血压明显降低，又称直立不耐受综合征。体位性心动过速综合征是直立不耐受综合征的另一种类型，发病机制尚不清楚。

3. 心源性晕厥　心源性晕厥包括心律失常或器质性心血管疾病所致晕厥，是晕厥的第二大常见原因，也是危险性最高、预后较差的一种晕厥。心律失常所致晕厥是最常见的心源性晕厥类型。在突发心律失常时，心输出量和脑血流量明显下降引起晕厥。器质性心脏病所致晕厥多见于老年患者，当运动、激动等，大脑需要的供血量超过心脏的供血能力时，则可引起晕厥。

三、评估与诊断

初步评估的目的是：①明确是否为晕厥；②是否能确定晕厥的病因；③是否是高危患者。评估内容包括详细询问病史、体格检查和心电图检查（表 1-9）。

表 1-9　晕厥的初步评估诊断标准

类别	表现
神经源性晕厥	由疼痛、恐惧或站立所促发，伴有苍白、出汗和 / 或恶心等前驱症状 在特定触发因素期间或之后即刻发生

续表

类别	表现
直立性低血压	发生于体位变化 在直立位并伴随显著的直立性低血压时，可以明确诊断为直立性低血压晕厥
心源性晕厥	有心悸、气短等表现，重点是心电图出现以下情形时： ①在清醒状态且缺乏体育训练时，心率＜40次/分的持续性窦性心动过缓，或＞3秒的窦性停搏 ②二度Ⅱ型或三度房室阻滞 ③交替出现左束支和右束支阻滞 ④室速或快速的阵发性室上性心动过速 ⑤非持续性发作的多形性室速合并长或短QT间期 ⑥起搏器或ICD故障伴有心脏停搏 当晕厥合并急性心肌缺血（有或无心肌梗死）的证据时，可以明确心脏缺血相关的晕厥

晕厥的诊断流程如图1-4。

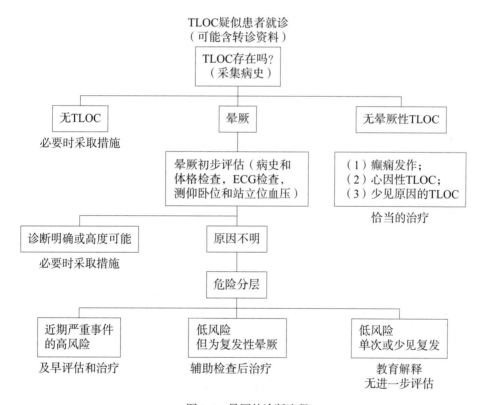

图1-4 晕厥的诊断流程

注：ECG：心电图；TLOC：短暂性意识丧失

四、基层处理

晕厥患者通常会在短时间内清醒，因此应与活动跌倒相鉴别。如果患者在清醒后对之前发生的事情不清楚，或有眼前发黑、头晕目眩等症状，常提示患者已发生晕厥。此时应立即检查患者的脉搏和血压，对未来的诊断可能有所帮助。

晕厥一旦清醒，常不需特别处理。

五、转诊指征

所有首次晕厥患者都应尽快转诊至上级医院急诊科进行处理。对于发作较轻，无明显损伤或跌倒的患者，应建议到医院心内科或神经内科就诊，对晕厥的原因进行排查。

> **思考题**
>
> 1. 晕厥与昏迷的不同是什么？
> 2. 晕厥常见的原因是什么？
> 3. 晕厥的转诊指征是什么？

第五节 胸　　痛

一、概述

胸痛是临床上常见的症状，其原因复杂多样，表现程度不一定与病情轻重相一致。按其临床意义胸痛可分为致命性胸痛和非致命性胸痛。致命性胸痛是急诊常见的就诊症状，绝大部分由来源于胸腔内脏器的疾病所致，病情严重或抢救不及时，致死率极高。

受各种外在和内在的物理、化学因素刺激，肋间神经感觉纤维、支配心脏及主动脉的交感神经纤维、支配气管及食管的迷走神经纤维或膈神经的感觉纤维等，产生痛觉冲动，上传至大脑皮质的痛觉中枢引发胸痛。大部分非心源性胸痛由胸膜或胸壁疾病引起，由于肺组织和脏层胸膜缺乏痛觉感受器，即使肺实质出现严重病变，亦可无胸痛产生。另外，部分胸腔内脏器与颈、肩、臂等体表部位，同时受某一节段脊神经后根的传入神经支配，当内脏疾病诱发的痛觉冲动传达至大脑皮质后，在产生胸痛的同时，还可引起对应体表部位的疼痛感，称之为放射痛。

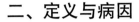

二、定义与病因

（一）胸壁疾病

1. 皮肤及皮下组织病变　常见于急性皮炎、皮下蜂窝织炎、带状疱疹、系统性硬化病等。

2. 神经系统病变　常见于肋间神经炎、肋间神经肿瘤、脊神经根痛、胸段脊髓压迫症等。

3. 肌肉病变　常见于外伤和肌肉韧带劳损、肌炎及皮肌炎、流行性胸痛等。

4. 骨骼及关节病变　常见于强直性脊柱炎、低位颈椎间盘突出、结核性胸椎炎、非化脓性肋软骨炎、急性白血病、骨肿瘤、外伤等。

（二）心血管系统疾病

1. 冠状动脉与心肌疾病　是最常见的心源性胸痛，包括稳定型心绞痛、急性冠脉综合征、心肌桥、心肌炎、梗阻性肥厚型心肌病等。

2. 心瓣膜病　二尖瓣膜病、二尖瓣脱垂综合征、主动脉瓣膜病、急性心包炎、先天性心血管病等可引起胸痛。

3. 胸主动脉瘤　主动脉夹层动脉瘤、主动脉瘤、主动脉窦动脉瘤，这也是高危胸痛之一。

4. 肺动脉疾病　包括肺栓塞、肺动脉高压症、心脏神经官能症等。

（三）呼吸系统疾病

1. 胸膜疾病　常见的呼吸系统胸痛包括胸膜炎、胸膜肿瘤、自发性气胸（血气胸）。

2. 气管及支气管疾病　急性支气管炎、原发性支气管肺癌、肺炎、肺结核等有时也可引起胸痛。

（四）纵隔疾病

1. 食管疾病　胃食管反流疾病是胸背痛的常见原因之一，其他还包括食管绞痛、急性食管炎、自发性食管破裂等。

2. 纵隔疾病　纵隔炎、纵隔肿瘤、纵隔气肿等也表现为胸痛。

（五）腹部脏器疾病

膈下脓肿、肝脓肿、肝癌、消化性溃疡穿孔、胆道疾病、胃心综合征、脾梗死等腹腔器官病变，可刺激膈肌引起胸痛。

（六）其他

肋软骨炎、焦虑也可出现胸痛。

三、临床表现

胸痛可以表现为胸部压榨性疼痛、钝痛、压迫感，甚至也有将胸部疾病（特别是急性心肌梗死）引起的各种表现均归结为胸痛。近年来，由于对急性冠脉综合征和急性心肌梗死认识的加强，很多医生将胸痛与急性心肌梗死混为一谈。在实际工作中，绝大部分胸痛是非致死性胸痛，特别是发生在年轻人的胸痛。

（一）疼痛部位

胸壁疾病所致的胸痛的共同特点是疼痛基本固定在病变部位，并有明显的局部压痛。呼吸、咳嗽、挥臂等运动，可使胸痛症状加剧。带状疱疹沿肋间神经分布伴剧痛，不越过体表中线，并有明显的表皮触痛。非化脓性肋骨软骨炎多侵犯第1、第2肋骨，可对称分布，局部可肿胀，但皮肤颜色正常，压痛明显，随大幅度呼吸运动和上肢活动加重。

心绞痛和急性心肌梗死常位于心前区、胸骨后或剑突下，可放射至左肩及左臂内侧，达无名指与小指，亦可放射至左颈部和面颊；夹层动脉瘤引发的疼痛位于胸背部，向下放射至下腹部、腰部、双侧腹股沟和下肢。

纵隔病变胸痛常位于胸骨后和心前区，可放射至颈部、上臂甚至背部。食管疾病的疼痛常位于胸骨后。

肺梗死的疼痛位于胸骨后，常表现为闷痛，当累及胸膜，吸气时痛感加剧，如累及膈肌，疼痛可放射至肩颈部。

自发性气胸的疼痛在患侧胸部，常在突然用力时出现剧痛；胸膜炎所致胸痛常在胸廓扩张幅度较大的侧胸部，可放射至同侧下胸部、腰部和上腹部。

肺尖部肺癌（肺上沟癌）以腋下侧胸痛和肩痛为主，向上肢内侧放射；支气管肺癌侵犯胸膜、肋骨、压迫脊神经后根时，可引起持续性胸背部疼痛。膈肌及膈下疾病，常在肋缘及斜方肌处有放射痛。

（二）疼痛性质

胸痛从轻微的隐痛至强烈的剧痛，程度不等、性质多样。肋间神经疼痛可呈触电样灼痛，带状疱疹疼痛常较严重，剧痛难忍；肌源性胸痛呈酸胀痛或撕揉感的痉挛痛；骨源性胸痛累及骨膜引起局部刺痛，累及脊神经根呈放射性的锐痛或锥刺样痛。心绞痛和心肌梗死常呈压榨样痛，可伴有窒息感甚至濒死感；主动脉夹层动脉瘤常有突发的撕裂样剧痛。

早期肺癌和纵隔肿瘤仅有胸部钝痛或隐痛，可伴憋闷感，晚期肺癌和纵隔肿瘤侵犯胸膜、骨骼、大血管，可引起持续性的虫噬样剧痛，难以忍受；肺上沟癌疼痛呈火灼样，夜间为著；干性胸膜炎的疼痛呈刺痛或撕裂痛。食管炎呈持续性隐痛或烧灼痛。

（三）疼痛时间及影响因素

胸痛可以呈阵发性、间歇性或持续性，并可以因体位和运动强度等因素而改变，这对于判定疼痛原因有重要意义。引起部位胸痛见表1-10。

表1-10 引起部位胸痛情况

部位	表现	时间
胸壁疾病	常在反复用力地呼吸动作，长时间咳嗽、剧烈体育运动后加剧	持续痛
骨源性胸痛	在体位发生改变（弯腰、转身、下蹲）时，或深吸气、打喷嚏、打哈欠时都会使疼痛加剧	间歇性或持续性的疼痛
心绞痛	常在劳累、情绪激动或精神过度紧张时诱发，大多持续几分钟，静止休息，服用扩冠药物后即可缓解或消失	呈阵发性
心肌梗死	可达数小时或数天，服用扩冠药物后多不能缓解	持续性剧痛
主动脉夹层动脉瘤	常在突然用力或兴奋导致血压升高时发生	
肺栓塞	多伴随着长时间固定体位，特别是下肢不活动的情况	
胸膜炎	早期疼痛常在深吸气及咳嗽时加重，屏住气时疼痛减轻，随着渗出液的增加，疼痛逐渐消失	
食管病变	常诱发于吞咽食物时	
胃食管反流疾病	在饱食后出现，平卧位时加重，站立则缓解，服用抗酸和胃动力药后症状控制	

（四）伴随症状

胸痛伴咳嗽、咳痰者，考虑气管或支气管疾病，同时伴有高热者考虑肺炎；胸痛伴有小量咯血者，应考虑肺癌、肺栓塞；剧烈胸痛发生在突然用力后，伴呼吸困难者应考虑自发性气胸；胸痛伴吞咽困难或进食疼痛者，考虑食管疾病。

四、评估与诊断

（一）危险程度评估

尽管在临床工作中非致死性胸痛占大多数，但对于任何胸痛患者都应首先评估致死性胸痛的可能性。根据"降阶梯思维"的方法，首先排除患者存在急性心肌梗死、主动脉夹层动脉瘤、肺栓塞和张力性气胸等危险情况。如果不能排除上述可能性，应考虑立即转诊。在基层卫生服务机构缺乏大型仪器设备检查，因此，充分利用有效的医疗检查手段以及仔细的询问病史和体格检查显得尤为重要。

1. 发病过程及现状　患者是否有冠心病病史，特别是合并有高血压、糖尿病等引起急性心肌梗死及主动脉夹层的高危因素；是否有典型的冠心病胸痛表现，使用硝酸甘油能否缓解。患者是否有长时间制动卧床的情况，或突发的胸部剧烈疼痛等。在检查时，主要注意患者的生命体征，是否有明显升高的血压，以及双上肢血压是否一致；颈静脉有无充盈，双肺呼吸音是否一致、是否对称，有无啰音，心音是否可听到，心脏瓣膜有无杂音，腹部有无压痛和肌紧张。还需要了解此次胸痛发作的时间、疼痛程度等。

2. 心电图（ECG）　心电图是诊断急性心肌梗死和肺栓塞的有效手段之一，是胸痛就诊的患者的首选检查。所有胸痛患者都应立即完成首次心电图诊断。

3. 心脏功能生物标志物　部分基层社区卫生服务中心或医院能够开展心肌标志物的检测，有效帮助排查急性心肌梗死以及肺栓塞的可能性。这些标志物包括：

（1）心肌损伤标志物：协助确定急性心肌梗死发生的可能性，包括血清心肌钙蛋白 I（cTnI）或 T（cTnT）、血清肌红蛋白、血清肌酸激酶同工酶（CK-MB）等。

急性心肌梗死（AMI）早期（1.5h），血清肌红蛋白就敏感性增高，虽然其特异性不强，却能用来甄别是否出现 AMI。AMI 发生 3～6h 后，cTnT 和 cTnI 的增高是诊断 AMI 的金标准。CK-MB 对早期（＜4h）AMI 的诊断有重要价值（图 1-5）。

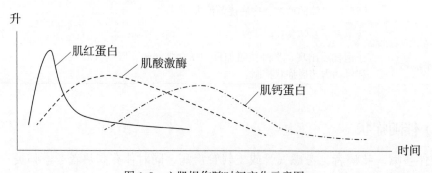

图 1-5　心肌损伤随时间变化示意图

（2）心脏功能标志物：协助确定心室壁张力情况，间接反映心脏功能，主要有血浆脑利钠肽及 N- 末端 B 型利钠肽原（BNP/NT-proBNP），当 BNP/NT-proBNP 明显升高时，应考虑心功能不全。

（3）D- 二聚体：是急性血栓形成的敏感标志物，可作为 APE 诊断的参考指标。D- 二聚体＜0.5mg/L，可以基本除外肺血栓栓塞症。

4. 胸部 X 线片　胸部 X 线片检查是胸壁和呼吸系统疾病的胸痛患者最常用的检查手

段，包括胸椎与肋骨骨折、胸椎结核、肺炎、纵隔与肺部肿瘤、肺脓肿、气胸等。观察心脏与大血管的形态变化，可提示患者急性肺栓塞、夹层动脉瘤、心包积液、先天性心血管疾病等疾病，但缺乏特异性。

5. 超声心动图（UCG） 超声心动图是诊断胸痛患者的重要无创检查，在急性肺栓塞、主动脉夹层及急性心肌梗死的发现诊断和动态观察方面均有重要临床意义。对于其他非致命性胸痛，如应激性心肌病、心包积液等，超声心动图也具有重要的诊断价值。目前，越来越多的基层卫生服务机构开展了超声心动图检查，对患者的诊断具有重要的意义。

（二）不同原因胸痛的诊断与鉴别诊断（表 1-11）

表 1-11 不同原因胸痛疾病的诊断与鉴别诊断

疾病	概述	临床表现	诊断
急性冠状动脉综合征（ACS）	包括：ST 段抬高型心肌梗死（STEMI）非 ST 段抬高型心肌梗死（NSTEMI）不稳定型心绞痛（UA）	胸痛（胸部、下颌、手臂和/或背部剧烈疼痛），伴有大汗、呼吸困难、恶心、呕吐、晕厥和/或肺水肿	① STEMI 通常是较大血管畸形阻塞导致的大面积心肌损伤。诊断主要依靠症状、心电图检查以及心肌损伤标志物检查 ② NSTEMI 的心肌损伤区域较小或广泛但为 SF 透壁性心肌的损伤 ③不稳定型心绞痛常常是冠状动脉痉挛或冠状动脉狭窄的情况下，心肌耗氧增加出现心肌供血不足。心电图表现 ST 段压低，T 波低平、双向或倒置，心肌损伤标志物不会升高
急性肺栓塞（APE）	体循环的各种栓子（血栓、脂肪、气体）脱落，阻塞肺动脉或其分支引起肺栓塞。其中，肺血栓栓塞症最为常见	突发性呼吸困难，胸部刺痛、放射痛，咯血或咳粉红色泡沫痰，发热是最常见的症状。患者可表现为低氧血症。大动脉栓塞可出现急性右心衰竭症状，血压下降、休克，甚至突发死亡	急性肺栓塞患者动脉血氧分压（PaO$_2$）< 80mmHg，同时伴二氧化碳分压（PaCO$_2$）下降。反应凝血指标的血浆 D- 二聚体升高。心电图示心律失常、不完全右束支传导阻滞、肺性 P 波，是重要的诊断依据 肺部 CT 检查是诊断肺栓塞的快速、有效初筛手段，超声心动图能够明确心脏受累情况，提供必要的诊断依据
主动脉夹层（ADA）	ADA 是指动脉血管腔内血液通过主动脉内膜破口，进入中层而形成夹层血肿，在血流压力作用下沿长轴扩展，造成主动脉中层剥离，形成真假两个腔隙	患者以突发撕裂样的持续性胸痛为主，疼痛难忍，伴有气促、面色苍白、大汗、四肢湿冷、血压不稳，甚至休克。双侧肢体血压和脉搏明显不对称，高度提示此病	该病的诊断依靠病史和影像学检查。该病的确诊需要依赖主动脉血管 CT 成像或彩超、MRI 等检查方法

续表

疾病	概述	临床表现	诊断
张力性气胸（TP）	张力性（高压性）气胸是因肺大疱破裂，裂口与胸膜腔形成单向活瓣。吸气时空气从裂口进入胸膜腔内，而呼气时活瓣关闭，腔内空气不能排出，致胸膜腔内压持续升高，压迫肺脏，纵隔向健侧移位，产生呼吸和循环功能的严重障碍	患者表现为突发的胸痛，极度呼吸困难，端坐呼吸；缺氧严重时发绀、烦躁、昏迷，甚至呼吸衰竭。查体可以发现患侧胸部满胀，肋间隙增宽，呼吸幅度减低，可有皮下气肿；叩诊呈清鼓音，听诊呼吸音消失	胸透、胸部X线片或肺部CT均可以帮助确诊气胸

五、社区处理与治疗原则

（一）社区处理

对于任何非外伤性胸痛的患者，均应首先排查致命性胸痛，快速、准确鉴别诊断，最短时间内实施救治。在社区资源有限的情况下，医生的经验显得尤为重要。充分利用现有资源对患者进行评估以及开展有针对性的新技术更为重要，如心电图、胸部影像学检查、超声检查、标志物检查等。

1. 简要收集临床病史，快速评估患者生命体征。

2. 对于生命体征异常的胸痛高危患者，立即紧急处理。

3. 对生命体征尚稳定的胸痛患者，详细询问病史并进一步检查。

4. 尽快完善辅诊检查手段，心电图、X线、血液检查（血常规、生化、心肌损伤标志物、D-二聚体等）、彩超等。

5. 首先排查ACS，再逐步鉴别诊断ADA、APE和TP，积极采取快速、合理救治方案。

（二）治疗原则

1. 紧急治疗 致命性胸痛首先要镇痛，可以应用阿片类药物。ACS的紧急治疗还要预防缺血和缓解焦虑，硝酸甘油舌下含服，尽快嚼服阿司匹林300mg和吸氧，呼吸心搏骤停时应当给予CPR（心肺复苏）；ADA紧急治疗还需要控制血压和心率，血压降至120/70mmHg，心率控制在70次/分；APE还要改善呼吸、抗休克、治疗急性右心衰竭；TP需要立即排气，降低胸膜腔内压力。

2. 对于明确不考虑上述致死性胸痛的患者，可以根据患者疼痛的程度以及持续时间确定采取的治疗，可以采用非甾体类抗炎药物。

六、转诊

任何可能的致死性胸痛患者都需要立即转入有治疗能力的医院急诊科，应直接将患者用救护车转送到上级医院的急救（或胸痛）中心。对于非致死性胸痛，但疼痛时间比较长或程度严重的患者，应建议尽快到综合医院全科医学科或相应科室就诊，帮助明确诊断。

转诊流程图见图 1-6。

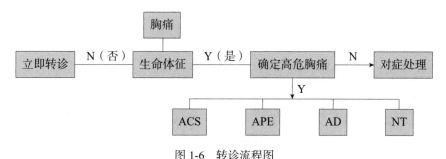

图 1-6 转诊流程图

注：ACS：急性冠状综合征；APE：急性肺栓塞；AD：主动脉夹层；NT：张力性气胸

七、健康预防教育

胸痛是一个应引起全社会关注的临床症状，并以不同的行为方式进行预防。心脑血管等慢性疾病的老年患者，罹患高血压、高脂血症、糖尿病的中青年患者，应重点防范心绞痛特别是急性心肌梗死、主动脉夹层动脉瘤的发作。预防方法是控制血压、血脂，同时控制情绪，避免危险因素也是重要措施之一。经常外出旅行者、采用口服避孕药者、肿瘤患者，常常有高凝和下肢静脉血栓的风险，应对其进行健康宣传教育，避免长时间坐姿或平卧，应尽可能保证下肢定期活动。告知急性胸痛症状发生时，应采取的基本救治措施非常重要，发生胸痛需快速到医院就诊筛查，时间就是生命，医生就是希望。

思考题

1. 非创伤性高危险性胸痛包括哪些？
2. 急性心肌梗死诊断的重要依据是什么？
3. 哪些胸痛患者应当立即转诊至综合医院急诊科进行诊疗？

（杨征宇）

第六节　心　悸

一、定义

心悸指患者自觉心中悸动、心跳或心慌，甚至不能自主的一类症状，常伴有紧张、胸闷、心前区不适感，是常见临床症状。

二、病因

心悸可以由生理情况如运动、劳动、激动、害羞、恐惧、紧张等产生，也可在病理情况如发热、贫血、甲状腺功能亢进症等高代谢情况下引起。引起心悸的疾病还包括嗜铬细胞瘤、窦性心动过速、阵发性室上性心动过速、高度房室传导阻滞、病态窦房结综合征、冠心病、高血压性心脏病、心脏神经官能症等。

三、临床表现

1. 发作频率　确定患者是一过性心悸，还是反复发作的心悸。一过性心悸可能由于运动、发热、激动等一次性事件引起，需要针对引起心悸的事件进行处理；而反复发作的心悸，则可能是心律失常的表现。

2. 发作时脉搏、血压　心悸常常是心律失常引起。而心律失常多数是阵发性的，当患者到医院时可能已经消失。因此，在基层如果有心悸的患者，应进行脉搏和血压的监测；注意有症状时脉搏的速率、节律，以及和心率之间的关系，可以帮助确定快速性心律失常、慢速性心律失常或房颤等。测量血压，可以帮助确定心律失常的发作是否影响血流动力学的改变。这些对于未来患者的治疗具有非常重要的意义。

3. 心电图　有症状时的心电图是诊断心律失常最确切的方法，在有条件的基层医生应该对每一位心悸的患者进行心电图检查。

四、评估与诊断

（一）评估

绝大多数心悸是非致命性（良性）的，不需要复杂的检查。但有些患者心悸病因存在高风险，主要是严重室性心律失常、高度房室传导阻滞等。需要对这类心悸患者进行更加有针对性的检查。

（二）诊断

心悸的诊断包括心悸的症状诊断和病因诊断。有些患者有"心悸"的症状，但并无心律和心率的改变，这可能是心脏神经官能症所致。对于有心率或心律改变的患者，应建议到医院进行进一步检查，做出诊断。

1. 心脏以外疾病引起的心悸　血常规可以帮助确定是否有严重贫血；血液生化检查，可以判断是否有电解质紊乱；甲状腺功能检查和甲状腺超声检查，确定是否有甲状腺功能亢进。上述疾病都可以引起心率、心律变化而导致心悸。

2. 心电图　体表心电图是诊断心悸病因最简便、廉价、准确的方法，最好是 12 导联同步心电图，至少包括较长的 II 或 V 1 导联记录。长时间的心电图记录方法包括动态心电图（Holter 监测）、有线（无线）心电监测等，对发现心律失常的可能性更大。

3. X 线摄片　可以帮助了解心肺情况，超声心动图可以观察心脏的形态、结构、血流及心脏功能。

五、基层处理

心悸的基层处理包括判断心律失常的危险性、控制心律失常、预防复发等。

1. 生理性心悸　健康人剧烈运动或精神过度紧张，饮酒、喝咖啡后，应用某些药物，如肾上腺素（抗过敏）、阿托品、氨茶碱（哮喘）等，可引起心悸，当祛除诱发因素时心悸即可消失。

2. 如已经明确诊断的心律失常导致的心悸，可以按照上级医院的医嘱，针对病因采用非药物和药物治疗。

3. 阵发性室上速　捏鼻用力呼气和屏气等反射性兴奋迷走神经的方法，可用于终止多数阵发性室上性心动过速。

4. 健康宣教

（1）心悸与心情有明确关系，应保持心情愉快、情绪稳定。

（2）避免过饱、过饥，尽可能避免吸烟、大量饮酒、浓茶等。

（3）生活规律，避免剧烈运动及强体力活动。

六、心悸转诊原则

有原因的心悸可在基层进行处理。对于原因不明，特别是反复发生的心悸应建议到医院心内科进行进一步检查，确定心悸发生的原因，也包括对贫血、低氧等引起心悸的基础疾病进行排查。

心悸流程图如图 1-7。

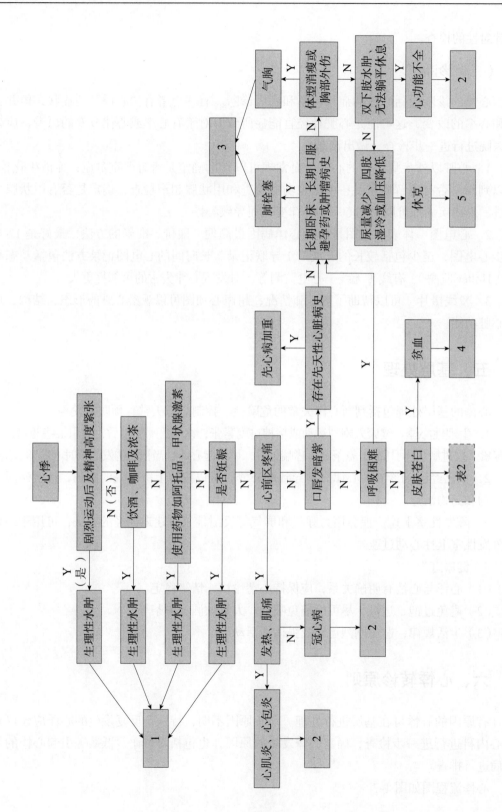

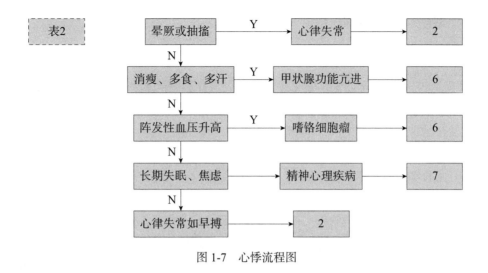

图 1-7　心悸流程图

思考题

1. 手抖、乏力、体重下降，同时伴有心悸，最常见的疾病是什么？
2. 健康人出现心悸常见于哪些情况？

（刘聚伟　邹晓昭）

第七节　咳　　嗽

一、定义

　　咳嗽是社区医疗中最常见的症状之一，可以发生于多种疾病，最常见于感冒之后。咳嗽动作是肺内产生高压气流，快速冲击声门裂隙而产生。咳嗽的直接目的是将气道内分泌物或异物排出体外。

　　根据咳嗽持续的时间，可以分为急性咳嗽和慢性咳嗽。急性咳嗽可以持续数天，慢性咳嗽可以持续数月，甚至终生。慢性咳嗽患者以 30～40 岁以后年龄段最多，男女比例接近。随着空气污染的加重，慢性咳嗽以及过敏引起的咳嗽患者有明显升高的趋势。

二、病因和分类

　　引起咳嗽的病因较多，主要包括咽喉部、气管支气管、肺、胸膜的疾病，有些心血管疾病、神经系统疾病甚至药物作用也可以引起咳嗽。

（一）咳嗽的病因

1. 呼吸道疾病　从鼻咽部到小支气管的呼吸道黏膜受到刺激时，均可引起咳嗽。对刺激的反应以喉部和气管分叉部黏膜最敏感。肺泡病变不易引起咳嗽，这也是某些肺炎患者咳嗽症状较轻的原因。当肺泡内产生稀薄分泌物、渗出物、漏出物，并进入小气道后，才引起咳嗽。呼吸道受到刺激性气体、烟雾粉尘等细颗粒物、异物、炎症、出血与肿物的刺激，均可引发咳嗽，支气管哮喘、慢性支气管炎、肺炎、肺癌等发病最早期的症状之一就是咳嗽。

2. 胸膜疾病　胸膜受到刺激也可以引起咳嗽。各种类型的胸膜炎、胸膜间皮瘤或自发性或外伤性气胸、血胸、胸膜腔穿刺等刺激，均可引起咳嗽。

3. 心血管疾病　肺动脉高压、肺淤血、肺水肿、肺栓塞时，肺泡与支气管内漏出物或渗出物刺激支气管黏膜，可导致咳嗽。

4. 胃食管反流病　胃内反流物的刺激和损伤咽喉部及气管黏膜，可以引起咳嗽。部分患者还可以导致哮喘、吸入性肺炎，甚至肺间质纤维化。

5. 中枢神经因素　咳嗽多数是被动行为，也可以是主动行为。人可随意引发咳嗽或抑制咳嗽反射，因此有些脑炎、脑膜炎也可导致咳嗽。

（二）咳嗽的分类

咳嗽通常按时间分为 3 类：急性咳嗽、亚急性咳嗽和慢性咳嗽，见表 1-12。

表 1-12　咳嗽分类

分类	时限	表现
急性咳嗽	＜ 3 周	多见于呼吸道感染或呼吸道、胸膜等受到刺激，也可以见于某些心血管、肺部疾病
亚急性咳嗽	3 ~ 8 周	
慢性咳嗽	＞ 8 周	1. 影像学异常咳嗽，如肺炎、肺结核、支气管肺癌等 2. 影像学无明显异常咳嗽，如气道的激惹

三、临床表现

1. 咳嗽与咳痰　咳嗽无痰或痰量比较少，称干性咳嗽，主要见于急性咽喉炎、急性支气管炎初期、肺癌、胸膜炎、喉及肺结核、心脏疾病、药物因素等。咳嗽伴有较多的痰液称湿性咳嗽，见于湿性支气管扩张、慢性阻塞性肺疾病、肺炎、肺脓肿、空洞型肺结核、肺囊肿合并感染、支气管胸膜瘘等。

痰的性质可分为黏液性、浆液性、黏液脓性、脓性、血性等。

刺激性咳嗽常常无痰或少量白色浆液性痰；急性感染性咳嗽（如支气管炎或肺炎）痰量常常由少变多，再由多变少，性质多为黏液或脓性。慢性疾病的患者痰量增加或颜色改变，多说明合并有感染。急性呼吸道炎症时痰量较少，多呈黏液性或黏液脓性；COPD 的痰液多为黏液泡沫样，当痰量增多且转为脓性时，常提示急性感染加重。肺脓肿、支扩合并感染等，可咳出大量脓痰。痰中带血或咯血提示支气管或肺泡有破损，多见于结核、支扩或肿瘤。粉红色泡沫样痰是心力衰竭的典型表现之一。

2．咳嗽的时间与节律

（1）不定时突然发作性咳嗽，常见于刺激性气体吸入、急性咽喉炎与气管支气管炎、气管与支气管异物、支气管内膜结核、气管或支气管分叉部受压迫刺激等；支气管哮喘也可表现为在受到异味、冷空气或运动刺激时的发作性咳嗽。

（2）长期、不定时的慢性咳嗽多见于慢性呼吸系统疾病，如 COPD、支气管扩张症、肺囊肿、肺脓肿、肺结核、特发性肺纤维化和各种肺尘埃沉着症等。此外，COPD、上气道咳嗽综合征、支气管扩张症和肺脓肿等咳嗽，往往于清晨或夜间变动体位时加剧，并伴咳痰。

（3）餐后咳嗽或平卧、弯腰、夜间阵发性咳嗽，且与季节无关，见于胃食管反流病。

（4）夜间咳嗽明显可见于左心衰竭，可能与夜间肺淤血加重及迷走神经兴奋性增高有关。

3．咳嗽的音色　指咳嗽声音的色彩和特点。

（1）咳嗽声音嘶哑，多见于喉炎、喉结核、喉癌和喉返神经麻痹等；而经常清喉（嗓）咳嗽、有鼻后咽部滴漏的感觉，常见于鼻炎、鼻窦炎等。

（2）金属音调咳嗽，见于纵隔肿瘤、主动脉瘤或支气管肺癌、淋巴瘤、结节病压迫气管等。

（3）阵发性连续剧咳伴有高调吸气回声（鸡鸣样咳嗽），见于百日咳、会厌、喉部疾病和气管受压主气道狭窄。

（4）咳嗽声音低微或无声，见于严重肺气肿、极度衰弱或声带麻痹，呼吸肌无力或痰阻患者。

四、评估和诊断

虽然临床上大多数咳嗽为良性咳嗽，但也有些咳嗽是致命的，或者是难以忍受的。详细询问病史和体格检查是患者评估的关键。

急性咳嗽的诊断要注意区分是否伴有重症疾病，根据病史、体格检查和选择性辅助检查进行鉴别。急性咳嗽有可能是一些严重疾病的征象，如左心功能不全、肺炎、气胸、肺栓塞及异物吸入。此时需要积极处理原发病，稳定患者的生命体征，必要时转往上级医院。

亚急性咳嗽最常见的原因是感染后咳嗽，其次为咳嗽变异性哮喘、嗜酸性粒细胞性支气管炎、上气道咳嗽综合征／鼻后滴流综合征等。首先要明确咳嗽是否继发于先前的呼吸道感染，进行经验性治疗无效者，才考虑其他病因并参考慢性咳嗽诊断流程进行诊治。

国内慢性咳嗽病因调查结果显示，变应性咳嗽亦是慢性咳嗽的常见病因，上述疾病占慢性咳嗽病因的 70%～95%。多数慢性咳嗽与感染无关，因此应避免滥用抗菌药物治疗。此时需要转往上级医院完善相关检查，根据病史选择有关检查，由简单到复杂。

咳嗽的诊断流程如图 1-8。

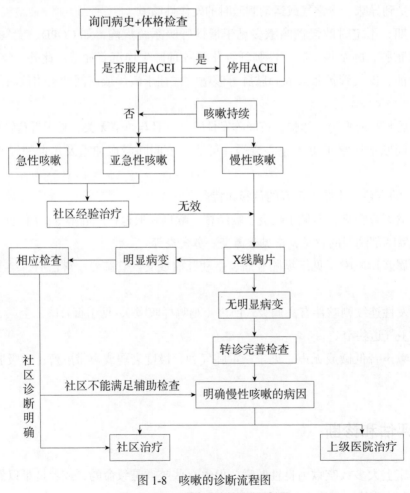

图 1-8　咳嗽的诊断流程图
注：ACEI：血管紧张素转化酶抑制剂

五、社区处理与治疗原则

全科医师可以对不伴重症疾病的急性、亚急性咳嗽进行经验性治疗，对治疗无效的患者及伴重症疾病、慢性咳嗽患者，需转往上级医院完善检查、明确诊断后，视情况决定是否转回社区治疗。

全科医师处理原则包括：①迅速排查是否伴有重症疾病，特别是危及生命的患者，避免造成严重后果；②结合亚急性、慢性咳嗽病因，启动合适的治疗方案减轻患者痛苦；③给出合理的转诊建议。

社区慢性咳嗽的治疗原则应遵循以下几条原则：①重视病史，包括耳、鼻、咽喉和消化系统疾病病史、职业和环境因素暴露史、吸烟史及用药史。如有职业和环境因素暴露史、吸烟史及用药史，停止暴露或用药后咳嗽缓解则可明确诊断。②根据病史选择有关检查，由简单到复杂，需要时转往上级医院完善检查。③先考虑常见病，后考虑少见病。④诊断和治疗两者应同步或顺序进行。社区治疗可根据临床特征进行诊断性治疗，并结合治疗反应确定咳嗽病因。治疗无效时再选择有关检查，如有典型的鼻炎、鼻窦炎症状或鼻后滴流症状、体征，可先按 UACS 进行治疗。如有典型胃食管反流相关症状或进食后咳嗽，则先按 GERC 进行治疗。⑤治疗有效是明确病因诊断的前提。治疗部分有效但未完全缓解，应评估影响疗效的因素和是否存在其他慢性咳嗽的复合病因，如 UACS 合并 GERC、CVA 或 EB，GERC 合并 EB 或 CVA 等。⑥治疗无效时应评估是否诊断错误，治疗力度和时间是否足够，有无影响疗效的因素。

六、转诊

对治疗无效的急性、亚急性咳嗽患者及伴重症疾病咳嗽患者、慢性咳嗽患者，应安排转诊。重症疾病包括急性心肌梗死、左心功能不全、肺炎、气胸、肺栓塞及异物吸入等。对于原因不明的慢性咳嗽患者，可安排转往上级医院完善相关检查，明确诊断及确定诊疗计划。

思考题

1. 咳嗽的分类包括什么？
2. 伴有咳痰的慢性咳嗽常见于哪些疾病？
3. 引起咳嗽的常见药物有哪些？

（房　彩　王　仲）

第八节　呼吸困难

一、定义

呼吸困难指患者的某种不同程度、不同性质的呼吸不畅、呼吸费力及窒息感等呼吸不适感的主观体验，可能伴有张口呼吸、鼻翼扇动，辅助呼吸肌参与呼吸运动等，也可伴有呼吸频率、深度与节律的改变。很多疾病可以导致呼吸困难，最常见的疾病包括呼吸系统疾病、心血管系统疾病、神经肌肉疾病等。

二、病因

（一）呼吸系统及胸部疾病

气道疾病及肺部疾病都可以引起呼吸困难，常见的疾病有：

1. 气道疾病　喉炎、气管炎、支气管炎症，气道任何部位水肿、肿瘤或异物所致的狭窄或阻塞。

2. 肺部疾病　肺炎、肺脓肿、肺结核、肺不张、肺淤血、肺水肿、弥漫性肺间质疾病、细支气管肺泡癌等。

3. 胸廓疾病　胸壁炎症、严重胸廓畸形、胸腔积液、自发性气胸、广泛胸膜粘连、结核、外伤等。

4. 神经肌肉疾病　病变累及颈髓的脊髓灰质炎、急性多发性神经根神经炎和重症肌无力，药物导致的呼吸抑制和呼吸肌麻痹等。

5. 膈运动障碍性疾病　膈麻痹、大量腹腔积液、腹腔巨大肿瘤、胃扩张和妊娠末期。

（二）循环系统疾病

常见于各种原因所致的左心和／或右心衰竭、心脏压塞、肺栓塞和原发性肺动脉高压等。

（三）各种原因的中毒

如糖尿病酮症酸中毒、吗啡类药物中毒、有机磷杀虫药中毒、氢化物中毒、亚硝酸盐中毒和急性一氧化碳中毒等。

（四）神经精神性疾病

如脑出血、脑外伤、脑肿瘤、脑炎、脑膜炎、脑脓肿等颅脑疾病，引起呼吸中枢功能障碍和精神因素所致的呼吸困难，如癔症等。

（五）血液病

常见于重度贫血、高铁血红蛋白血症、硫化血红蛋白血症等。

三、临床表现

根据呼吸困难的发生机制及临床表现特点，将呼吸困难分为 5 种类型。

（一）肺源性呼吸困难

肺源性呼吸困难是呼吸系统疾病引起的通气、换气功能障碍导致缺氧和 / 或二氧化碳潴留引起，引起的症状也是呼吸困难最常见的原因。临床上常分为 3 种类型。

1. 吸气性呼吸困难　主要特点表现为吸气显著费力，严重者吸气时可见"三凹征"，表现为胸骨上窝、锁骨上窝和肋间隙明显凹陷。患者可伴有干咳及高调吸气性喉鸣。三凹征的出现主要是由于呼吸肌极度用力，胸腔负压增加所致。常见于喉部、气管、大支气管的狭窄与阻塞。

2. 呼气性呼吸困难　主要特点表现为呼气费力、呼气缓慢、呼吸时间明显延长，常伴有呼气期哮鸣音。主要是由于肺泡弹性减弱和 / 或小支气管的痉挛或炎症所致。常见于慢性支气管炎（喘息型）、慢性阻塞性肺气肿、支气管哮喘、弥漫性泛细支气管炎等。

3. 混合性呼吸困难　主要特点表现为吸气期及呼气期均感呼吸费力，呼吸频率增快、深度变浅，可伴有呼吸音异常或病理性呼吸音。主要是由于肺或胸膜腔病变使肺呼吸面积减少，导致换气功能障碍所致。常见于重症肺炎、重症肺结核、大面积肺栓塞（梗死）、弥漫性肺间质疾病、大量胸腔积液、气胸、广泛性胸膜增厚等。

（二）心源性呼吸困难

主要是由于左心和 / 或右心衰竭引起，尤其是左心衰竭时呼吸困难更为严重。左心衰竭发生的主要原因是肺淤血和肺泡弹性降低。

患者有心脏病基础，如冠心病、风湿性心脏病或高血压心脏病。呼吸困难与活动时呼吸困难加重，休息时减轻；卧位明显，坐位或立位时减轻。患者呼吸困难呈逐渐加重，从活动后心悸气短、夜间阵发性呼吸困难，到端坐呼吸。症状严重者可见端坐呼吸、面色发绀、大汗、有哮鸣音、咳浆液性粉红色泡沫痰，两肺底有较多湿性啰音，心率加快，可有奔马律。此种呼吸困难称"心源性哮喘"。

右心衰竭通常引起体循环淤血，表现为下肢水肿、颈静脉怒张等，严重时也可引起呼吸困难，但程度较左心衰竭轻。

（三）中毒性呼吸困难

代谢性酸中毒可导致血中代谢产物增多，刺激颈动脉窦、主动脉体化学受体或直接兴奋刺激呼吸中枢，引起呼吸困难。

某些药物如吗啡类、巴比妥类等中枢抑制药物和有机磷杀虫药中毒时，可抑制呼吸中枢引起呼吸困难。

化学毒物中毒可导致机体缺氧，呼吸频率、深度都需增加，进而引起呼吸困难，常见于 CO 中毒、亚硝酸盐和苯胺类中毒、氢化物中毒。CO 中毒时，吸入的 CO 与血红蛋白结合形成碳氧血红蛋白，使血红蛋白失去携带氧的能力导致缺氧而产生呼吸困难；亚硝酸盐和苯胺类中毒时，使血红蛋白变为高铁血红蛋白，失去携带氧的能力导致缺氧；氢化物中毒时，氢离子抑制细胞色素氧化酶的活性，影响细胞呼吸作用，导致组织缺氧引起呼吸困难，严重时引起脑水肿，抑制呼吸中枢。

（四）神经精神性呼吸困难

神经性呼吸困难主要是由于呼吸中枢受增高的颅内压和供血减少的刺激，使呼吸变得慢而深，并常伴有呼吸节律的改变，如双吸气（抽泣样呼吸）、呼吸遏制（吸气突然停止）等。临床上常见于重症颅脑疾病，如脑出血、脑炎、脑膜炎、脑脓肿、脑外伤及脑肿瘤等。

精神性呼吸困难主要表现为呼吸频率快而浅，伴有叹息样呼吸或出现手足搐搦。临床上常见于癔症患者，患者可突然发生呼吸困难。其发生机制多为过度通气而发生呼吸性碱中毒所致，严重时也可出现意识障碍。

（五）血源性呼吸困难

多由红细胞携氧量减少，血氧含量降低所致。表现为呼吸浅，心率快。临床常见于重度贫血、高铁血红蛋白血症、硫化血红蛋白血症。除此以外，大出血或休克时，因缺氧和血压下降，刺激呼吸中枢，也可使呼吸加快。

（六）伴随症状

1. 发作性呼吸困难伴哮鸣音　多见于支气管哮喘、心源性哮喘；突发性重度呼吸困难，见于急性喉水肿、气管异物、大面积肺栓塞、自发性气胸等。

2. 呼吸困难伴发热　多见于肺炎、肺脓肿、肺结核、胸膜炎、急性心包炎等。

3. 呼吸困难伴一侧胸痛　见于大叶性肺炎、急性渗出性胸膜炎、肺栓塞、自发性气胸、急性心肌梗死、支气管肺癌等。

4. 呼吸困难伴咳嗽、咳痰 见于慢性支气管炎、阻塞性肺气肿继发肺部感染、支气管扩张、肺脓肿等；伴大量泡沫痰，可见于有机磷中毒；伴粉红色泡沫痰，见于急性左心衰竭。

5. 呼吸困难伴意识障碍 见于脑出血、脑膜炎、糖尿病酮症酸中毒、尿毒症、肺性脑病、急性中毒、休克型肺炎等。

四、临床评估

在处理原因暂未明确的急性呼吸困难时，应首先评估患者是否存在紧急症状及生命体征是否平稳。不同原因导致的呼吸困难，其风险不同，表现也不同（表1-13），应予迅速判断评估。

表1-13 不同原因呼吸困难判断要点

病因	诊断要点
气道阻塞	有异物或呛咳史，有吸气时喉鸣音
急性呼吸窘迫	在其他疾病（如感染）基础上合并出现
肺栓塞	有长时间制动，肿瘤性疾病，长期使用口服避孕药物史
肺炎	近期受凉、发热、咳嗽、咳脓痰
AECOPD	有慢性支气管炎病史，此次急性加重
支气管哮喘	有过敏史，发作突然，伴或不伴有发热，以喘憋为主
气胸	多见于年轻人运动后，或有肺大疱患者咳嗽后，突发胸痛、喘憋
间质性病变	慢性病程，持续呼吸困难存在，多数在医院已经给出诊断
心功能不全	心脏病史，常伴有水肿及进行性呼吸困难，夜间有憋醒等情况
精神神经性	在情绪激动、被刺激后发生

注：AECOPD：慢性阻塞性肺疾病急性加重

当患者有下述情况时，应给予重视，并立即处理：

1. 心力衰竭患者静息或轻微活动时即有呼吸困难等。

2. 冠心病患者出现急性胸痛、多汗、心动过速或心动过缓、出现高血压或低血压及晕厥等。

3. 肺栓塞患者静息时即有呼吸困难、发热、低氧血症、心动过速及出现高血压等。

4. 肺炎患者出现氧饱和度降低、呼吸频率过快（＞30次/分）、心动过速、血压降低、高/中的肺炎严重度评分等。

5. 气胸患者出现躁动不安、眩晕憋气时胸痛。

6. 慢性阻塞性肺疾病和支气管哮喘患者出现三凹征、奇脉、寂静肺等。

五、基层处理

呼吸困难是比较危重的情况，需要立即进行针对性处理，特别是判断有可能危及患者生命的呼吸困难。基层处理包括应急处理和病因处理，具体如下：

（一）应急处理

1. 立即给予患者吸氧。

2. 严密监护患者，观察生命体征。

3. 安慰患者，给予精神支持，并摆放合适体位。

4. 迅速建立静脉通路，以备应急抢救使用。

（二）病因处理

1. 气道阻塞的患者应立即采取措施，包括海姆立克急救法清除气道分泌物、去除口腔异物、吸痰、手法或口咽通气道开放气道等。

2. 任何肺部疾病导致患者呼吸困难，都应安排上级医院进一步检查治疗。

3. 心功能不全患者可以适当使用利尿药物、镇静药物，有些慢性患者可以根据以往用药，适当采取强心药物。可疑急性心肌梗死的患者，可以使用阿司匹林，并积极做血管再通准备。

4. 可疑张力性气胸患者，可以在确定的患侧采取紧急放气措施。

六、转诊指征

原则上任何严重的呼吸困难，都应转至上级医院进行救治。如果患者有明显的心率增快，特别是血压偏低或休克者，必须由急救车转运至上级医院急诊科。如果患者生命体征平稳，心率正常，血压正常，可以安排家属送至医院门诊或急诊就诊。高度怀疑精神性呼吸困难的患者，可以适当处理后，观察病情发展确定是否需要转诊。

思考题

1. 呼吸困难的定义。

2. 如何区别吸气性呼吸困难与呼气性呼吸困难？

3. 上气道异物的处理方法是什么？

第九节 腹 痛

一、定义

腹痛是一种局限或弥漫的腹部不适感或腹腔内疼痛。根据腹痛的起病缓急、病程长短，分为急性腹痛和慢性腹痛。腹痛是临床常见的症状，有10%～46%的人群曾经有过腹部痉挛和疼痛的体验，女性的患病率高于男性，在不同年龄组患病率相似。在基层和医院急诊就诊的患者中，约10%的患者由于腹痛而就医。

二、病因和分类

（一）病因

腹痛的原因很多，轻者可以自愈，不需要治疗；重者可能危及生命，需要立即转诊和生命支持。及时而准确的评估和诊断，能够确保患者获得最适当的诊疗，并取得良好的预后。腹痛大多由腹部脏器疾病引起，但腹腔外疾病及全身性疾病也可引起腹痛。病变的性质和刺激的程度，影响着腹痛的性质和疼痛程度。此外，患者的神经和心理因素，也列入在腹痛的感受中。因此，基层医生需要了解腹痛发生的病理、生理过程，并在医疗工作中认真了解病史，进行全面体格检查和必要的辅助检查，综合分析判断患者是否需要紧急处理，以及是否需要及时转诊上级医院进行诊治。对于无需紧急处理或转诊的患者，要给予适当处理，并尽可能查找病因。

（二）分类

急性腹痛病因多为紧急情况，需要立即或尽快处理，以减轻患者的痛苦感受并阻止病情继续恶化；慢性腹痛病因多为非紧急情况，需要进行仔细检查，确定病因后有针对性地处理。

1. 急性腹痛 急性腹痛可能的病因和疾病，见表1-14。

表1-14 急性腹痛可能的病因与疾病

可能病因	可能疾病
腹腔器官急性炎症	常见于急性胃炎、急性肠炎、急性胰腺炎、急性胆囊炎、急性阑尾炎等
空腔脏器阻塞或扩张	常见于肠梗阻、肠套叠、胆道结石、胆道蛔虫症、泌尿系统结石等

续表

可能病因	可能疾病
脏器扭转或破裂	常见于肠扭转、肠绞窄、胃肠穿孔、肠系膜或大网膜扭转、卵巢扭转、肝破裂、脾破裂，异位妊娠破裂等
腹膜炎症	常见于胃肠穿孔，少部分为自发性腹膜炎
腹腔内血管阻塞	常见于缺血性肠病、腹主动脉夹层动脉瘤或门静脉血栓形成
腹壁疾病	常见于腹壁挫伤、脓肿及腹壁皮肤带状疱疹
胸腔疾病所致的腹部牵涉性痛	常见于肺炎、肺梗死、心肌梗死、急性心包炎、胸膜炎、食管裂孔疝、胸椎结核
全身性疾病所致的腹痛	腹型过敏性紫癜、糖尿病酸中毒、尿毒症、铅中毒、血卟啉病等

2. 慢性腹痛　慢性腹痛可能的病因和疾病，见表1-15。

表1-15　慢性腹痛可能的病因与疾病

可能病因	可能疾病
腹腔脏器慢性炎症	慢性胃炎、十二指肠炎、慢性胆囊、慢性胰腺炎、结核性腹膜炎、溃疡性结肠炎、克罗恩病等
消化道运动障碍	功能性消化不良、结肠肝脾曲综合征、肠易激综合征及胆道运动功能障碍等
消化性溃疡	胃、十二指肠溃疡
腹腔脏器扭转或梗阻	慢性胃、肠扭转，十二指肠壅滞，慢性肠梗阻
脏器包膜的牵张	肝淤血、肝炎、肝脓肿、肝癌等
中毒与代谢障碍	铅中毒、尿毒症等
肿瘤压迫及浸润	各种恶性肿瘤或良性肿瘤

三、临床表现

（一）腹痛的部位

腹痛可以发生在腹部任何部位。在临床上为了定位清晰，通过纵横两条线将腹部分为四个区域，即：左上腹、左下腹、右上腹、右下腹（图1-9）。也有进一步的腹部九分区法（图1-10），即：左右季肋部、左右腰部、左右髂部，以及上腹部、中腹部、下腹部，但四分法更方便实用。与内脏器官的解剖位置相对，不同器官的疾病，疼痛部位不同，如胃、十二指肠和胰腺疾病，疼痛多在中上腹部；胆囊炎、胆石症、肝脓肿等疼痛多在右上腹部；急性阑尾炎疼痛在右下腹；小肠疾病疼痛多在脐部或脐周（中腹部）；结肠疾病疼痛多在下腹或左下腹部；膀胱炎、盆腔炎及异位妊娠破裂，疼痛亦在下腹部。弥漫性或部位不定的疼痛，见于急性弥漫性腹膜炎、机械性肠梗阻、急性出血坏死性肠炎、血卟啉病、铅中毒、腹型过敏性紫癜等。常见腹痛部位及诊断，见表1-16。

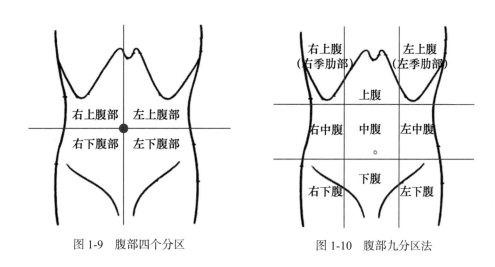

图1-9　腹部四个分区　　　　　　　　　图1-10　腹部九分区法

表1-16　疼痛定位、来源及诊断

疼痛定位	可能来源	可能诊断
左上腹	食管、胃、十二指肠、胰腺、结肠脾曲	胃食管反流、胃炎、十二指肠或胃溃疡、胰腺炎、结肠肝曲综合征
右上腹	胆囊、肝脏、结肠肝曲	胆囊炎、肝炎、结肠脾曲综合征
左下腹	左（肾）输尿管、降结肠/乙状结肠、左侧附件	左（肾）输尿管结石、憩室炎、妇科病变、盆腔炎
右下腹	右（肾）输尿管、升结肠/盲肠、右侧附件	克罗恩病，回肠结肠炎、阑尾炎、卵巢囊肿，盆腔炎

（二）腹痛的性质和程度

腹痛可有痉挛性疼痛、烧灼样疼痛、刀割样疼痛、隐痛等。不同疼痛性质可以帮助判断不同的疾病性质，如突发的中上腹剧烈刀割样痛、烧灼样痛，多为胃、十二指肠溃疡穿孔；中上腹持续性隐痛，多考虑慢性胃炎及胃、十二指肠溃疡；上腹部持续性钝痛或刀割样疼痛呈阵发性加剧，多为急性胰腺炎。胆石症或泌尿系统结石，常为阵发性剧烈绞痛。阵发性剑突下钻顶样疼痛，是胆道蛔虫症的典型表现。持续性、广泛性剧烈腹痛伴腹壁肌紧张或板样强直，提示为急性弥漫性腹膜炎。其中隐痛或钝痛多为内脏性疼痛，多由胃肠张力变化或轻度炎症引起，胀痛则可能为实质脏器包膜牵张所致。

（三）腹痛的诱发、缓解因素及发作时间

进油腻食物史诱发的腹痛，可能是胆囊炎或胆石症发作；酗酒可诱发急性胰腺炎；腹部受暴力作用，引起肝、脾破裂。餐后痛可能由于胆胰疾病、胃部肿瘤或消化不良所致；周期性、节律性上腹痛，见于胃、十二指肠溃疡；子宫内膜异位者腹痛与月经来潮相关；黄体破裂者发作在月经间期（表 1-17）。

表 1-17　疼痛触发 / 缓解因素及诊断

疼痛触发 / 缓解	可能诊断
餐后	胃溃疡，慢性胰腺炎，胆囊结石，腹部缺血，肠易激综合征（IBS），功能性消化不良，餐后不适综合征
进食缓解	十二指肠溃疡性疾病
排便后缓解	IBS，便秘
月经周期	妇科疾病
尿急	间质性膀胱炎
体力活动	慢性腹壁疼痛，腹部皮肤神经卡压综合征

胃黏膜脱垂患者左侧卧位可使疼痛减轻，十二指肠壅滞症患者膝胸或俯卧位可使腹痛及呕吐等症状缓解，胰体癌患者仰卧位时疼痛明显，而前倾位或俯卧位时减轻，反流性食管炎患者烧灼痛在躯体前屈时明显，直立位时减轻。

四、评估与诊断

（一）腹痛的临床评估

病史结合细致的体格检查，可以帮助全科医生完成腹痛患者的初步临床评估，判断其是否处于紧急或非紧急状况，并恰当选择下一步处理方案。

主诉和病史反映了患者的最主要痛苦及其发展进程，是疾病发生、发展的再现。仔细询问疼痛性质、持续时间及伴随症状，对于疾病的推断非常重要。此外，还需了解患者的基础疾病、外伤史以及所处的生活环境等信息。

1. 病史　询问病史时，需要询问疼痛的部位、范围、诱因、性质、程度、时间、缓解等因素。

（1）年龄、性别：幼儿腹痛的常见原因有急性胃肠炎、肠套叠、蛔虫病等；青壮年以

急性阑尾炎、胰腺炎、消化性溃疡等多见；中老年以胆囊炎、胆石症、恶性肿瘤、心血管疾病多见；育龄妇女要考虑卵巢囊肿扭转、宫外孕等。

（2）腹痛发作：急性腹痛要考虑各种急腹症，缓慢起病者涉及功能性与器质性，和良性与恶性疾病的鉴别。

（3）腹痛的部位：腹痛的部位多代表疾病部位。

（4）腹痛的性质和严重程度：腹痛的性质与病变性质密切相关，烧灼样痛多与化学性刺激有关，如胃酸的刺激；绞痛多为空腔脏器痉挛、扩张或梗阻引起。持续钝痛可能为实质脏器牵张或腹膜外刺激所致；剧烈刀割样疼痛多为脏器穿孔或严重炎症所致；隐痛或胀痛反映病变轻微，可能为脏器轻度扩张或包膜牵扯等所致。

（5）腹痛的时间：突发的疼痛多为痉挛或脏器破裂，渐进性疼痛见于炎症或肿瘤。持续进展常常是炎症的表现，而时好时坏的疼痛更大的可能是痉挛或结石。

（6）基础疾病：询问相关病史对于腹痛的诊断颇有帮助，如有消化性溃疡病史要考虑溃疡复发或穿孔；育龄妇女有停经史要考虑宫外孕；有酗酒史要考虑急性胰腺炎和急性胃炎等糖尿病酮症酸中毒可引起急腹症样腹痛。

2. 腹痛的伴随症状

（1）发热：是炎症的全身表现之一。腹痛伴有发热，常见于急性阑尾炎、胃肠炎、胆道感染、肝脓肿、腹腔脓肿等腹腔内感染性疾病。

（2）黄疸：出现黄疸常常因为胆汁排除不畅，与肝、胆、胰疾病密切相关。

（3）休克：腹痛伴有休克的疾病多见于失血或严重感染，如腹腔脏器破裂（如肝、脾或异位妊娠破裂）、胃肠穿孔、绞窄性肠梗阻、肠扭转、急性出血坏死性胰腺炎等。腹腔外疾病如心肌梗死、肺炎也可有腹痛与休克，应特别警惕。

（4）呕吐、腹泻：提示食管、胃肠病变，呕吐量大提示胃肠道梗阻；伴反酸、嗳气者，提示胃十二指肠溃疡或胃炎；伴腹泻者提示消化吸收障碍或肠道炎症、溃疡或肿瘤。

（5）血尿：可能为泌尿系疾病（如泌尿系结石）所致。

3. 体格检查 所有腹痛患者必须测量生命体征来评估患者的安全性。其次是对所有腹痛患者必须进行腹部查体，以确定患者是否有压痛、肌紧张以及反跳痛，同时可以检查是否有肠鸣音的改变和腹腔积液。这些对于判断腹腔炎症、器官破裂以及胃肠道梗阻都有直接的帮助作用。

4. 实验室检查 全血细胞分析（血常规）和CRP能够帮助确定腹痛患者是否有感染存在。白细胞计数及中性粒细胞百分比升高，C反应蛋白升高可能提示患者有细菌感染。血浆C反应蛋白超过100mg/L或者WBC计数 $> 15 \times 10^9$/L，需要考虑严重腹腔感染的可能性，应予以高度关注。

5. 影像学检查 判断腹痛患者是否处于紧急状况时，腹部X线摄片对诊断肠梗阻的敏感性较高。超声是基层医疗最常用的鉴别腹痛病变的手段之一，对肝胆胰疾病、腹腔脏器破裂出血以及某些炎症性病变都有诊断价值。

（二）腹痛的临床诊断

腹痛初始时的临床表现常常无特异性，而后随着病程的进展，腹痛才可能逐渐表现出某种疾病的特有征象，无疑增加了腹痛诊断的难度。临床医生依据患者的病史和体格检查，结合实验室检查以及超声检查，大多数腹痛可以给出明确的诊断，并能够在基层加以诊疗。部分患者可以转到上级医院进行 CT 或 MRI 等影像学的进一步检查。

腹痛的诊断及处理流程，如图 1-11。

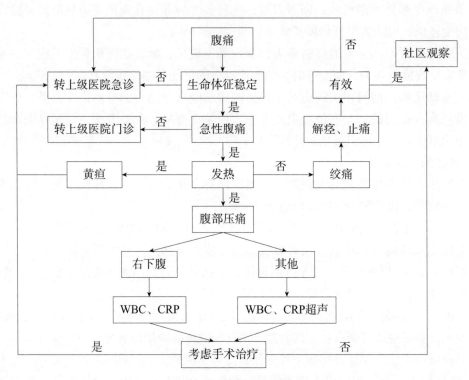

图 1-11　腹痛的诊断及处理流程
注：WBC：白细胞；CRP：C 反应蛋白

五、社区处理与治疗原则

全科医师必须在接诊腹痛患者时，及时对其进行临床评估，并迅速对可能导致生命危险的腹痛患者实施判断和安排转诊。

（一）社区处理

尽快完成临床评估，对于处于紧急状况患者尽快迅速完善必要的实验室检查，如血常规、C 反应蛋白和 / 或其他项目已排除妊娠等，再根据情况决定是否需要进一步完善超声、CT 等明确诊断。对于非紧急状况的患者，综合病史及体格检查，常规实验室检查无异常时往往不需要特殊处置，或观察、再评估；常规实验室检查发现异常情况，则需要进一步完善检查。

社区处理的总体原则包括：①迅速排查处于紧急状况的腹痛患者，特别是危及生命的患者，避免造成严重后果；②区分处于非紧急状况的腹痛患者，必要时留观或再评估；③给出合理的转诊建议。

（二）可现场处理的非紧急状况腹痛

1. 考虑胃肠道痉挛、生命体征稳定的急性胃肠炎、胆囊炎、阑尾炎等，或各种慢性腹痛的发作，可以在基层卫生医疗机构进行诊治和观察。采取解痉药物、物理疗法等，可能帮助患者缓解症状。

2. 生命体征稳定的腹腔感染患者，可以采取抗生素治疗。但对伴有明显寒战、黄疸的患者，可疑急性胰腺炎的患者，应当尽快转诊至上级医院进行诊治。抗生素的选择，依据医生临床经验或参考相关指南。任何生命体征不稳定的感染患者，都需要及时转上级医院治疗。

（三）腹痛患者的转诊

1. 紧急转诊 紧急转诊针对急性腹痛伴生命体征改变的患者，腹痛病因可能危及患者的生命，需要立即采取治疗措施。此类患者需要在保证安全的情况下尽快转诊，甚至需要使用急救车转诊。包括：①任何引起生命体征不平稳的腹痛；②任何不能排除妊娠等妇科情况所致的腹痛；③任何不能排除心脏大血管病变的腹痛；④任何原因不确定，但患者感觉无法忍受的腹痛。

2. 门诊转诊 门诊转诊的腹痛患者，包括不存在生命体征不稳定的非紧急病因所致的慢性腹痛患者。转诊的主要目的是进行疾病的确诊，以使患者得到恰当的治疗方案。

（1）长时间、反复发作的慢性 / 亚急性腹痛，不能确定病因者。

（2）对于年龄 > 50 岁，且有消瘦、贫血、呕血、黑便、鲜红或血便者，推荐其至上级医疗单位行超声、CT 等影像学检查或消化道内镜检查明确病因。

思考题

1. 四分法各象限的腹腔器官都有哪些？

2. 糖尿病酮症酸中毒腹痛的机制是什么？

3. 腹痛紧急转诊的情况包括哪些？

（李海斌 王 仲）

第十节　恶心、呕吐

一、定义

恶心、呕吐是临床常见的症状之一，可以是病理性的，也可以是生理性的。恶心、呕吐也是人体保护性反射之一。当进食不洁食物或对胃肠道有损伤的食物，可以通过呕吐迅速排出体外。因此，恶心是一种胃部不适和对食物的厌恶感；而呕吐是一种胃的反射性强力收缩，迫使胃内容物由胃、食管经口腔急速排出体外的过程。虽然恶心、呕吐经常同时发生，但恶心不一定都产生呕吐，呕吐也可伴或不伴有恶心。

二、病因

引起恶心、呕吐的原因很多，最常见的原因是胃肠道疾病，但也有相当一部分恶心、呕吐是由非胃肠道疾病引起的。

（一）胃肠道疾病

1. 急性胃肠道炎症　常见有细菌感染、病毒感染、化学性和物理性刺激、过敏因素和应激因素作用等，其中急性非伤寒性沙门菌感染是呕吐的常见原因。

2. 腹腔脏器疾病的反射性呕吐　腹腔内非胃肠道的炎症或疾病也可以引起反射性恶心、呕吐，如阑尾炎、胰腺炎、胆囊炎、憩室炎、腹膜炎等。

3. 胃肠道梗阻性疾病　各种原因引起的胃肠道不通畅，食物在胃肠道内不能有效排空，均可引起呕吐。

（二）胃肠外疾病

1. 药物或毒物性呕吐　很多药物使用是引起呕吐的原因，如化疗药物、麻醉药物、洋地黄类药物、非甾体类抗炎药及某些抗生素等。此外，一氧化碳等有毒气体中毒也可以引起恶心、呕吐。食入有毒的物品，刺激胃肠道，发生呕吐的机会非常多，而且呕吐物常带有食入毒物的气味。

2. 中枢神经系统疾病　颅内高压的临床表现之一就是"喷射样呕吐"，是机体降低颅内压保护性机制之一。各种脑血管病、颈椎病及各种原因如中枢神经系统感染和颅内肿瘤所致的颅内压增高，均可引起不同程度的恶心、呕吐。与胃肠道疾病引起的恶心、呕吐不同的是，这些患者通常伴有明显的头痛或意识障碍。

3. 妊娠呕吐　恶心、呕吐常发生于妊娠的早期，于妊娠15周后消失。呕吐多见于早晨空腹时，常因睡眠紊乱、疲劳、情绪激动等情况而诱发。

4. 内耳前庭疾病　晕动症、慢性中耳炎引起的迷路炎、梅尼埃病等内耳相关疾病也可引起呕吐，这类疾病常伴有明显的恶心、视物旋转等。当采取某一特定体位，停止运动或闭眼后，恶心、呕吐可能有一定程度的缓解。

5. 精神性疾病　精神性病变可以表现为恶心、呕吐，如神经性畏食或胃肠神经官能症。有些内分泌代谢性疾病也常常引起呕吐，如糖尿病酮症酸中毒、高钙血症等。

三、评估与诊断

（一）病情评估

对恶心、呕吐患者的病情评估重点在于对危及生命的疾病进行排查，如中枢神经系统疾病和中毒等。此外，也需要排除呕吐引起的脱水和电解质紊乱。与腹泻不同，由于呕吐物的量较少，因此患者可能在呕吐一定次数后呕吐量明显减少，但恶心可能还持续存在。这种情况下，患者可能出现"干呕"。剧烈呕吐和干呕可能造成胃黏膜以及贲门的损伤，导致胃部出血。

1. 对于恶心、呕吐来诊的患者，首先要评估其是否有中枢神经系统病变的可能性。对于任何有发热、头痛、头晕、运动障碍的患者，都需要进行神经系统相关问诊和查体。颅内感染或蛛网膜下腔出血患者，检查会发现脑膜刺激征；有肢体无力的患者，则需要考虑有脑卒中引起颅内高压的可能性。

2. 因为恶心、呕吐是中毒的主要表现之一，对于用胃肠道疾病无法解释的恶心、呕吐，需要考虑有食入性或吸入性中毒的可能性，如有机磷中毒、百草枯中毒、一氧化碳中毒等。

3. 呕血　要关注患者呕吐物中是否有红色或咖啡色液体存在。食管部位的出血或大量胃出血可以表现为鲜血，少量的胃内出血在胃酸的作用下将变为咖啡色。

（二）诊断

呕吐患者的诊断策略为"三确定"原则，即确定生理性呕吐或病理性呕吐、确定胃肠道性呕吐或胃肠道外呕吐以及确定基层可处理呕吐与需要转上级医院诊治的呕吐。

1. 生理性呕吐与病理性呕吐　妊娠呕吐是最常见的生理性呕吐。对于任何有恶心、呕吐的育龄妇女，都需要考虑妊娠的可能性，需要详细了解病史和月经史。必要时进行尿或血液妊娠试验。初到高原地区，可能因为高原反应而出现恶心、呕吐，伴或不伴有头痛。

任何病人在不能明确生理性呕吐时，应当以病理性呕吐对待。

2．胃肠道疾病与胃肠道外疾病　通常胃肠道外疾病引起的恶心、呕吐需要更加关注，因为可能包括有危及生命或严重的疾病存在，如中枢神经系统疾病、中毒、药物过量、重症肝病、胰腺病变、糖尿病酮症酸中毒、肾功能不全、肾结石等。这些疾病都可能通过不同机制导致患者恶心、呕吐，重要的鉴别方法就是通过问诊和查体。胃肠道疾病引起的呕吐通常可以追溯确定的或可疑的不洁食物、生冷食物或刺激食物食入史。此外，胃肠道疾病引起的恶心、呕吐也常常伴有痉挛性腹痛或腹泻。如果无上述症状，则应该高度怀疑胃肠道外疾病的可能性，并进行仔细筛查。不能确定者，应及时转至上级医院进行诊治。

3．轻症胃肠道疾病引起的恶心、呕吐，特别是不伴有呕血的患者，可以在基层医院进行初步诊断治疗，并密切观察。考虑前庭功能障碍引起的恶心、呕吐、胃肠炎引起的恶心、呕吐、明确的孕吐，可以在基层医疗机构进行对症处理观察。任何怀疑中枢神经系统病变、肝脏胰腺病变、药物过量或中毒等可能的患者，都需要在医生的密切观察下转至上级医疗机构进行排查。

四、社区处理和治疗

1．防止误吸　呕吐可以发生在任何人群，包括有脑血管意外后遗症，甚至昏迷的患者。即使健康的患者在剧烈呕吐时也可能出现误吸，因此，对呕吐患者应严格气道管理，对意识不清患者应采取气道保护性体位。

2．可疑有消化道出血的患者应建立静脉通路，并积极补液，呼叫急救车进行转诊。

3．对于稳定的胃肠炎患者或不需要转诊患者，可以静脉补充液体，防止出现脱水或电解质紊乱。

4．当患者恶心、呕吐减轻，可以鼓励进食清淡、温热食物，逐渐恢复胃肠道功能。

五、转诊

（一）急诊转诊

有下列情况的患者应安排急救车转至上级医院急诊科进行救治。

1．发生误吸患者　患者有明显呛咳或者呼吸困难。

2．尿量减少，患者感到虚弱或头晕，可能有脱水的患者。

3．可能有消化道出血的患者　患者呕吐物中有咖啡样物质或有鲜血。

4．可疑中枢神经系统疾病的患者　患者出现昏迷、剧烈头痛、肢体活动障碍、语言障碍等。

（二）门诊转诊

1. 呕吐症状不缓解 任何原因的呕吐，1小时之内呕吐3次以上，且连续3小时以上。

2. 需要进一步诊断 可疑肝脏疾病、胃肠道溃疡、消化道肿瘤、胰腺疾病等，需要利用更精确或复杂的医疗设备进行诊断。

3. 饮食、饮水困难，需要较长时间的支持或需要鉴别诊断的患者。

思 考 题

1. 恶心、呕吐应该考虑什么情况？

2. 伴有恶心、呕吐的高危疾病有哪些？

3. 恶心、呕吐的患者转诊应该注意哪些？

第十一节 反　　酸

一、定义

反酸是指胃内容物经食管反流至咽部，多因为贲门功能不全或胃功能障碍所致，这种反流可以导致胃酸和胃内容物反流到口腔，并常引起食管的炎症，称为反流性食管炎或胃食管反流病（GERD）。

二、病因

胃食管反流常常在精神紧张、过劳、多食，以及进食过甜、过辣等食物或高淀粉食物等情况下引起，上述情况下的反酸被称为生理性反酸。有些患者因为胃部疾病造成胃酸过多，胃排空减缓，也可以造成反酸，称之为病理性反酸。此外，有些特定的生活习惯，使用药物也可以引起食管反流。

三、评估与诊断

反酸是一种主观感受，临床上只有通过幽门螺杆菌检测、胃动力学检测以及胃镜检查，来确定是否有可能存在胃酸的反流，以及明确"反流性食管炎"的诊断。大多数患者主诉反酸不一定是病理原因所致，通常以患者的主观表述作为诊断依据。

四、基层处理原则

反酸大多是生理原因所致，也可能是疾病的表现，因此基层医生应当对这一主诉加以重视，明确鉴别其是否存在，是反酸或是呕吐。确定发生的生理因素和病理因素，对于确定可能存在反酸的患者应对其进行生活指导，必要时可以采用试验性治疗。

（一）对于有反酸的患者应建议如下生活调整。

1. 尽可能避免进食过甜、过辣等可以引起胃酸反流的食物。
2. 采用少食多餐的方式进食，避免过饱。
3. 进食后不要立即平卧，可以适当活动。
4. 晚餐避免距离睡眠时间过近，避免加食夜餐。
5. 有反流性食管炎的患者，睡眠时尽可能将头部抬高。

（二）药物试验性治疗

1. 有幽门螺杆菌感染的患者，可以采用标准的治疗，杀灭幽门螺杆菌。
2. 可以适当采用抗酸药物控制胃酸。

思考题

1. 胃酸的 pH 值是多少？使用抗酸药物，期望将胃酸调整至多少？
2. 常用的抑制胃酸药物有哪几类？

（王　仲）

第十二节　腹　　胀

一、定义

正常人胃肠道内存在 100~150ml 气体，分布于胃与结肠部位。大部分人身体每日产生 500~2000ml 气体，由身体产生的气体必须被释放出去，当产生的气体量过多，积聚在消化道时，则腹部有膨胀感，称为腹胀。腹胀是一种主观上的感觉，患者感到腹部全部或部分胀满。腹胀是消化系统常见症状，通常是因为胃肠功能异常，使胃肠内产生的气体不能排出，发生积气而导致的症状。但腹胀除胃肠道功能障碍引起肠道积气外，还可能有其他更加严重的可能性，包括低钾血症、肠梗阻、腹水、肺气肿、尿潴留等。

二、病因

（一）胃肠气体过多

1. 吞气过多　见于焦虑症，用口呼吸者或喜好嚼口香糖者。
2. 肠道产气过多　肠道菌群紊乱，导致细菌分解增加；食用过多的产气食物，如芹菜、韭菜、大豆、豌豆、扁豆、地瓜等；饮入大量碳酸饮料。

（二）食物不耐受或营养不足

部分人不耐受牛乳，此类患者饮用大量牛奶制品时，会因为消化不良而导致腹胀。摄入蔬菜过多，导致食物中蛋白质含量不足和总热量不足时，也可以产生腹胀。

（三）短肠综合征

常见于小肠切除术后者，因为消化功能降低，过多进食后可因为消化能力下降，引起腹胀。

（四）神经内分泌

消化系统自主神经功能紊乱是胃肠动力的调节异常的原因之一。此外，糖尿病神经病变合并食管自主神经紊乱时，食管下段括约肌压力降低及胃排空障碍造成腹胀。

三、临床表现

除腹胀外，各种引起腹胀的疾病有其相应的临床表现。

（一）胃肠疾病

各种胃肠疾病都可能造成胃肠蠕动障碍，导致腹胀，如急慢性胃炎、胃下垂、急性胃扩张、胃溃疡、胃癌、细菌性痢疾、阿米巴痢疾、肠结核等。患者可能合并腹泻，腹痛等症状。在引起腹胀的疾病中，尤其应该关注的是胃肠道梗阻性疾病，如幽门梗阻、完全或不完全性肠梗阻，肠系膜上动脉栓塞、低钾血症引起的麻痹性肠梗阻等。

（二）肝胆胰腺疾病

腹腔内实质脏器的肿大也是引起腹胀的重要原因之一，这些病变包括急慢性胰腺炎、肝硬化、原发性肝癌、脾大等。这些患者除腹胀外，还可能有腹痛、黄疸及腹水征阳性。

上述疾病还可能引起大量腹水，甚至导致胃肠功能障碍，进一步加重腹胀。

（三）腹膜疾病

急性腹膜炎、结核性腹膜炎引起的肠麻痹和腹腔积液。

（四）腹腔外疾病

1. 心血管疾病　充血性心力衰竭、心绞痛、心律失常、肠系膜动脉血栓形成等，可因为导致肠道缺氧性功能障碍，引起腹胀的同时，还有心悸、气短和胸腹痛等症状。

2. 其他疾病　支气管哮喘、肺气肿引起肺部容积增大，膈肌下移导致腹腔容积减小；肺部疾病引起的缺氧，同时影响肠道的氧供和功能。

四、腹胀的评估及诊断

腹胀的诊断策略包括确定引起腹胀的因素以及可能的疾病。

（一）评估

重点在于排除高危型腹胀，包括低钾血症、肠梗阻、急性尿潴留等。

（二）诊断

有无消化系统疾病史、手术史，既往有消化性溃疡患者出现腹胀、呕吐，需要警惕幽门梗阻；而有腹部手术病史的患者，可能有粘连性肠梗阻的可能性。突然发生的腹胀，肠梗阻或肠麻痹的可能性更大，而逐渐加重的腹胀需要警惕腹水产生。伴有恶心、呕吐、排便排气停止，是肠梗阻的特征性表现；而有发热、盗汗等，有可能存在肠道结核。

腹胀患者常见腹部膨隆。局限在上腹部膨隆，多见于胃或横结肠积气；幽门梗阻时上腹部可有胃肠型及蠕动波。叩诊鼓音提示肠道积气，而实音和移动性浊音阳性提示有腹水。下腹部膨隆，叩诊试验提示尿潴留。肠鸣音亢进是阻塞性肠梗阻的表现，而肠鸣音消失提示肠麻痹。

腹胀患者需要进行血清钾测定，低钾血症是导致麻痹性肠梗阻的重要原因之一。

胸部X片检查对肺气肿引起的腹胀有帮助，立位腹部平片可以帮助确定是否有肠梗阻存在；腹部超声了解肝、胆、胰、脾形态，并可以检查是否存在腹水以及尿潴留。

五、社区处理与治疗原则

1. 胃肠道疾病　减少胃肠道气体，避免碳酸饮料和容易产生气体的食物。增加胃肠动力，促进气体排出，如使用等多潘立酮片、莫沙必利等胃肠动力药物。改善肠道微生态，可以使用益生菌调整肠道菌群。

2. 电解质紊乱　补充电解质，调整血清钾水平。

3. 心肺部疾病　针对心肺部疾病进行治疗，并积极调整肠道功能。通过肠道功能的调整，帮助心肺功能的恢复。

由低钾血症导致腹胀，及时心电监护，开通静脉通路，降钾治疗。

六、转诊原则

（一）急诊转诊

1. 低钾血症引起的麻痹性肠梗阻，经补钾不见好转，或有中重度低钾血症者。
2. 任何怀疑幽门梗阻或肠梗阻的患者。
3. 心肺疾病处于危重状态的患者。

（二）门诊转诊

1. 考虑可能有不全肠梗阻可能的患者。
2. 初次发现有腹水的患者。

思考题

1. 大量使用利尿剂后出现腹胀，可能的原因是什么？还可能伴有什么症状，应如何诊断？
2. 急性腹胀应该考虑哪些疾病？

第十三节　黄　　疸

一、定义

胆红素逆行入血，造成血清中胆红素升高致使皮肤、黏膜和巩膜发黄的症状和体征。引起黄疸的病因包括肝脏疾病、胆道疾病、血液疾病及药物过量等。正常血清总胆红素 $\leq 17.1\mu mol/L$，其中结合胆红素为 $3.42\mu mol/L$；当血清总胆红素 $\geq 34.2\mu mol/L$，患者的皮肤黏膜就会出现可见的黄染，临床便出现黄疸，也称为显性黄疸；血清胆红素升高，但血清总胆红素在 17.1～34.2μmol/L，临床未出现黄疸，称为隐性黄疸。

因此，在基层诊疗过程中，对于黄疸的患者，基层医生的主要职责有以下两个方面：①筛查真性黄疸人群；②探寻黄疸背后病因，采取适当治疗措施，并对难治性黄疸进行转诊。

二、病因

1. 溶血性黄疸　是由于红细胞破坏过多引起，很多能引起溶血反应的疾病均可引起溶血性黄疸。常见病因包括遗传性球形红细胞增多症、自身免疫性溶血性贫血、阵发性睡眠性血红蛋白尿、血红蛋白病等。

2. 肝细胞性黄疸　各种引起肝细胞严重损害的疾病均可导致黄疸发生，如病毒性肝炎、肝硬化、中毒性肝炎、钩端螺旋体病、败血症等。

3. 胆汁淤积性黄疸　胆汁排泄受阻是临床引起黄疸最常见的病因。胆汁排泄受阻可分为肝内性和肝外性。肝内性的胆汁排泄受阻有肝内阻塞性胆汁淤积和肝内胆汁淤积，前者见于肝内胆管结石、肿瘤、寄生虫病等疾病；后者见于病毒性肝炎、药物性胆汁淤积、原发性胆汁性肝硬化、妊娠期复发性黄疸等。肝外性胆汁排泄受阻由于胆管阻塞，包括结石、肿瘤、外压性狭窄、炎性水肿、胆道蛔虫等。

4. 先天性非溶血性黄疸　Gilbert 综合征、Dubin-Johnson 综合征、Crigler-Najjar 综合征、Rotor 综合征等先天性病变可引起黄疸性改变。

黄疸的具体分类及鉴别，见表 1-18。

表 1-18　黄疸的分类及鉴别

项目	溶血性黄疸	肝细胞性黄疸	梗阻性黄疸	
			结石	肿瘤
病史特点	家族史、类似发作史	肝炎接触史、输血史、肝损药物史、酗酒史	腹痛或黄疸	短期内消瘦、体力减退
黄疸情况	急性溶血时可有深度黄疸；慢性少量可无黄疸	轻重不一	黄疸急起，多在腹痛后出现，历时较短，可波动	黄疸缓起，进行性加重
瘙痒	无	多无，淤胆时可有	可有	常有
消化道症状	无	明显	伴恶心、呕吐	不明显
肝脏情况	稍大、质地软、无压痛	肝大，急性肝炎时质软、明显压痛；慢性时质地硬、压痛不明显	多不肿大	可肿大

项目	溶血性黄疸	肝细胞性黄疸	梗阻性黄疸	
			结石	肿瘤
脾脏情况	肿大	肿大	多不肿大	可肿大
血项	贫血，网织红细胞增多	急性肝炎，白细胞增多；肝硬化后有贫血、白细胞计数降低	白细胞计数增多	贫血
血清总胆红素	一般 < 85μmol/L	一般 < 17μmol/L	可 > 170μmol/L	多 > 170μmol/L
结合胆红素 / 总胆红素	< 35%	一般 < 35%，淤胆时 > 35%	> 35%	> 35%
尿色及尿胆红素	尿色正常，尿胆红素阴性	尿色加深，尿胆红素阳性	尿色加深，尿胆红素波动性	尿色深、尿胆红素阳性
粪色及粪胆原	粪色深，粪胆原增加	粪色正常，粪胆原无改变	粪色浅，粪胆原波动性	粪呈陶土色，粪胆原进行性减少
碱性磷酸酶	正常	多正常	明显升高	升高
转氨酶	正常	多升高	正常	升高
凝血酶原时间	正常	延长，维生素 K 不能纠正	延长，维生素 K 能纠正	延长，维生素 K 不能纠正

三、临床表现

1. 溶血性黄疸　一般为轻度黄疸，皮肤呈浅柠檬色，不伴皮肤瘙痒。急性溶血时可出现发热、头痛、呕吐、腰痛，不同程度的贫血和血红蛋白尿。慢性溶血除黄疸外，可以发现贫血和脾肿大。

2. 肝细胞性黄疸　皮肤、黏膜浅黄至深黄色，可伴有轻度皮肤瘙痒，其他同时伴有肝脏原发病的表现，如疲乏、食欲减退，严重者可有出血倾向、腹水、昏迷等。

3. 胆汁淤积性黄疸（旧称阻塞性黄疸或梗阻性黄疸）　皮肤呈暗黄色，完全阻塞者颜色更深，甚至呈黄绿色，并有皮肤瘙痒及心动过速，尿色深，粪便颜色变浅或呈白陶土色。

四、诊断

在黄疸的诊断过程中应关注如下问题：

1. 是否黄疸　黄疸在最初通常是患者和医生发现患者黏膜、皮肤发黄。但在有些情况下，虽然有皮肤发黄的表现，但不能被视为黄疸：

（1）老年人球结膜下脂肪积聚，可表现为局部颜色发黄，这种脂肪堆积的特点是局部的，不均匀分布的。

（2）进食过多的胡萝卜素后，可能出现手掌、足底、鼻及前额皮肤黄染，但通常巩膜无黄染。

（3）有些药物可引起假性黄疸，如米帕林或新生霉素。

2. 起病急缓　突发的黄疸多发生在急性溶血、急性肝病性黄疸或急性胆道梗阻。慢性进行性黄疸，则需要警惕肿瘤的可能。

3. 尿便色泽　肝细胞性和胆汁淤积性黄疸，尿色加深；急性血管内溶血时出现血红蛋白尿，尿色呈酱油色；胆汁排泄障碍性黄疸，粪便颜色变浅，严重者粪便颜色可呈灰白色，称陶土样便。

4. 发病年龄　儿童和青少年黄疸主要考虑先天性疾病所致；儿童期至 30 岁以前，急性黄疸以胆道结石、病毒性肝炎最多见；50 岁以上应警惕肿瘤。

5. 伴随症状　黄疸伴发热，见于急性胆管炎、肝脓肿、败血症及病毒性肝炎。急性溶血可先发热后黄疸。黄疸伴上腹部疼痛，见于胆道结石、肝脓肿及胆道蛔虫。右上腹剧痛、寒战高热和黄疸为夏柯三联征，见于急性化脓性胆管炎。持续性右上腹疼痛，见于病毒性肝炎、肝脓肿、原发性肝癌。黄疸进行性加重，而腹痛不明显，警惕胰腺癌。

6. 体征

（1）肝大：见于病毒性肝炎、肝癌、肝硬化。

（2）脾大：溶血性贫血、病毒性肝炎、肝硬化。

（3）胆囊肿大及压痛：胆总管结石引起梗阻或胰头癌、壶腹周围癌。

（4）其他：腹腔积液、腹壁静脉曲张，提示可能有肝硬化失代偿、下腔静脉阻塞等。

五、基层处理

1. 排查危及生命的黄疸　患者出现急性黄疸，同时有右上腹疼痛及发热，应高度怀疑急性化脓性胆管炎；如果急性黄疸，同时出现尿色为茶色，可能有急性溶血；急性黄疸伴恶心、食欲下降、肝区疼痛，怀疑急性肝脏疾病的可能性。

2. 黄疸通常缺乏社区处理的手段，对于伴有恶心、呕吐、腹痛的患者，可以采取适当的对症处理，并即时建议转诊。

3. 已经明确诊断的慢性黄疸患者，可以按照上级医院的原则实施保肝等治疗，并进行病情观察。

六、转诊原则

（一）急诊转诊

1. 伴有急性腹痛、发热的患者，应立即转到上级医院急诊科进行诊治。

2. 急性黄疸，病因不清，进展快，应考虑可能有急性肝炎、结石或急性溶血，需要急诊转诊。

（二）门诊转诊

任何黄疸患者都需要转至上级医院进一步诊疗，包括：

1. 黄疸原因诊断不明者。

2. 胆石症、肿瘤需要手术者。

3. 胆囊炎、胆道感染严重，经药物治疗无效或加重，或出现并发症者。

思考题

1. 梗阻性黄疸、肝细胞性黄疸和溶血性黄疸的区别？

2. 应当紧急转诊的黄疸包括哪些？

第十四节 腹 泻

一、定义

腹泻指排便次数增多（＞3次/天），粪便量增加（＞200g/d），粪质稀薄（含水量＞85%）。腹泻时，常伴有排便急迫感、肛门不适或失禁等症状，粪便中常含未消化食物或黏液、脓血。临床上根据病程长短，将腹泻分为急性和慢性两类。急性腹泻发病急，病程在2~3周之内，大多系感染引起。慢性腹泻指病程在2个月以上或长期反复发作者，发病原因更为复杂，可为感染性或非感染性因素所致。

二、病因

急性腹泻最常见病因为感染，引起感染性腹泻的病原体包括细菌、原虫、病毒和真菌等，但以急性病毒性胃肠炎（又称病毒性腹泻）发生率最高，其中最常见的病原体包括轮状病毒、诺如病毒和星状病毒。另外，非感染性因素如食物中毒、致腹泻药物及其他肠道疾病，也可导致急性腹泻。

慢性腹泻的病因更加复杂多样。肠道本身的病变，如肠黏膜病变、肠道运动功能紊乱、消化吸收能力不足、肠道菌群的失调，以及非肠道本身病变，如某些内分泌疾病和肠道外肿瘤，均有可能导致慢性腹泻的发生。近年来，随着人们饮食结构、生活环境、工作节奏等改变，慢性腹泻发病率呈上升趋势。

三、临床表现

（一）感染性腹泻

病毒或细菌感染，进食不洁食物是最主要的原因。临床特点为起病急，多伴有发热、恶心、呕吐、腹痛，粪便为稀水样或稀便，严重者可有脓血便。有肠道基础疾病的感染性腹泻，如克隆恩病、溃疡性结肠炎等，可出现慢性感染性腹泻的情况。

（二）非感染性腹泻

食物中毒、胃肠道对某些食物不耐受是最常见的原因，从而肠道受到刺激，肠蠕动增加。大便多呈稀水样，无脓血，伴有阵发性腹痛。腹痛时有明显便意，排便后腹痛缓解。非感染性腹泻也有急性和慢性两种，慢性腹泻包含肠道易激综合征、脂肪泻等。

四、病情评估与诊断

（一）评估

腹泻的患者需要评估液体平衡及循环状态，特别是合并有感染的患者。感染可以造成机体的炎症反应，导致毛细血管渗漏，发热引起水分大量丢失，加之腹泻，常常造成患者脱水，甚至休克。因此，对于任何腹泻患者都需要监测脉搏（心率）、血压和尿量。如果患者出现尿量减少、脉搏增快，甚至血压下降，应考虑患者出现低血容量（可以合并感染性）休克。

（二）诊断

腹泻患者的诊断包括腹泻的诊断和腹泻病因的诊断。根据患者的大便次数增加以及大便性状可以轻易诊断出腹泻。但病因诊断需要医生仔细询问患者，包括进食情况、大便性状以及伴随症状，并结合血液和大便化验给出诊断。

1. 急性感染性腹泻 大多有进食可疑不洁食物史，出现发热，患者常常有里急后重的感觉。大便呈稀水样或脓血便，化验检查可见血白细胞计数增多、C 反应蛋白增多，以及大便中白细胞数量增加是感染性腹泻的重要依据。

2. 急性非感染性腹泻 急性非感染性腹泻也常常因为进食不洁食物或刺激性食物引起，阵发性腹痛比较明显，随即有便意，腹泻后腹痛减轻或缓解。不伴有发热，一般情况常比较好。血常规检查白细胞不高，便常规检查可以有少量白细胞，但无脓血。过敏性腹泻或嗜酸细胞性肠炎性腹泻，血嗜酸性粒细胞增多。

3. 慢性腹泻 无论感染性或非感染性腹泻都表现为持续存在或反复间断出现。部分慢性腹泻患者因为肠道易激惹或对某种食物的反应出现，常常不影响健康和生活。有基础疾病的患者如溃疡性结肠炎或克隆恩病、肠结核患者，可反复出现腹泻。血液检查和粪便检查在不同的疾病、不同时期有相应的改变，在无急性炎症时，血液和粪便检测常无明显异常，但合并感染时可以有与急性感染性腹泻相似的表现。对于慢性腹泻的患者，重要的检查手段之一是肠镜检查。部分慢性腹泻的患者源自肠道息肉或癌症性病变。

五、社区处理与治疗

（一）社区处理

1. 补液 腹泻对人体的直接影响就是脱水和电解质紊乱，因此补液治疗是关键。腹泻会带走人体内大量的水分和电解质，如不及时补充极易造成脱水，而脱水会增加急性腹泻重症化的发生率，严重时甚至威胁生命。不管临床上有无脱水迹象，世界卫生组织和世界胃肠病学组织都建议对腹泻患者应用口服补液盐，进行口服补液治疗。补液量应为排泄量的 1.5 倍。对于已经明显口渴、尿少以及脉搏＞110 次 / 分的患者，可以考虑给予静脉补液治疗。

2. 止泻治疗 对于感染性腹泻以及中毒性腹泻，大量肠道液体是清除进入人体的病原体和毒物的过程。从这个角度讲，腹泻是机体的保护性反应。只要能够补充足够的液体并保证电解质平衡，要慎重使用止泻药物，避免大量病原体和毒素滞留于体内。只有对于难以控制的腹泻以及慢性刺激性腹泻，才可以适当使用止泻药物，但建议在医师指导下谨慎应用。

（二）治疗

1. 感染性腹泻的治疗 因在感染性腹泻中病毒感染所占的比例较高，其有一定的自限性，使用抗生素无效，故抗感染治疗不作为首选，不建议患者自行应用抗生素治疗。对于有明显发热、脓血便，以及白细胞和 C 反应蛋白升高的患者，可以选择头孢菌素类或喹诺酮类抗菌药物口服治疗，通常 1 个疗程为 5～7 天。

2. 黏膜保护剂　双八面体蒙脱石、硫糖铝等以及微生态制剂，如各种益生菌产品可以调节肠道菌群，改善腹泻症状。

3. 病因治疗　腹泻只是一种临床症状，对症治疗若不能控制患者症状，或症状重以及伴有其他基层无法控制的症状，建议及时到医院就诊，明确病因并采取针对性措施治疗原发病。

4. 治疗中注意事项　①腹泻期间一般无须禁食，患者可选择低脂、少渣、易消化饮食，以淀粉类食物为主，禁食生、冷、刺激性食品等；②腹泻急性期禁饮牛奶，因其中的乳糖不易被水解，可加重或延长腹泻；③微生态制剂多为活菌制剂，不宜与抗生素同时使用，影响疗效；④止泻药和抑制肠蠕动的药物，不建议常规使用。

六、转诊

（一）急诊转诊

1. 任何腹泻病人出现意识改变、尿量减少或血压降低，都应当考虑脱水或休克，应该立即转上级医院急诊科诊治。

2. 病人严重腹泻伴有高热，应尽快转上级医院诊治。

（二）门诊转诊

1. 急性腹泻经过常规诊治效果不佳。

2. 已经确诊的慢性腹泻性疾病，近期出现病情反复。

3. 可能出现任何并发症。

第十五节　呕血与黑便

一、定义

呕血与黑便都是上消化道出血的症状。前者指呕吐血液；后者指血液流入下消化道并随粪便排出体外。上消化道指十二指肠悬韧带以上的部分，这部分的特点是有胃酸的作用，因此血液在胃酸的作用下呈现咖啡色或黑色。当出血量较多，血液未与胃酸充分接触就被呕出或排入下消化道时，可出现呕吐鲜血或鲜血便。大量呕血时血液呈暗红色并夹杂凝块，可伴有胃内容物。严重呕血，可出现急性循环衰竭，导致生命危险。因此，在基层诊疗过程中，对于呕血、黑便患者基层医生的主要职责有以下两个方面：①筛查危及生命的呕血、黑便患者并及时转诊；②对一般患者给予适当的处理。

二、病因

各种上消化道疾病都可能引起上消化道出血，进而导致呕血或黑便。凝血功能障碍和应激是引起消化道出血的另外两个重要因素。

1. **食管疾病** 如食管静脉曲张破裂、食管贲门黏膜撕裂、食管裂孔疝、反流性食管炎、食管癌等。

2. **胃及十二指肠疾病** 如消化性溃疡、急性胃炎、胃癌、肝硬化导致胃底静脉曲张破裂或门静脉压升高性胃病出血、非甾体类抗炎药物导致胃黏膜病变等。

3. **胆道出血** 胆结石或胆道感染等引起胆道出血。

4. **胰腺疾病** 急性重症胰腺炎、胰腺癌等。

5. **消化系统邻近器官疾病** 胸主动脉或腹主动脉破裂进入食管或十二指肠。

6. **全身疾病** 血液系统，如血小板减少性紫癜、白血病、血友病、弥散性血管内凝血等；急性传染病（流行性出血热、钩端螺旋体病），败血症。结缔组织疾病，如系统性红斑狼疮、皮肌炎等。

7. **其他** 尿毒症、肺源性心脏病、呼吸功能衰竭。

呕血最常见的五大病因，见表1-19。

表1-19 呕血最常见的五大病因

原因	人群	表现
消化性溃疡	中青年患者	长期性、周期性、节律性中上腹部不适，出血后症状缓解；缓慢起病，持续性、反复性特点；常伴随胃部烧灼、嗳气、反酸、恶心、呕吐，上腹部轻压痛
食管静脉曲张破裂出血	肝患者群	存在肝硬化病史，常伴食欲减退、乏力、查体腹水、黄疸、贫血、脾大、腹壁静脉曲张
急性胃黏膜病变	使用阿司匹林人群和应激人群	急性胃病通常表现为腹部不适/疼痛、胃灼热、恶心
消化道肿瘤	老年人	有胃病病史，腹痛规律消失，伴有消瘦
食管贲门黏膜撕裂	任何人群，特别是喝酒以后呕吐	呕血前常先出现剧烈呕吐

三、临床表现

（一）消化道局部症状

1. 前驱症状　上腹部不适、恶心、呕吐。

2. 呕血　出血量＞300ml，特别是出血较快时可以表现为呕血；出血量较少或速度慢可不呕血；出血量较多、胃内停留时间短，呕吐物颜色鲜红或暗红色；出血量较少、胃内停留时间长，呕吐物可呈咖啡样。

3. 便血　下消化道出血表现为鲜血便，呕血患者均伴有黑便，常在呕血24小时后出现黑便。上消化道出血，如果出血量较多，也可表现为颜色黑、光亮的稀便，称为"柏油样便"。

（二）全身症状

1. 贫血　患者出现头晕、头痛、黑矇、耳鸣、乏力、心悸、气短等。
2. 休克　表现为皮肤苍白、四肢厥冷、脉搏细数、尿量减少、血压降低。

（三）伴随症状

1. 腹痛　溃疡病患者可能出现周期性、节律性腹痛；胃部肿瘤患者则常伴有慢性上腹痛，疼痛节律消失。
2. 肝病相关表现　肝区不适、黄染、腹胀，皮肤蜘蛛痣、肝掌、腹壁静脉曲张等。

四、评估与诊断

（一）呕血的病情评估

大量呕血是致命的，致死原因可能是大量呕血导致失血性休克，也可能是误吸导致气道窒息。面对呕血患者，首先应观察患者生命体征，筛查出高风险人群。

1. 意识障碍　任何伴有意识障碍的呕血患者都应被视为高危人群，可能因呕血窒息导致死亡。

2. 心率与血压　失血患者，特别是内出血患者，常常不宜明确失血量，也容易延误病情。因此，要随时监测患者的脉搏（心率）和血压，当出现心率过速时可能已经出现血容量不足，血压下降时已经出现休克。

3. 估计失血量　患者站立时可出现头昏、面色苍白、心悸、脉搏细速、出汗甚至昏厥的现象，累计失血在 1000ml 左右，相当于循环血量的 20%；如累计失血量达到 1500ml，相当于循环血量的 30%~40%，仰卧位时也可出现上述症状，并出现短暂性意识丧失、血压下降；累计失血量达到 2000ml，相当于循环血量的 40%~50%，可出现严重失血性休克。

（二）判断出血是否停止

以下情况提示继续出血或再出血。

1. 反复呕鲜血或柏油样便、血便，说明出血仍在继续。当出血停止后再次出现上述表现，说明再出血。

2. 腹部听诊肠鸣音活跃或亢进。

3. 周围循环衰竭经补液治疗后未见明显改善，或改善后再次恶化。

（三）诊断

1. 鉴别是否是上消化道出血 需排除口腔、鼻、咽、喉等部位出血及咯血。呕血与咯血的鉴别，见表 1-20。

表 1-20 呕血与咯血的鉴别

项目	呕血	咯血
既往病史	消化性溃疡、肝硬化等	肺结核、支气管扩张等
出血前症状	上腹部不适、恶心、呕吐	喉部瘙痒、胸闷、咳嗽
出血方式	呕出	咳嗽咳出
出血颜色	棕黑色或暗红色，有时鲜红色	鲜红色
血内混合物	食物残渣、胃液	泡沫、痰液
柏油便	可以有	无

2. 咖啡样呕吐物及柏油样便是上消化道出血特征。仅有黑便不能确定为消化道出血，需要经反复检验鉴别。因为当服用炭、铋剂、铁剂（包括含铁食物，如菠菜、动物血液等），也会排出黑便。

五、基层处理

基层医师必须在最短时间内及时准确判断呕血患者病情危重情况，并迅速对可能导致生命危险的呕血实施判断和安排转诊。

处理原则包括：①监测生命体征，对于休克状态患者开放静脉通路；②对于有意识障碍的呕血患者，采取正确体位，防止误吸；③给出合理的转诊建议。

（一）应急处理

对危重消化道出血患者应安排急救车转诊，在等待急救车到来前，应进行应急处理。

1. 让患者卧床休息，密切观察生命体征，包括神志、脉搏、血压。意识障碍患者需要随时观察患者呕吐和呕血情况，防止发生误吸。

2. 建立静脉通道，有条件的可以给患者吸氧。

3. 对于可能有低血容量或休克患者，应在转诊前及时补充和维持血容量，改善周围循环，可给予 0.9% 氯化钠或林格液。补充血容量时，应避免过快、过多输液，防止肺水肿发生。

（二）黑便的基层处理

既往所有胃炎、消化性溃疡的患者出现黑便，可以在基层进行初步的诊疗。

1. 抑制胃酸分泌　可使用质子泵抑制剂，如艾司奥美拉唑、奥雷拉唑、兰索拉唑或泮托拉唑，也可选择 H_2 受体阻断剂，如西咪替丁、法莫替丁。

2. 胃黏膜保护　可选择胃黏膜保护剂，如硫糖铝、碳酸镁。

六、转诊原则

出现以下情况需及时转诊上级医院：

（一）急诊转诊

1. 任何明显呕血和柏油样便患者。

2. 任何消化道出血出现生命体征不稳定患者。

3. 任何有呕血、黑便，且腹部症状明显的患者。

（二）门诊转诊

1. 生命体征稳定的小量呕血或黑便患者。

2. 诊断明确的消化性溃疡出血，在社区应用止血药物无效或效果不佳的患者。

呕血与黑便流程图如图 1-12。

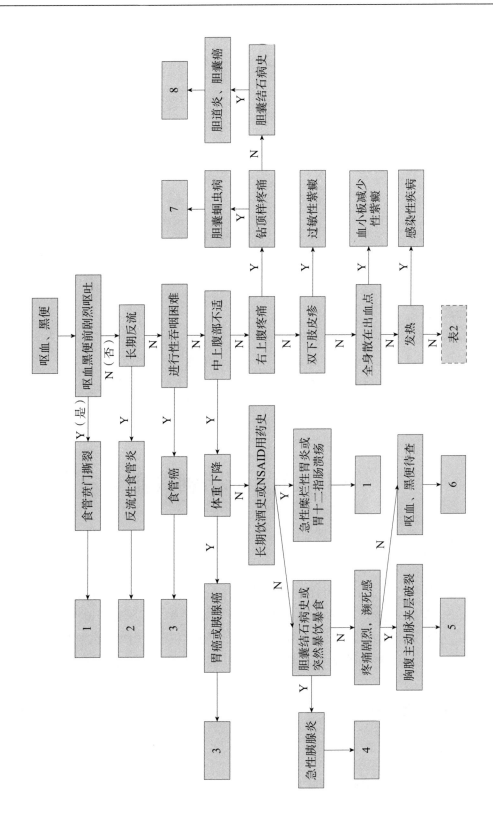

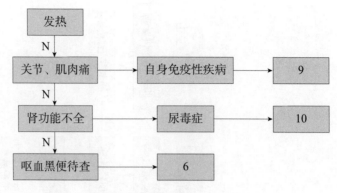

图 1-12　呕血与黑便流程图

思考题

1. 出现便潜血、黑便时的出血量分别是多少？
2. 判断活动性消化道出血的主要临床指标包括哪些？
3. 咯血与呕血的鉴别要点包括什么？

（邹晓昭）

第十六节　尿路刺激征

一、定义

临床上将尿频、尿急、尿痛合称为尿路刺激征。尿频是指单位时间内排尿次数增多。正常成人白天排尿 4~6 次，夜间 0~2 次。尿急是指患者一有尿意即迫不及待需要排尿，难以控制。尿痛是指患者排尿时感觉耻骨上区，会阴部和尿道内疼痛或烧灼感。尿路刺激征是临床常见的症状，特别是老年人很常见。其原因可能是泌尿系统感染或老年性病变。

二、病因与分类

（一）病因

1. 感染　感染性炎症刺激膀胱和尿道，是引起尿频、尿急和尿痛的最常见原因，包括膀胱或尿道直接感染及邻近器官的感染。引起尿路刺激征的感染性疾病，见表1-21。

表1-21 引起尿路刺激征的感染性疾病

感染部位	常见疾病
上尿路感染	肾积脓、肾盂肾炎、肾结核性及输尿管炎
膀胱炎及尿道炎	阴道炎、尿道旁腺炎、前列腺炎、龟头炎
尿道邻近部位的感染	子宫内膜炎、输卵管炎、尖锐湿疣和生殖器单纯疱疹等。结肠、直肠或阑尾的炎症、脓肿等，也可引起尿道刺激症状

2. 肿瘤、结石 膀胱、尿道及其邻近器官（如前列腺、子宫、输卵管、结肠、直肠等）的肿瘤，可通过压迫膀胱致膀胱容量减少，或侵害刺激膀胱、尿道，或继发感染导致尿频、尿急和尿痛症状，时常伴有排尿困难。膀胱或尿道结石刺激是导致尿路刺激的常见原因，膀胱内巨大结石还可导致膀胱容量减少引起尿频。

3. 其他因素 放射等慢性损伤导致的膀胱或尿道慢性纤维化、瘢痕收缩、间质性膀胱炎、尿道肉阜、憩室膀胱、尿道内异物刺激等，也可导致尿频、尿急和尿痛症状。女性妊娠晚期膀胱受压，可引起尿频。神经源性膀胱、精神因素都可以引起尿频、尿急，但无尿痛。

（二）分类

1. 尿频 排尿的次数可以由于饮水量的多少而改变，也可以因为尿路的刺激引起，因此分为生理性和病理性尿频。因饮水过多、精神紧张或气候寒冷时，排尿次数增多属正常现象。这种生理性尿的特点是每次尿量较多，也不伴随尿急尿痛等其他症状。病理性尿频可表现为以下几种情况。

（1）多尿性尿频：排尿次数增多而每次尿量较多，全日总尿量增多。见于糖尿病、尿崩症、精神性多饮和急性肾功能衰竭的多尿期。

（2）炎症性尿频：尿频而每次尿量少，多伴有尿急和尿痛，尿液镜检可见炎性细胞。见于膀胱炎、尿道炎、前列腺炎和尿道旁腺炎等。

（3）神经性尿频：尿频而每次尿量少，不伴尿急尿痛，尿液镜检无炎性细胞。见于中枢及周围神经病变如癔症、神经源性膀胱。

（4）膀胱容量减少性尿频：表现为持续性尿频，药物治疗难以缓解，每次尿量少。见于膀胱占位性病变、妊娠子宫增大或卵巢囊肿等压迫膀胱、膀胱结核引起膀胱纤维性缩窄。

（5）尿道口周围病变：尿道口息肉，处女膜伞和尿道旁腺囊肿等刺激尿道口引起尿频。

2. 尿急　尿急的原因很多，包括炎症、肿瘤以及神经性疾病等。最常见于泌尿系统感染，特别是膀胱三角区和后尿道炎症；尿道结石或异物刺激黏膜，也可以产生尿急。

3. 尿痛　最常见引起尿痛的疾病是下尿路的感染。引起尿急的病因几乎都可以引起尿痛。疼痛部位多在耻骨上区，会阴部和尿道内，尿痛性质可为灼痛或刺痛。尿道炎多在排尿开始时出现疼痛；后尿道炎、膀胱炎和前列腺炎常出现终末性尿痛。

三、伴随症状

不同的疾病史伴随症状不同，炎症性疾病可伴发热，结石可有腰痛、腹痛，肿瘤则可以有消瘦的恶病质。

1. 急慢性炎症　常常表现为发热、畏寒、肾区叩击痛。泌尿系统结核除进行性尿频症状更为严重外，常同时伴有乏力、潮热和盗汗等结核感染的全身症状。尿道感染可伴尿道口脓性分泌物及红肿，多见于淋球菌、沙眼衣原体感染等性传播性疾病。急性前列腺炎可有会阴部酸胀、肛门下坠、耻骨上隐痛并向腹股沟放射、性功能障碍（如阳痿、早泄、遗精等）及头晕、失眠、乏力等全身症状。

2. 增生性病变　器官肥大和肿瘤压迫尿道可引起进行性排尿困难。

3. 膀胱结石　常伴排尿困难、尿流中断或尿流分叉、尿线变细，有终末血尿，严重者出现尿潴留。

4. 神经源性膀胱　见于有神经系统疾病病史，常同时伴有下肢感觉和运动障碍。

四、评估与诊断

（一）病情评估要点

对于尿路刺激征的患者，询问尿频、尿急和尿痛哪个更重，是否同时发生以及发生的时间。此外，排尿的频率、夜尿次数、每次尿量也需要被关注。在伴随症状中，疼痛的放射部位，有无腹胀、发热、血尿、脓尿、尿道口分泌物等。重点在于评估患者是否有明显的尿潴留以及上尿路病变。急性尿潴留以及肾盂肾炎、输尿管结石导致尿路梗阻，都有可能造成急性肾功能不全。

（二）病因诊断

急性尿路刺激征多数由于感染引起，尿常规检查中白细胞增多以及细菌数量增多可以协助诊断。超声检查可以发现前列腺肥大、泌尿系肿物等，更进一步的病因诊断有赖于进一步的检查，包括腹部影像学检查（包括造影检查）、泌尿系统腔镜检查以及功能测定等，需要到上级医院完成。

五、基层处理与治疗

考虑泌尿系感染的患者可以在基层进行治疗。症状不重的急性尿路刺激征患者或慢性患者，也可按照既往的治疗原则进行症状控制。

泌尿系统感染的抗生素选择包括：①喹诺酮方案：左氧氟沙星；②无喹诺酮方案：可以选择二代或三代头孢菌素，考虑到安全性和有效性，头孢曲松作为首选药物。复杂尿路感染患者还可以考虑选择厄他培南。

六、转诊指征

1. 新出现的尿频尿急，按照泌尿系感染治疗效果不佳者，或怀疑有结石、尿潴留等情况时，应转急诊科进行诊治。
2. 难以确定病因的尿路刺激征患者。
3. 针对病因治疗后，效果欠佳者。

思 考 题

1. 尿频的次数是多少？
2. 肾盂肾炎患者是否可以出现尿频？
3. 老年人尿路刺激征常见的原因是什么？

第十七节 排尿困难

一、定义

排尿困难是指排尿时须增加腹压才能排出，病情严重时增加腹压也不能将膀胱内的尿排出体外，称为尿潴留。根据起病急缓可分为急性尿潴留和慢性尿潴留。急性尿潴留是指既往无排尿困难的病史，突然短时间内发生膀胱充盈，膀胱迅速膨胀，患者常感下腹胀痛并膨隆，尿意急迫，而不能自行排尿。慢性尿潴留是由膀胱颈以下梗阻性病变，引起的排尿困难发展而来。由于持久而严重的梗阻，膀胱逼尿肌初期可增厚，后期可变薄。

二、病因和分类

（一）阻塞性排尿困难

1. 膀胱颈部病变

（1）膀胱颈部阻塞：结石、肿瘤、血块、异物等阻塞膀胱颈部。

（2）膀胱颈部受压：因子宫肌瘤、卵巢囊肿、晚期妊娠压迫。

（3）膀胱颈部器质性狭窄：炎症、先天或后天获得性狭窄等使尿液排出受阻。

2. 后尿道疾病：因前列腺肥大、前列腺癌、前列腺急性炎症、出血、积脓、纤维化压迫后尿道引起，后尿道本身的炎症、水肿、结石、肿瘤、异物等也可引起后尿道阻塞。

3. 前尿道疾病：见于前尿道狭窄、结石、肿瘤、异物或先天畸形、阴茎包皮嵌顿、阴茎异常勃起等。

（二）功能性排尿困难

1. 神经受损　中枢神经受损，膀胱的压力感受不能上传，进而导致尿潴留。下腹部手术可以损伤外周神经，如支配膀胱逼尿肌的腹下神经，支配内括约肌的盆神经和支配外括约肌的阴部神经，导致排尿困难。肛门、直肠、子宫等盆腔手术或麻醉，可造成暂时或永久性排尿障碍。

2. 膀胱平滑肌和括约肌病变　糖尿病时因能量代谢障碍，可使平滑肌收缩乏力。使用某些促使平滑肌松弛的药物，如阿托品、山莨菪碱、硝酸甘油后也可使膀胱收缩无力，而诱发尿潴留。膀胱逼尿肌和尿道括约肌协同失调症是由于膀胱收缩时，膀胱括约肌和尿道外括约肌不开放，甚至反射性收缩，使排尿困难。

3. 精神因素　排尿反射直接受意识支配。精神因素导致尿潴留大多受精神意识过度控制所致，主要在排尿环境不良的情况下引起，如病房男女同室，排尿怕暴露隐私。需绝对卧床的患者，因不习惯床上排尿而控制尿的排出时间。

三、临床表现

不同病因所致排尿困难，其原发病的表现及临床特点有所不同。

1. 膀胱颈部结石　在排尿时出现前下腹部绞痛，疼痛向大腿、会阴方向放射。疼痛的当时或疼痛后，出现肉眼血尿或镜下血尿。超声检查可见膀胱内有尿潴留或结石的存在。

2. 膀胱内血块　常继发于血液病或外伤，可出现肉眼血尿，并逐渐出现排尿困难。

3．膀胱肿瘤　排尿困难逐渐加重，可伴有肉眼血尿、消瘦等。

4．前列腺良性肥大和前列腺炎　尿频尿急常为首发症状，早期多因前列腺充血刺激所致，以夜尿增多为主。之后随着膀胱残余尿增加，而症状逐渐加重。以后出现进行性排尿困难、排尿踌躇，射尿无力、尿流变细、排尿间断、尿末滴沥和尿失禁。

5．后尿道损伤　会阴部有外伤史，外伤后排尿困难或无尿液排出，膀胱内有尿液潴留。尿道造影检查可确定损伤的部位和程度，是术前必要的手段。

6．前尿道狭窄　于前尿道瘢痕、结石、异物等。瘢痕引起排尿困难者，常有外伤史。前尿道本身结石少见，往往是肾盂输尿管膀胱结石随尿流移至尿道，依据泌尿道结石病史一般诊断不困难，必要时行尿道造影可确诊。

7．脊髓损害　引起排尿困难见于各种原因导致截瘫的患者，除排尿困难、尿潴留外，尚有运动和感觉障碍。

8．糖尿病神经源性膀胱　有糖尿病史，实验室检查血糖、尿糖升高可确诊。

四、评估和诊断

（一）评估

排尿困难的重点在于判断是否有急性尿潴留和泌尿系统肿瘤。此外，判断因心理因素引起的排尿困难也是重点之一。

（二）诊断

根据前述不同疾病的特点，可以帮助考虑不同疾病的可能性，但很多疾病的诊断需要依赖大型仪器设备，包括CT、尿路造影等。

五、基层处理

1．未发生急性尿潴留的排尿困难患者，在寻找病因进行原发病治疗的基础上，可采取保守治疗措施。

2．进行简易辅助排尿措施

（1）条件反射法：拧开水管或用水杯倒水，让流水声刺激排尿中枢，诱导排尿。

（2）局部热敷法：持续热敷腹部，有利于排尿。

（3）加压按摩法：在排尿时按摩下腹部，并逐渐加压，可促进排尿。

3．若患者持续排尿困难，可进行留置尿管导尿。

六、转诊指征

1．排尿困难难以缓解且导尿困难者。
2．病因不明，需进一步检查者。
3．明确病因需外科治疗者。

思考题

1．老年人，一般情况好，24 小时无尿，首先应该考虑什么问题？
2．排尿困难在形成机制上分为几类？

第十八节　血　　尿

一、定义

血尿是指尿液中含有较多的红细胞的临床情况，临床上按程度可分为镜下血尿和肉眼血尿。前者指尿色正常，通常离心沉淀后的尿液显微镜镜检每高倍视野有红细胞 3 个以上，相当于相差显微镜下每毫升尿中红细胞＞8000 个或普通光学显微镜下每毫升尿中红细胞＞2000 个。后者是指肉眼见到红色或血样尿，甚至血凝块。通常每升尿液含血量＞1ml 以上，肉眼可见血色。

血尿是临床上常见的症状，发生率为每年 4%。血尿既可以是泌尿系统疾病的表现，也可以是某些全身疾病所致的一部分。年轻的成年患者，血尿可是一过性的，且无不良后果。成人一过性镜下血尿很常见，可达 40%～66%。在老年患者中患病率较高，女性患病率比男性高。

下尿路感染是血尿最常见的原因，多为镜下血尿，女性更为常见。其次是结石和肿瘤，70% 的膀胱癌患者、40% 的肾癌患者可有肉眼血尿，前列腺癌、输尿管癌的肉眼血尿发生率为 5%～10%。

二、病因和分类

引起血尿的原因有很多，可以由泌尿系统原发疾病引起，也可由全身性疾病或泌尿系统邻近器官疾病所致。血尿根据其来源，可分为肾小球性和非肾小球性血尿；按照症状可分为症状性和无症状性血尿；按持续时间可分为一过性、间歇性和持续性血尿。引起血尿的常见原因见表1-22。

表1-22　血尿的常见原因

部位	病因	疾病
泌尿系统疾病	免疫性炎症	急性肾小球肾炎，急进性肾小球肾炎，慢性肾小球性肾炎，IgA肾病过敏性紫癜肾炎，狼疮性肾炎，小血管炎肾损害
	感染性炎症	非特异性：肾盂肾炎，膀胱炎，前列腺炎，尿道炎，肾脓肿 特异性：肾结核，膀胱结核，寄生虫感染
	结石	肾、输尿管结石，膀胱结石
	肿瘤	肾脏肿瘤，膀胱肿瘤，输尿管肿瘤，前列腺肿瘤
	损伤	外伤、手术、器械检查等所致急性肾损伤，尿道、膀胱损伤
	遗传性疾病	多囊肾
	血管性病变	肾动脉栓塞，肾静脉血栓形成，恶性高血压；胡桃夹现象（左肾静脉压迫）
	其他病变或异常	肾下垂，膀胱憩室，游走肾，前列腺增生
尿路邻近器官疾病	炎症	急性阑尾炎，盆腔炎，输卵管炎
	肿瘤	结直肠癌，宫颈癌，卵巢恶性肿瘤
全身性疾病	血液病	血小板减少性紫癜，白血病，再生障碍性贫血，血友病，镰状红细胞病
	感染性疾病	流行性出血热，钩端螺旋体病，感染性心内膜炎
	结缔组织疾病	结节性多动脉炎
	代谢性疾病	高尿酸血症，特发性高钙尿症
其他	理化因素	抗凝药物，非甾体类消炎药，磺胺类药物，氨基糖苷类药物，环磷酰胺，铅汞中毒
	运动	运动后血尿
	原因未明	特发性血尿

三、临床表现

各种血尿的常见临床表现见表1-23。

表 1-23　血尿的常见临床表现

病因	常见疾病	临床特点
肾小球疾病	急性肾小球肾炎，慢性肾小球肾炎，急进性肾小球肾炎	血尿伴有少尿、水肿、高血压，部分患者可有肾功能异常，起病前常有上呼吸道感染病史
泌尿系统感染	上尿路感染：急性肾盂肾炎 下尿路感染：膀胱炎，前列腺炎 泌尿系统结核	血尿伴寒战、发热、腰痛 血尿伴尿频、尿急、尿痛等膀胱刺激症状，严重时可伴有发热 病程偏长，病情起伏
泌尿系统肿瘤	肾癌、膀胱癌、前列腺癌	无痛性间歇性血尿，可伴有贫血、消瘦等全身症状，部分肾癌患者腰部可扪及肿块
泌尿系统结石	肾结石、输尿管结石、膀胱结石	血尿伴患侧腰腹部绞痛，并向会阴部及大腿内侧放射
前列腺增生性疾病	良性前列腺增生	中老年人多见，血尿伴排尿不畅、尿流中断、夜尿增多
全身性疾病	血液病：血小板减少性紫癜、再生障碍性贫血 结缔组织病：系统性红斑狼疮等	血尿伴有皮肤黏膜、牙龈等其他部位的出血 血尿伴有面部蝶形红斑、关节痛、光过敏等

四、评估和诊断

血尿患者应评估其潜在的疾病。应根据病史要点、体格检查，结合相应的辅助检查结果进行综合分析，明确血尿的原因。

（一）评估

服用某些药物或食物的情况下，可以引起尿色发红，称为假性血尿血红蛋白尿时也会出现尿色异常，但镜检无红细胞；邻近器官出血混进尿液，也可造成血尿的假象，如月经或非月经期的阴道出血。引起假性血尿的常见原因见表 1-24。

表 1-24　引起假性血尿的常见原因

分类	病因
混入性血尿	邻近器官出血混进尿液，如月经、子宫阴道出血、直肠息肉、痔等
非血性红色尿	食用含人工花青的甜菜根、浆果；利福平、酚红、苯妥英钠、氨基比林、布洛芬、间苯二酚、大黄等
血红蛋白尿和肌红蛋白尿	急性溶血、挤压伤、重度烧伤、蛇咬伤等
卟啉尿	血卟啉病、铅中毒

（二）诊断

1. 年龄和性别 新生儿期血尿见于新生儿出血症、严重缺氧窒息、败血症、泌尿系统畸形、肾静脉血栓形成等。婴幼儿期的血尿以先天畸形、肾胚胎肿瘤、溶血尿毒综合征或遗传性肾脏疾病等引起。年长儿，则主要为各种原发或继发性肾小球肾炎、泌尿系统感染、外伤、血液病、高钙尿症、家族遗传性肾小球病等多见。青少年或青年出现血尿，需考虑泌尿系感染、结石、结缔组织疾病、肾小球肾炎等。老年男性肉眼血尿，多见于前列腺增生及泌尿系统肿瘤，而女性血尿多见于尿路感染。

2. 血尿的特点 血尿伴尿频、尿痛，可能为泌尿系统感染；伴有高血压、水肿的血尿，可能与肾炎有关；而伴有疼痛的血尿，可能是结石；消瘦体型患者有血尿，可能有肾下垂；无痛全程肉眼血尿要高度怀疑泌尿系统肿瘤。此外，初始血尿病变常在下尿路，而全程血尿则是膀胱以上部位病变引起。伴有其他部位出血，如皮肤、黏膜或消化道出血等血液疾病或药物引起的可能性更大。

（三）基层必要的辅助检查

1. 尿液检查

（1）尿常规：可以帮助明确是否为真性血尿，同时可能帮助判断某些血尿的原因，如尿常规检查中发现大量白细胞常提示泌尿系统感染，发现异型细胞提示膀胱或尿道恶性肿瘤。红细胞管型提示肾小球性血尿或血管炎，也偶见于急性间质性肾炎。

（2）尿三杯试验：尿三杯试验可用于判断血尿的来源。在排尿初期、中段和终末段各留一杯尿，如第一杯（初始段）尿呈红色或镜下有较多红细胞，表示病变位于尿道。第三杯（终末段）尿呈红色或镜下有较多红细胞，表示病变位在膀胱颈部、三角区或后尿道部位；如三杯均呈红色，表示病变在肾脏、输尿管或膀胱。

2. 血常规检查 可以帮助判断是否有全身炎症反应，结合尿白细胞以及患者是否有发热，可以协助诊断泌尿系统感染。

3. 腹部超声 能发现结石、钙化病灶及肿块，对于尿路结石、肾结核、肾及输尿管肿瘤等病变，能提供重要参考信息。对于血管性病变也有一定的诊断价值，是血尿鉴别诊断不可或缺的检查方法。

4. 腹部平片 可发现不透 X 线的结石。

（四）诊断流程

血尿的诊断流程如图 1-13。

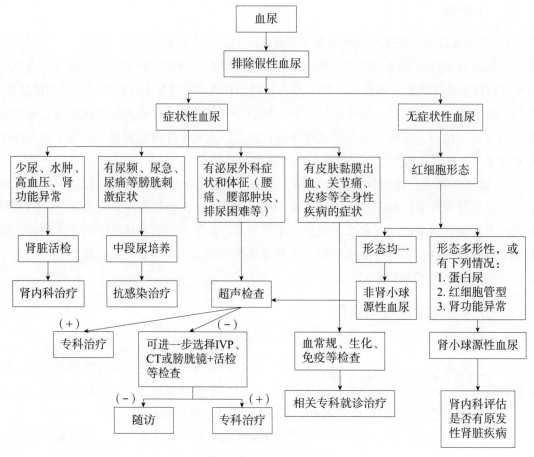

图 1-13　血尿的诊断流程

注：IVP：静脉肾盂造影（排泄性尿路造影）

五、社区处理与治疗原则

一般来说，血尿本身并不危险，除非肾小球外快速大量出血，以致产生血凝块阻塞输尿管。临床上某些造成血尿的原因并不需要治疗，如运动性血尿，一般在停止运动后血尿可消失；有些则可能是由相当严重的疾病引起的血尿，需立即治疗。血尿常见疾病的基层处理原则见表 1-25。

表 1-25　血尿常见疾病的基层处理原则

病因	处理原则
泌尿系统感染	嘱多饮水，选择有效的抗生素抗感染
泌尿系结石	解痉镇痛，对症治疗；如疼痛剧烈，可转上级医院急诊处理
肾小球疾病	已确诊的患者，按照上级医院医嘱处理，包括卧床休息至肉眼血尿消失、水肿消退及血压恢复正常 新发现的怀疑肾小球病变的患者，需要转上级医院诊疗
前列腺增生	口服药物治疗，包括 α 受体阻断剂、5α- 还原酶抑制剂
药物引起的血尿	立即停用相关药物
运动性血尿	停止运动及休息

六、转诊指征

对于以下情况的血尿患者，应及时转诊上级医院进行诊疗：

1. 反复发作的血尿，诊断不明者。
2. 怀疑泌尿系恶性肿瘤者。
3. 泌尿道结石较大并伴尿路梗阻。
4. 怀疑肾小球源性血尿。
5. 全身性疾病所致的血尿。
6. 合并肾功能衰竭者应及时转诊。
7. 疑诊肾血管疾病、肾结核、感染性心内膜炎、出血倾向性疾病、全身系统性自身免疫疾病者。

思考题

1. 血尿在不同年龄人群中常见病因有哪些？
2. 用哪些方法可以初步判断血尿的出血部位？
3. 哪些情况下，血尿患者需要转诊至上级医院？

（丁　磊　王　仲）

第十九节　抽搐与惊厥

一、定义

抽搐与惊厥均属于不随意运动，抽搐是指全身或局部成群骨骼肌非自主地抽动或强烈地收缩，常可引起关节运动和肌肉强直。惊厥则表现为全身性、对称性、伴或不伴有意识丧失的强烈性、阵挛性收缩。

二、病因和分类

抽搐与惊厥的病因可分为特发性和症状性两类。特发性指无明确的可以引起抽搐和惊厥的疾病，常由于先天性脑部不稳定状态所致。症状性抽搐和惊厥由脑部或全身疾病引起。

（一）脑部疾病

任何中枢神经系统疾病，特别是脑部病变都可能引起抽搐。

1. 中枢神经系统感染　脑炎、脑膜炎、脑脓肿、脑结核瘤、脑灰质炎等。除了临床常见的感染外，还包括脑型疟疾、脑血吸虫病、脑包虫病、脑囊虫病等及寄生虫疾病。

2. 脑血管疾病及脑外伤　脑出血、蛛网膜下腔出血、高血压脑病、脑栓塞、脑血栓形成、脑缺氧等脑血管疾病，以及产伤或颅脑外伤等。

3. 颅脑肿瘤　原发性脑肿瘤和脑转移瘤也都可以引起抽搐和惊厥。

（二）全身性疾病

1. 感染性疾病　有些感染可以引起抽搐，如狂犬病、破伤风等。此外，感染引起的高热也可以引起抽搐和惊厥，特别是小儿。

2. 毒素与中毒　肾功能不全、肝功能不全等，可以由于尿毒症性脑病、肝性脑病引起抽搐；严重心力衰竭、高血压脑病，特别是心脏骤停后，可因为脑缺氧而导致抽搐，称为心源性脑病。食入或吸入性中毒也可以因为毒素对脑组织破坏而造成抽搐，如酒精、苯、铅、砷、汞、氯喹、阿托品、樟脑、白果、有机磷等中毒。

3. 代谢与免疫性疾病　低血糖、低钙及低镁血症、急性间歇性血卟啉病、子痫、维生素 B_6 缺乏等代谢紊乱以及系统性红斑狼疮、脑血管炎等，也都可以引起抽搐。

4. 精神性疾病　主要指癔症性抽搐和惊厥。

三、临床表现

病因不同，抽搐和惊厥的临床表现形式也不一样，临床上可分为全身性和局限性两种。

（一）抽搐与惊厥发作

1. 全身性　全身骨骼肌痉挛称为惊厥，四肢可能为屈曲也可能伸直。典型的发作包括癫痫发作、破伤风及狂犬病抽搐等。

2. 局限性　以身体某一局部连续性肌肉收缩为主要表现，大多见于口角、眼睑、手足等，如面神经痉挛、低钙血症等。

（二）伴随症状

1. 发热　感染性疾病，特别是小儿惊厥都伴有发热。脑部疾病晚期，也可因为中枢病变引起中枢性发热。

2. 伴血压增高　可见于高血压病、肾炎、子痫、铅中毒等。

3. 头痛及伴脑膜刺激征　可见于高血压、脑血管疾病、颅内占位以及颅内感染等。

4. 伴意识丧失　任何颅内疾病晚期，癫痫大发作、重症颅脑疾病等。

四、临床评估

1. 评估发作的诱因、持续时间、是否孕妇。

2. 全身性还是局限性，性质呈持续强直性还是间歇阵挛性。

3. 发作时意识状态，有无大小便失禁、舌咬伤、肌痛等。

4. 有无发热、激动、外伤等表现和病史。

五、基层处理

对于任何全身性抽搐都需要转上级医院进行处理，需要注意以下几点：

1. 保持呼吸道通畅，避免患者误吸；松开领带、皮带、腰带等。

2. 防止舌头咬伤，可用纱布或布条包绕压舌板或筷子放于上下牙之间。但不可将手伸入患者口中，避免被咬伤。

3. 持续严重抽搐患者，可使用地西泮 10mg，缓慢静脉注射，约 2mg/min。

4. 高热惊厥的儿童，要积极物理降温。

六、转诊指征

所有发生全身抽搐或惊厥的患者，在紧急处理之后，都需将患者尽快转诊至上级医院急诊科进行进一步诊疗。如果患者是癫痫或其他已知可以引起抽搐的慢性疾病的患者，在患者抽搐终止后，可以根据患者的具体情况以及患者的诉求，确定是否需要转诊。

> **思考题**
>
> 1. 抽搐的定义是什么？
> 2. 抽搐和惊厥在表现上有何不同？
> 3. 对于强制性抽搐发作的病人，基层可以使用哪个药物紧急处理？

第二十节　关　节　痛

一、定义

关节痛是临床常见症状，由关节本身或全身性病变引起。根据起病形式和病程长短分为急性关节痛和慢性关节痛。急性关节痛多与外伤、感染、晶体沉积等引起炎症的疾病有关，多起病急，单关节受累居多，病程一般在6周以内。慢性关节痛起病隐匿，持续时间超过6周，常影响多个关节，可反复发作而无明显缓解期，与退行性改变、免疫反应等引起的滑膜慢性炎症、关节囊增厚和骨质增生有关。关节痛的常见病因见表1-26。

表1-26　关节痛的常见病因

分类	代表疾病
外伤	扭伤、拉伤、骨折、脱位
退行性关节病	骨关节炎
晶体性关节病	痛风、假性痛风
风湿免疫性疾病	类风湿关节炎、强直性脊柱炎、系统性红斑狼疮、银屑病关节炎、反应性关节炎、结节病、血管炎

分类	代表疾病
恶性肿瘤	原发或转移性骨肿瘤、白血病
感染	各关节的细菌、病毒、结核、Lyme病、病毒如登革热、真菌等
其他	无菌性坏死、Charcot关节病、过敏性紫癜、药物反应（如青霉素、巴比妥等）

二、关节痛的临床表现

引起急性关节痛病因的特点见表1-27，引起慢性关节痛常见病因的特点见表1-28。

表1-27 引起急性关节痛病因的特点

项目	外伤性关节炎	化脓性关节炎	痛风
好发年龄	任何年龄	任何年龄	>40岁，有年轻化趋势
性别	男性多见	无性别差异	男：女为15：1
诱因	外伤	外伤、医源性操作、血流感染	饮酒、高嘌呤饮食、剧烈运动、受寒、紧张、局部损伤、手术
部位	外伤关节	感染关节	第一跖趾、足弓、踝、膝、腕、肘关节
特点	剧烈	单关节多见，下肢负重关节易受累	刀割样、咬噬样，剧烈，进行性加重，夜间痛醒
发作形式和持续时间	依据外伤情况	依据感染情况	数天至数周
伴随症状或体征	骨折、肌腱韧带损伤	发热，全身中毒症状	发热、头痛、恶心、心悸、寒战

表1-28 引起慢性关节痛常见病因的特点

项目	骨关节炎	类风湿关节炎	强直性脊柱炎	系统性红斑狼疮
好发年龄	中老年	30~50岁	15~30岁	15~45岁
性别	女性、肥胖者多见	男：女为1：3	男性多见	男：女为1：（7~9）
诱因	天气变化、过度使用病变关节	不明	有家族史	有家族史
部位	膝、脊柱、髋、踝、远端指间关节	近端指间、掌指、腕、肘、足趾关节	骶髂、脊柱、肩、髋、膝、踝关节	近端指间、腕、膝、踝、肘、肩关节
特点	轻到中度的隐痛，活动后加重，休息后缓解	反复发作、对称性、多关节疼痛	难以定位的钝痛	反复发作、对称性、游走性疼痛，很少致畸

续表

项目	骨关节炎	类风湿关节炎	强直性脊柱炎	系统性红斑狼疮
发作形式和持续时间	隐匿起病，早期间歇性，晚期持续性	持续性	隐匿起病，开始为单侧、间歇性，逐步发展为双侧、持续性	依据狼疮活动性变化
伴随症状或体征	晨僵（＜30分钟）、骨摩擦音	晨僵（＞1小时）、关节肿胀、关节畸形、发热、贫血、胸腔积液、心包积液、类风湿结节	急性虹膜炎	发热、乏力、蝶形红斑、口腔溃疡、光过敏、胸腔积液、心包积液、尿泡沫增多等

三、关节痛的评估和诊断

全面的病史询问和体检是鉴别关节痛的方法，有助鉴别诊断的内容包括患者人口学特征（性别、年龄）、急性还是慢性、关节痛范围和性质、诱因、加重及缓解因素、病程、伴随症状、既往史和家族史等。关节痛的诊断思路见表1-29。

表1-29　关节痛的诊断思路

要点		具体内容及关注事项
病史采集	性别和年龄	青年男性（强直性脊柱炎）；中青年女性（系统性红斑狼疮、类风湿关节炎）；中年男性（痛风）；老年男女性（骨关节炎）
	诱因	外伤（外伤性关节炎）；周围组织感染、血流感染、医源性操作（感染性关节炎）；饱餐饮酒、应激状态（痛风）；肠道或泌尿道感染；特殊药物使用史（药物反应）
	部位	膝、髋关节（骨关节炎）；近端或远端指间关节（类风湿关节炎或骨关节炎）；第一跖趾关节（痛风）；骶髂关节（强直性脊柱炎）
	性质	单关节或多关节；单侧性或对称性；轻度、中度或重度
	发作形式	急性或隐匿起病；间歇性或持续性；有无反复发作；是否逐步进展
	持续时间	数天或数周（急性）；数月或数年（慢性）
	加重及缓解因素	休息后缓解、活动后加重（骨关节炎）；平卧疼痛、活动缓解（强直性脊柱炎）；秋水仙碱有特效（痛风）
	伴随症状	高热或低热；晨僵；乏力；消瘦；光敏感；多系统损害
	既往史	高尿酸血症、感染性心内膜炎、恶性肿瘤史；痛风、类风湿关节炎、强直性脊柱炎、银屑病、炎性肠病、系统性红斑狼疮家族史；受累关节既往有无外伤史；职业（搬运工、运动员）

要点		具体内容及关注事项
体格检查	关节检查	肿胀：炎性关节病唯一独立的体征，浮髌试验阳性提示膝关节积液 压痛：非特异症状，受主观因素影响 活动度减小：关节病变越重，活动度缩小越快且持续时间长；目前无疼痛的关节出现活动度减小，提示曾经有过炎性关节病 关节不稳：关节松弛或半脱位是慢性关节病重要的机械物理特征 畸形：手指尺侧偏斜是类风湿关节炎的体征，天鹅颈畸形是关节慢性炎症的结果 骨性膨大：远端指间关节的 Heberden 结节和近端指间关节的 Bouchard 结节是骨关节炎的常见体征
	全身检查	皮疹、葡萄膜炎、心脏杂音、胸腔积液、心包积液、痛风石、杵状指、腊肠趾
实验室及辅助检查	血常规	血红蛋白：慢性风湿病常伴有贫血 白细胞：升高见于化脓性关节炎，减少可见于系统性红斑狼疮
	血沉	升高的程度和持续时间有助于诊断和随访病情，如骨关节炎血沉仅轻度升高，类风湿关节炎、系统性红斑狼疮活动期可明显升高
	血清学检查	C 反应蛋白：炎症或风湿性疾病明显升高 尿酸：急性痛风发作时多升高，少数降低 类风湿因子：类风湿关节炎活动期 70% 呈阳性，但 5% 正常人有低效价阳性 ASO：可能与风湿热相关联 自身抗体：抗核抗体、可提取性核抗原抗体谱、抗双链 DNA 抗体、抗 CCP、HLA-B27 有助于风湿病诊断
	关节液检查	常规：颜色、透明度、黏性、黏蛋白凝集试验 细胞计数：白细胞计数 > 200×10^6/L 提示炎症反应 细菌培养：阳性提示感染 偏振光显微镜：见尿酸盐结晶可确诊痛风
	影像学检查	X 线、MRI 等：排除骨折、确定关节面破坏、关节间隙狭窄、关节脱位、骨质疏松和骨质增生等情况 超声了解滑膜、积液等情况 骨扫描
	其他	关节镜、骨扫描

四、关节痛的相关知识（图 1-14 ~ 1-21）

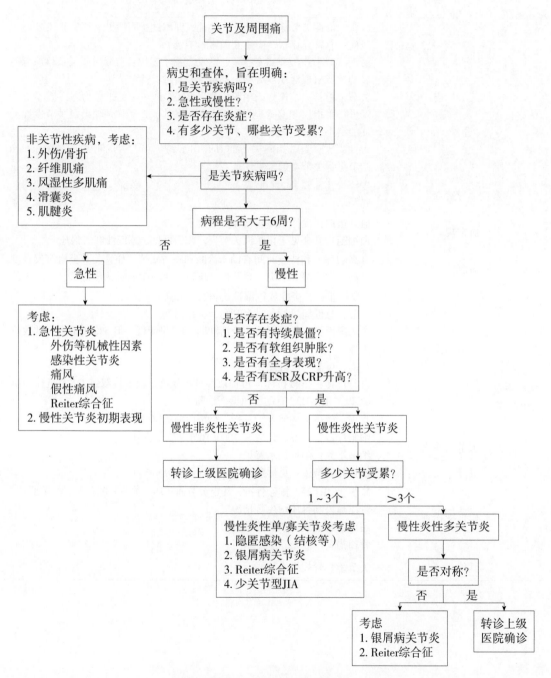

图 1-14　关节痛的诊断流程

注：DIP：远端指间关节；CMC：腕掌关节；PIP：近端指间关节；MCP：掌指关节；MTP：跖趾关节；JIA：幼年型关节炎

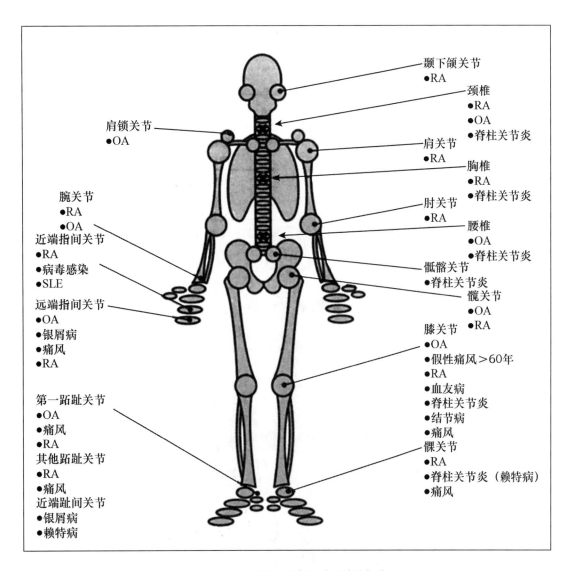

图 1-15　不同类型疾病的受累关节部位

注：OA：骨关节炎；RA：类风湿关节炎；SLE：系统性红斑狼疮

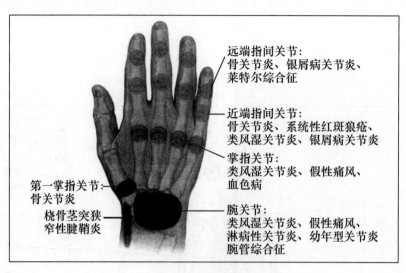

图 1-16　手和腕的受累部位及其相应疾病

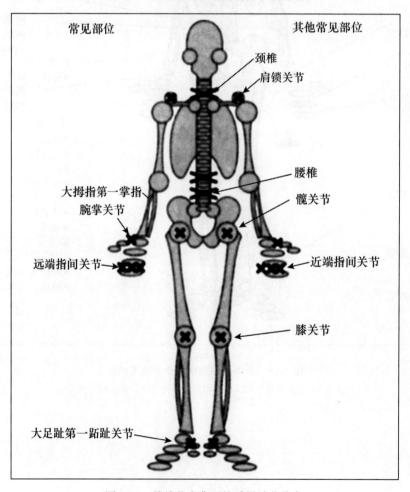

图 1-17　骨关节炎典型的受累关节分布

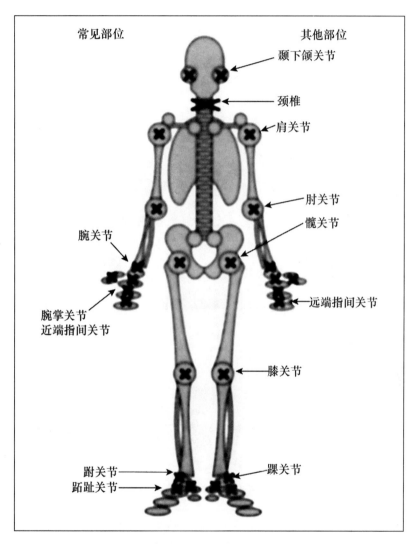

图 1-18 类风湿关节炎典型受累关节分布

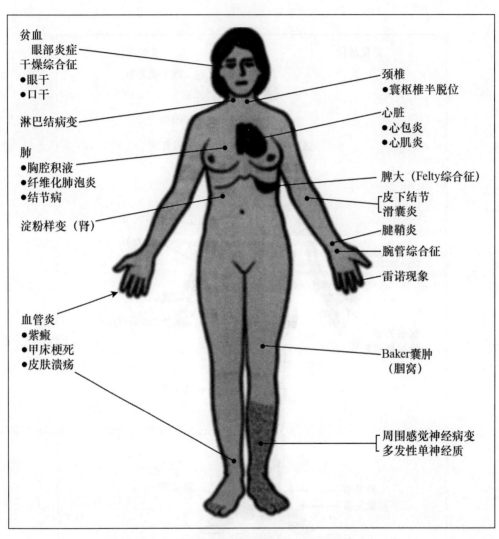

图 1-19　类风湿关节炎常见的关节外临床表现

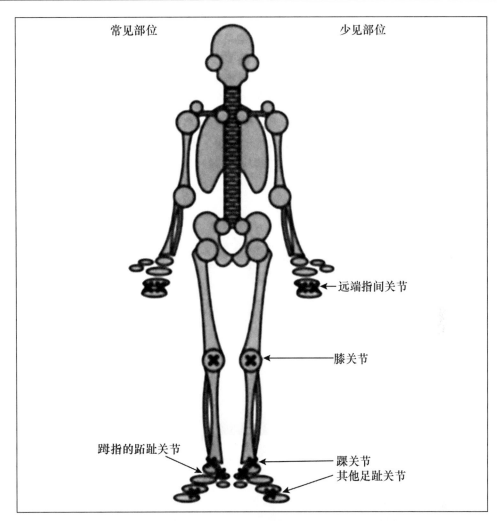

图 1-20 痛风可能受累的关节分布

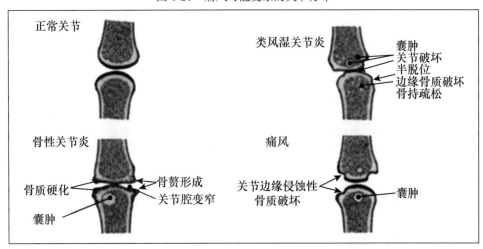

图 1-21 常见关节病变的 X 线典型改变

五、关节痛的社区处理与治疗原则

关节痛的治疗原则是缓解疼痛、减轻炎症、促进愈合、保留功能、阻止或延缓疾病进展，其中缓解疼痛是各项治疗的基础。基层医生应重视非药物治疗，合理使用镇痛药物，并适时、正确地将药物治疗效果不佳或病情持续进展的患者转诊给相应的专科医生。关节痛的处理流程见图1-22。

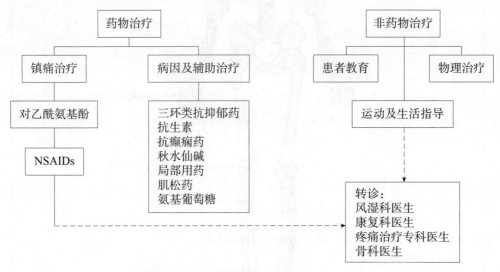

图1-22　关节痛处理流程

（一）非药物治疗

非药物治疗包括患者教育、运动及生活指导和物理治疗。急性关节痛的物理治疗遵循"PRICE"原则，慢性关节痛更应强调患者教育和适当的肌肉锻炼。关节痛常用非药物治疗方法见表1-30。

表 1-30　关节痛常用非药物治疗方法

治疗方法	急性关节痛	慢性关节痛
患者教育	告知药物起效所需的时间及常见不良反应，若疼痛不缓解或持续超过6周应及时就诊 告知应注意有无皮疹等其他症状出现，出现时应及时就诊 痛风的饮食和生活习惯管理	了解疾病预后，消除思想负担：如骨关节炎大多预后良好，类风湿关节炎如早期规范治疗也可获得临床缓解 避免长久站立、跪位、蹲位、爬楼梯、不良姿势等不利因素，建立合理生活方式 在医生指导下合理用药，了解药物用法和常见不良反应，强调家庭和社会支持

治疗方法	急性关节痛	慢性关节痛
运动及生活指导	保护受损关节的前提下适量运动以保持肌力； 预防下肢静脉血栓	合理关节肌肉锻炼：非负重状态下锻炼，保持关节活动度；肌肉锻炼，增强肌力和关节稳定性 有氧运动：步行、游泳、骑自行车 肥胖者减轻体重以减少关节负担 减轻关节负荷：使用手杖、助步器
物理治疗	"PRICE"原则： Protection：使用护膝、护腿或棉垫保护关节 Rest：休息以减轻关节疼痛及肿胀 Icing：冰敷，每次 15 分钟，每天数次 Compressing：使用弹力绷带加压包扎 Elevation：抬高受累关节	针灸、按摩、推拿、热疗、水疗

（二）药物治疗

1. 镇痛治疗 急性关节痛患者治疗的关键在于早期、足量使用镇痛药物，并在症状缓解后及时减量。由重大外伤导致的剧烈疼痛需要使用阿片类药物，中到重度的急性关节痛宜选用非甾体类抗炎药（NSAIDs），轻度疼痛应用对乙酰氨基酚即可缓解。短期使用上述药物，发生不良反应的风险较低。对于慢性关节痛患者，建议通过逐渐增加剂量或更换不同种类的镇痛药物以达到镇痛目的。若长期使用各种镇痛药物，需注意不良反应的发生。关节痛常用镇痛药物见表 1-31。

表 1-31　关节痛常用镇痛药物

药物名称	特点	用法用量	常见不良反应
对乙酰氨基酚	镇痛作用弱，无抗炎作用	0.3～0.6g，bid 或 tid，剂量不超过 4g/d	偶致恶心、呕吐，少数发生过敏性皮炎、粒细胞数缺乏、血小板计数减少、贫血、肝功能损害，很少引起胃肠道出血
布洛芬	非选择性 COX-2 抑制剂	短效，半衰期 1.8h	0.4～0.6g，tid，剂量不超过 2.4g/d	胃肠：消化不良 胃黏膜糜烂 消化道出血 肾脏：水钠潴留 急性间质性肾炎、急性肾衰竭 肝脏：转氨酶升高 血液：血细胞计数减少 过敏：皮肤过敏、哮喘 循环：高血压

续表

药物名称	特点	用法用量	常见不良反应
双氯芬酸	镇痛效果强，抗炎效果弱	25～50mg，tid，剂量不超过150mg/d	胃肠：消化不良 胃黏膜糜烂 消化道出血
吲哚美辛	非选择性COX-2抑制剂 有肛塞制剂	25～50mg，tid，剂量不超过150mg/d	肾脏：水钠潴留 急性间质性肾炎、急性肾衰竭 肝脏：转氨酶升高
美洛昔康	长效，半衰期20h	7.5～15mg，qd，剂量不超过15mg/d	血液：血细胞计数减少 过敏：皮肤过敏、哮喘 循环：高血压
塞来昔布	选择性COX-2抑制剂	0.1～0.2mg，bid，剂量不超过0.4g/d	胃肠道不良反应少，可能增加心血管不良事件发生率，磺胺药过敏者禁用塞来昔布
依托考昔		30～60mg，qd，急性痛风性关节炎时最大剂量不超过120mg/d	

NSAIDs 通过抑制环氧化物酶（COX）活性，减少前列腺素合成而具有抗炎、镇痛、减轻关节肿胀、改善关节活动的作用。其主要不良反应包括胃肠道症状、肝肾功能损害以及可能增加的心血管不良事件。在使用时应注意：

（1）注意 NSAIDs 种类、剂量和剂型的个体化。

（2）尽可能使用最低有效剂量，短疗程。

（3）先用一种，数日至1周无明显疗效时再换另一种，避免同时使用两种及以上NSAIDs。

（4）有消化道疾病高危因素者，推荐选择性 COX-2 抑制剂或其他 NSAIDs 加质子泵抑制剂。

（5）老年人选用半衰期短或小剂量的 NSAIDs。

（6）心血管病高危患者慎用 NSAIDs，尤其是选择性 COX-2 抑制剂。

（7）肾功能不全者慎用 NSAIDs。

（8）定期监测血常规和肝肾功能。

2. 病因及辅助治疗　骨关节炎使用氨基葡萄糖和硫酸软骨素可改善软骨代谢、减少破坏，提高其修复能力，延缓关节损伤。两者副作用少，联用起协同作用，但起效慢。辣椒碱软膏可消耗感觉神经末梢的 P 物质起到镇痛作用，但有破损皮肤时禁用。关节腔内注射激素、局麻药、透明质酸可抑制炎症、减轻疼痛、保护软骨，前提是排除化脓性关节炎、周围组织蜂窝织炎和骨折。关节痛常见病因及辅助治疗方法见表1-32。

表1-32 关节痛常见病因及辅助治疗方法

常见病因及伴发情况	治疗
化脓性关节炎	抗生素
痛风	秋水仙碱，苯溴马隆，别嘌醇，非布司他，碳酸氢钠
肌肉痉挛	肌松药
伴发神经痛	辣椒碱软骨，抗抑郁药
伴发肌肉痛	外用NSAIDs药膏
类风湿关节炎	改善病情抗风湿药（DMARDs），生物制剂
骨关节炎	氨基葡萄糖，软骨素，透明质酸关节腔内注射

（三）中医中药治疗

关节痛在中医属"痹症"，以肝肾亏虚、筋骨失养为基础，风寒湿邪侵袭额、跌仆扭伤为诱因。中医中药治疗关节痛以补肝肾、强筋骨、祛风湿、活血化瘀为原则，不仅方法灵活多样，避免西药的毒副作用，临床上使用较多。常用的中医中药治疗方法有内治、外治和内外结合治疗，见表1-33。

表1-33 常用中医中药治疗方法

种类	方法	
内治	疏风定痛丸	1丸，bid，温开水送下
	瘀血痹颗粒	1袋，tid
	尪痹颗粒	1~2包，tid
	舒筋活络丸	每次研碎后吞服，1粒，qd
外治	外洗、熏蒸、热熨、外敷、针灸、推拿、小针刀	

六、关节痛的转诊指征

以下情况应转诊给专科医生：

1. 关节痛的病因诊断不明，需要进一步化验检查或关节液检查。

2. 药物治疗效果不佳，或出现药物不良反应。

3. 多系统表现考虑风湿病。

4. 怀疑存在化脓性或严重感染的情况（如化脓性关节炎、心内膜炎、布氏菌病）。

5. 需进一步物理治疗和功能锻炼。

6. 关节功能严重受损，考虑行手术治疗。

思考题

1. 急性和慢性关节痛常见病因的识别要点是什么？

2. 急性和慢性关节痛的非药物治疗方法有哪些？

3. NSAIDs 的使用原则是什么？

第二十一节　皮下出血

一、定义

皮下血管破裂出血，称为皮下出血。包括出血点、紫癜、淤斑和血疱。由于无特异性的体征和症状，在鉴别普通淤斑与有临床意义的淤斑之间存在一定困难。在健康人群中，易发淤斑者的比例为 12%～55%，女性比男性更易出现淤斑。通过细致的评估，能够帮助临床医生区别淤斑是由病理问题还是非病理性过程引起。

二、病因和分类

（一）病因

造成皮下出血的原因包括血管本身因素；如血管脆性增加，周围皮肤和皮下结构异常，如躯体打击、维生素 C 缺乏和结缔组织病；血小板计数和功能异常，如药物、包括感染在内的全身性疾病、血管性血友病；凝血级联功能异常等，如凝血因子缺乏、肝脏疾病和维生素 K 缺乏。

（二）分类

皮下出血的分类见表 1-34。

表 1-34 皮下自发出血的分类

类型	大小	常见部位	特点	临床意义
出血点	2mm 内	四肢，躯干下部	不高出皮面，红色或暗红色，于 1~2 周逐渐淡化吸收	多见于血小板计数减少
紫癜	3~5mm	四肢，躯干下部	不高或略高出皮面，暗红或紫红色，于 1~2 周逐渐淡化吸收	多见于血小板计数减少、血管壁异常
淤斑	5mm 以上	四肢，躯干下部	不高出皮面，暗红或紫红色，于 1~2 周逐渐变为黄褐色、黄绿色后吸收	多见于凝血障碍、纤溶异常和血小板计数严重减少
血疱	大小不等	口腔及舌	圆形或类圆形水疱状，高出黏膜表面，暗红或紫红色	多见于严重血小板计数减少，需警惕颅内出血

三、临床表现

1. 部位　四肢远端的淤斑很可能由活动时察觉到或未察觉到的创伤造成，如跌倒、运动或碰撞到家具所致。身体其他部位的淤斑需要考虑血液疾病引起。

2. 淤斑发生的严重程度和频率　全身泛发淤斑和 / 或大而频发的淤斑，更可能是真正的出血性疾病所致。当出现 5 个或以上直径 > 1cm 的淤斑时，则可认为是有意义的淤斑。

3. 其他出血病史　伴发淤斑的患者可能存在明显的出血史。血小板功能障碍相关疾病可能表现为即刻出血，而凝血级联反应异常可能表现为延迟发作的出血。淤斑问题从儿童期开始，则提示可能为先天性疾病。相反，症状发生在中年或更晚，则提示为获得性疾病，或易致出血的共病状态。

4. 药物相关性淤斑　最常由非甾体类抗炎药（NSAIDs）、抗凝药、抗血小板药和糖皮质激素引起。

5. 其他症状　部分营养不良患者存在淤斑，表现为食欲缺乏、进食少、消瘦、体重减轻等。

四、评估和诊断

1. 淤斑分布　体育活动相关的淤斑往往出现在上下肢远端。对于 1~3 岁的儿童，淤斑常见于胫骨前部和膝部，其次是大腿和前额，由学习走路或奔跑时摔倒造成。躯体、腰背部或面部出现淤斑时，应怀疑潜在出血性疾病。

2. 淤斑的颜色　大部分淤斑常具有"青一块，紫一块"的特征。淤斑发生 1~2 天内可能呈棕红色。数日内，由于血红蛋白转化为胆绿素，淤斑可变为绿色，随后由于胆绿素分解代谢为胆红素，淤斑可变为黄色。

3. 紫癜　正常淤斑通常小且位置表浅，一般不会扩展到皮肤以下的更深层组织。存在淤点和紫癜则提示出血性疾病，而非正常淤斑。

4. 其他异常表现　淋巴结肿大可能提示感染、结缔组织病或淋巴恶性肿瘤；肝、脾肿大可能提示系统性疾病或慢性肝病；关节过度活动或皮肤弹性过度可见于埃勒斯－当洛综合征。

五、基层处理

1. 皮下出血在基层无需特别处理。对于淤斑主要分布在下肢、无其他出血证据，并且无重大出血的个人史或家族史的患者，适当给予宽慰、观察。

2. 对于近期服用已知可导致淤斑或出血的药物（如阿司匹林）的患者，若有可能，临床医生应停用致病药物。观察 2 ~ 4 周，重新检查患者是否有新发淤斑的迹象。

3. 对于面部、躯干或腰背部有非典型淤斑的患者，应评估其是否遭受躯体虐待。

六、转诊指征

符合以下任一条件的患者，应转诊至上级医院血液科进一步诊治：

1. 在无任何已知创伤的情况下，出现持续、明显的淤斑（5 个或更多，直径＞1cm）。

2. 具有异常出血的个人史或家族史，尤其在是外科手术后或损伤后。

3. 相关的其他部位出血（如反复鼻出血、牙龈出血、关节积血）。

4. 提示患者存在出血相关指标异常的实验室检查结果。

思考题

1. 出血点、紫癜和淤斑的鉴别标准是什么？

2. 最常引起皮下出血的药物是什么？

3. 需要转诊的皮下出血包括什么？

第二十二节　皮　　疹

引起皮疹的原因有很多，其中包括各种感染（特别是病毒感染），也包括过敏反应和各种皮肤病。而在日常生活中，皮疹最常见的原因是过敏，医学上又称变态反应。

一、皮疹性疾病的分类

1. 感染性皮疹　这些患者患有某些感染性疾病，同时或随之出现皮疹。常见的很多病毒性疾病以及某些传染病都可能有皮疹出现，如水痘、伤寒、麻疹等。感染性疾病最重要的特点是伴有发热。

2. 过敏性疾病　过敏也称变态反应，分为4种类型。我们常说的过敏反应通常指Ⅰ型变态反应。其特征是：①出现快，消退亦快；②常引起生理功能紊乱；③有些具有危险性。

3. 皮肤疾病　如银屑病（牛皮癣）、湿疹等。

4. 自身免疫性疾病。

二、皮疹紧急处理

（一）需要紧急医疗的皮疹

1. 关注是否有喉头堵塞感、胸闷、气急、喘鸣。

2. 是否有头晕、低血压和心率增快。

3. 皮疹伴有恶心、呕吐、腹泻。

（二）需要尽快就诊的皮疹

1. 发生皮疹前或皮疹后　出现发热。

2. 皮疹（特别是胸背部皮疹）伴有疼痛。

3. 反复出现或瘙痒等症状较重的皮疹。

（三）其他可以暂时观察的皮疹

1. 不伴有上述各种情况的急性皮疹，特别是荨麻疹。

2. 局部皮疹，症状不重。

三、家庭处理原则

1. 初步判断是否有过敏反应。

2. 有上述紧急就诊指征不要延误。

3. 到医院可以看普通急诊，不要为了寻找"皮肤科急诊"或"急诊皮肤科"而耽误诊治（因为大多数医院没有急诊皮肤科，而有急诊科医生应诊）。

4. 对于症状较重的过敏性皮疹可以服用苯海拉明、氯雷他定等抗过敏药物（按照说明书服用）。

大多数过敏反应仅有皮肤表现而不会发展为过敏性休克，一旦发生过敏性休克，可出现致死性呼吸循环衰竭从而危及生命，因此发生过敏反应时应迅速处理，以免出现过敏性休克。若出现过敏性休克反应，应立即送医。

思考题

1. 皮疹的分类有哪些？
2. 哪些皮疹需要紧急处理及就诊？

（邹晓昭）

第二部分

常见疾病诊疗与
慢性病持续管理

第一章　呼吸系统疾病

呼吸系统包括气道和肺。气道，也称呼吸道，是指从鼻到细支气管的呼吸管道，是呼吸气体进出的通道。呼吸道分为上呼吸道和下呼吸道，其特点之一是与自然界直接相通。肺是气体交换的器官，经过气体交换实现"吸入氧气，呼出二氧化碳"的新陈代谢过程。

第一节　呼吸道感染

一、病原体

呼吸道感染就是各种病原微生物附着、侵袭呼吸道，引起炎症反应的过程。能够造成呼吸道感染的病原体很多，主要包括病毒、细菌、不典型病原体等。不同部位的呼吸道感染病原体可能不同，上呼吸道感染主要由病毒引起，在随后可能继发细菌感染；慢性支气管炎急性发作期的病原体主要可能是流感嗜血杆菌，而社区获得性肺炎的病原体主要是肺炎链球菌。

二、临床表现及处理

（一）病毒性上呼吸道感染

呼吸道病毒性感染是最常见的疾病，大多数人都患过上呼吸道感染。上呼吸道感染通常称为"感冒"，但有些患者在感冒后可以合并上呼吸道细菌性感染。感冒可以发生在任何年龄的人群，四季均可能出现，以季节交替或突然变天等情况下发病居多。感冒的病原体为病毒，如果是流感病毒，可能引起"感冒"的流行。近年来，出现多种新型病毒引起传染性的呼吸道疾病。

1. 感冒的临床表现　最常见的临床表现鼻塞、喷嚏、流涕、发热、咳嗽等，可以伴有周身肌肉酸痛。

2. 感冒的基层处理　感冒通常有自限性，对于免疫力正常的人，一般 5~7 天可以自愈，不需要特别治疗。

在处理上需要叮嘱患者如下内容：

（1）注意休息，多饮水。

（2）对于症状较重的患者，可以采用对症药物，如使用日夜百服宁、酚麻美敏片等药物，这些药物有镇痛、抗组胺（抗充血）成分等，可以帮助缓解肌肉疼痛以及鼻塞等症状。也可以配合感冒清热颗粒、板蓝根等中药治疗。

（3）通常不建议使用抗生素。

（4）特别注意事项：如果患者出现声音嘶哑或发音障碍，需要注意有咽峡炎、声门水肿等情况，可以导致患者的气道受阻引起窒息，需要及时到上级医院就诊。

（二）上呼吸道细菌性感染

病毒感染造成的抵抗力下降以及局部变化，可以继发细菌感染。由感冒转变为细菌性上呼吸道感染的特点包括：

1. 病情迁延不愈。

2. 发热加重。

3. 出现咳嗽、咳痰，特别是有黄色或青色痰，或有脓涕。

出现这些情况需要考虑使用抗生素。社区获得性上呼吸道感染的病原体可能为肺炎链球菌、流感嗜血杆菌、支原体等。在抗生素选择上，需要覆盖所考虑的病原体，基层常用抗生素及覆盖病原体见表2-1。

表2-1　基层常用抗菌药物抗菌能力

抗菌药物	作用机制	常见药物	抗菌谱			
			G^+ 菌	G^- 菌	厌氧菌	非典型病原体
青霉素类	抑制细菌细胞壁聚肽糖合成 / 引起细菌溶解	阿莫西林	√	O	O	O
头孢菌素类		头孢呋辛酯	√	√	O	O
氟喹诺酮类	抑制 DNA 螺旋酶，阻碍 DNA 合成	左氧氟沙星	√	√	O	√
		莫西沙星	√	√	√	√
大环内酯类	与细菌核糖体 50S 亚单位结合，影响细菌蛋白合成	阿奇霉素	O	O	√	√

注：√代表有效；O代表无效。

除了使用抗生素，对于细菌性感染患者，可能还需要加用祛痰和镇咳药物。

对于这些患者的重点关注，还包括发展为肺炎的可能性。如果患者出现胸痛、呼吸困难、咳痰比较深、肺部有啰音等，都需要注意是否出现肺炎。

第二节　社区获得性肺炎

社区获得性肺炎（CAP）是社区常见的比较严重的疾病之一，是医疗卫生资源的主要负担之一。CAP 的病死率随患者年龄增加而升高，其病死率亦与患者病情严重程度相关。目前，国内多项成人 CAP 流行病学调查结果显示，肺炎支原体和肺炎链球菌是我国成人 CAP 的重要病原体，其他常见病原体包括流感嗜血杆菌、肺炎衣原体、肺炎克雷伯菌及金黄色葡萄球菌，而铜绿假单胞菌和鲍曼不动杆菌少见。

一、定义

成人 CAP 指在医院外被感染的肺实质炎症，包括具有明确潜伏期的病原体感染，分为大叶性肺炎、小叶性肺炎、间质性肺炎和粟粒性病变。

1. 大叶性肺炎　感染以叶间胸膜为界限，病变局限于肺的一个叶或段。

2. 小叶性病变　表现为一个或多个肺小叶实变，因为渗出物（分泌物）重力作用，病变通常在肺底部或后部。

3. 间质性病变　病变主要累及肺间质，病灶呈斑片状或弥漫性，单侧或双侧性分布。

4. 粟粒性病变　在肺部散在分布，胸部 X 线片的表现如在肺部撒了一把小米。除血行播散性肺结核外，粟粒性病变亦可见于疱疹病毒、组织胞浆菌等所致肺炎。

二、成年人社区获得性肺炎临床表现

（一）临床症状

1. 咳嗽咳痰　大多为急性病程，咳嗽是最常见症状，可伴有或不伴有咳痰。咳痰情况的病原体具体类型，见表 2-2。

表 2-2　咳痰情况的病原体类型

病原体	咳痰情况
肺炎链球菌	铁锈色痰
肺炎克雷伯菌	砖红色痰

续表

病原体	咳痰情况
金黄色葡萄球菌	金黄色脓痰
铜绿假单胞菌	黄绿色脓痰
肺炎支原体、肺炎衣原体、嗜肺军团菌	少痰，白色

2. 胸痛及胸闷　肺炎累及胸膜时可出现胸痛，多为持续性隐痛，深吸气时加重。在病情较重时，可有胸闷、气短和呼吸困难。

3. 肺外症状

（1）发热是最常见的全身症状，常为稽留热或弛张热，可伴有寒战或畏寒。也有部分危重患者表现为低体温。

（2）其他伴随症状还包括头痛、乏力、食欲缺乏、腹泻、呕吐、全身不适、肌肉酸痛等。某些特殊病原体感染，除发热和呼吸道症状外，全身多脏器受累的情况较为突出。

（二）体征

主要集中在急性感染期的表现和呼吸系统的表现。

1. 急性感染表现　急性热病容，严重者可以有脉搏（心率）增快和血压下降，并可有呼吸窘迫、发绀、四肢湿冷等表现。老年人心动过速比较常见。军团菌肺炎可出现相对缓脉。

2. 肺部体征　病变范围局限或无明显实变时可无肺部阳性体征，有明显实变时病变部位可出现语颤增强。叩诊浊音提示实变和 / 或胸腔积液。听诊可闻及支气管样呼吸音和干、湿啰音，合并中等量以上胸腔积液时，可出现叩诊浊音或实音、语颤减弱、呼吸音减弱或消失等体征。

三、辅助检查

1. 血常规　细菌感染时，外周血白细胞计数和 / 或中性粒细胞比例增加；支原体和衣原体所导致的肺炎白细胞很少增多。

2. C 反应蛋白（CRP）　CRP 是一种机体对炎症刺激产生应答的急性期蛋白，是细菌性感染较敏感的指标。病毒性肺炎 CRP 通常较低。CRP 是肺炎进展的敏感标志物之一，持续高水平或继续升高，则提示抗菌治疗失败或出现并发症（如脓胸、脓毒症等）。

3. 临床生化检查　血清钠和尿素氮可用于严重程度评价指标。肝肾功能是使用抗感染药物的基本考虑因素。低钠、低磷是军团菌性肺炎诊断的重要参考。

4. 胸部影像学 是诊断肺炎、判断病情严重程度、推测致病原、评估治疗效果的重要依据。只要疑似肺炎，就应进行胸部 X 线检查。正侧位片有助于肺炎的诊断。

四、诊断标准

（一）CAP 诊断标准

1. 社区发病。

2. 肺炎相关临床表现：

（1）新近出现的咳嗽、咳痰或原有呼吸道疾病症状加重，伴或不伴脓痰、胸痛、呼吸困难及咯血。

（2）发热。

（3）肺实变体征和 / 或闻及湿啰音。

（4）外周血白细胞计数 $> 10 \times 10^9/L$ 或 $< 4 \times 10^9/L$，伴或不伴细胞核左移。

3. 胸部影像学检查 显示新出现的斑片状浸润影、叶或段实变影、磨玻璃影或间质性改变，伴或不伴胸腔积液。

符合第 1、第 3 条及第 2 条中任何 1 项，并除外肺结核、肺部肿瘤、非感染性肺间质性疾病、肺水肿、肺不张、肺栓塞、肺嗜酸粒细胞浸润症及肺血管炎等后，可建立临床诊断。

（二）重症 CAP 的诊断标准

符合下列 1 项主要标准或 ≥ 3 项次要标准者可诊断。

1. 主要标准

（1）需要气管插管行机械通气治疗。

（2）脓毒症休克经积极液体复苏后，仍需要血管活性药物治疗。

2. 次要标准

（1）呼吸频率 > 30 次 / 分。

（2）氧合指数 $< 250mmHg$（PaO_2/FiO_2）。

（3）多肺叶浸润。

（4）意识障碍和 / 或定向障碍。

（5）血尿素氮 $\geq 7.14mmol/L$。

（6）收缩压 $< 90mmHg$，需要积极的液体复苏。

五、鉴别诊断

1. 急性气管支气管炎　不累及肺泡，多无呼吸困难、肺部湿啰音，表现较轻。常与病毒性上呼吸道感染有关。最重要的鉴别是胸部影像学检查无肺部片状影。

2. 肺结核　多有全身中毒症状，如午后低热、盗汗、疲乏无力、体重减轻。病程多呈亚急性或慢性经过。

3. 肺癌　多在胸部 X 线检查时发现，无急性感染中毒症状，有时痰中带血，血白细胞不高，可伴发阻塞性肺炎。

4. 急性肺栓塞　有静脉血栓的危险因素，可发生咯血、晕厥，呼吸困难较明显。患者常无受凉、发热等表现。胸部 X 线片示区域性肺血管纹理减少，无片状阴影。

六、危重病情评估

临床常根据 CAP 的严重程度，选择治疗场所及转诊。基层推荐 CURB-65 或 CRB-65 评分（表 2-3）。

表 2-3　社区获得性肺炎严重程度常用评分系统

评分系统	预测指标	死亡风险评估	特点
CURB-65 评分	共 5 项指标，满足 1 项得 1 分： ①意识障碍 ②尿素氮＞ 7mmol/L 呼吸频率≥ 30 次 / 分 ③收缩压＜ 90mmHg 或 ④舒张压≤ 60mmHg ⑤年龄≥ 65 岁	0 ~ 1 分：低危，门诊治疗 2 分：中危，建议住院治疗或严格随访下院外治疗 3 ~ 5 分：高危，应住院治疗，部分需转入 ICU	简洁，敏感度高，易于临床操作
CRB-65 评分	共 4 项指标，满足 1 项得 1 分： ①意识障碍 ②呼吸频率≥ 30 次 / 分 ③收缩压＜ 90mmHg 或舒张压≤ 60mmHg ④年龄≥ 65 岁	0 ~ 1 分：低危，门诊治疗 2 分：中危，建议住院治疗或严格随访下院外治疗 3 ~ 4 分：高危，应住院治疗，部分需转入 ICU	适用于不方便进行生化检测的医疗机构

七、推测 CAP 可能的病原体

可参考年龄、发病季节、基础病和危险因素、症状或体征、胸部影像学（胸部 X 线或

CT）特点、实验室检查、CAP 病情严重程度等临床特征（表 2-4）。

表 2-4 不同类型病原体肺炎的临床表现

可能病原体	临床特征
细菌	急性起病，高热，可伴有寒战，脓痰、褐色痰或血痰，胸痛，外周血白细胞计数明显增多，CRP 升高，肺部实变体征或湿性啰音，影像学可表现为肺泡浸润或实变呈叶、段分布
支原体、衣原体	年龄 < 60 岁，基础疾病少，持续咳嗽，无痰，肺部体征少，外周血白细胞计数 $< 10 \times 10^9/L$，影像学可表现为上肺野和双肺病灶、小叶中心性结节、树芽征、磨玻璃影以及支气管壁增厚，病情进展可呈实变
病毒	多数具有季节性，可有流行病学接触史或群聚性发病，急性上呼吸道症状，肌痛，外周血白细胞正常或减低，抗菌药物治疗无效，影像学表现为双侧、多叶间质性渗出，磨玻璃影，可伴有实变

八、社区处理及治疗

（一）社区处理

1. 氧疗与呼吸支持　对于存在发绀或血氧饱和度在 93% 以下的患者（90% 以下的 COPD 患者），应该给予吸氧。并在转上级医疗机构前，血氧饱和度宜维持在 90%～92%。可采用鼻导管或面罩吸氧。

2. 咳嗽、咳痰　过于严重的咳嗽，可能导致咳嗽晕厥、气道痉挛等并发症。干咳严重的患者，可酌情使用镇咳药物。痰量过多或有脓痰时，患者可能会发生咳痰不畅，可予祛痰药物、雾化治疗，降低痰液黏稠度促进排痰。体位引流、翻身拍背等物理疗法，可促进痰液引流。还应重视补充适当的水分和呼吸道湿化。

3. 发热　体温过高时可采用物理降温或使用解热退热药物，但需注意过度使用退热药物可能造成患者大量出汗，产生水、电解质紊乱，增加消化道出血的风险，故临床应用时需谨慎。

4. 其他　对有误吸风险（脑卒中、帕金森病、重度痴呆等）的患者，应注意保护气道，防止误吸。

（二）抗病原治疗

基层医疗机构不同人群 CAP 抗感染药物的选择，见表 2-5。

表 2-5　基层医疗机构不同人群 CAP 初始经验性抗感染药物的选择

人群	常见病原体	抗感染药物选择	备注
无基础疾病青壮年	肺炎链球菌、肺炎支原体、流感嗜血杆菌、肺炎衣原体、流感病毒、腺病毒、卡他莫拉菌	①氨基青霉素、青霉素类/酶抑制剂复合物 ②一、二代头孢菌素 ③多西环素或米诺环素 ④呼吸喹诺酮类 ⑤大环内酯类	①根据临床症状鉴别细菌性肺炎、支原体或衣原体肺炎和病毒性肺炎 ②门诊轻症支原体、衣原体和病毒性肺炎多有自限性
有基础疾病或老人	肺炎链球菌、流感嗜血杆菌、肺炎克雷伯菌等肠杆菌科菌、肺炎衣原体、流感病毒、呼吸道合胞病毒、卡他莫拉菌	①青霉素类/酶抑制剂复合物 ②二、三代头孢菌素 ③呼吸喹诺酮类 ④青霉素类/酶抑制剂复合物、二代头孢菌素、三代头孢菌素联合多西环素、米诺环素或大环内酯类	年龄＞65岁、存在基础疾病（慢性心脏、肺、肝、肾疾病及糖尿病、免疫抑制）、酗酒、3个月内接受 β-内酰胺类药物治疗是耐药肺炎链球菌感染的危险因素，不宜单用多西环素、米诺环素或大环内酯类
需入院治疗（非ICU）无基础疾病青壮年	可选择静脉或口服给药 肺炎链球菌、流感嗜血杆菌、卡他莫拉菌、金黄色葡萄球菌、肺炎支原体、肺炎衣原体、流感病毒、腺病毒、其他呼吸道病毒	①青霉素 G、氨基青霉素、青霉素类/酶抑制剂复合物 ②二、三代头孢菌素、头霉素类、氧头孢烯类 ③上述药物联合多西环素、米诺环素或大环内酯类 ④呼吸喹诺酮类 ⑤大环内酯类	①我国成人 CAP 致病菌中肺炎链球菌对静脉青霉素耐药率仅 1.9%，中介率及 9% 左右，青霉素中介肺炎链球菌的感染的住院 CAP 患者仍可以通过提高静脉青霉素剂量达到疗效 ②疑似非典型病原体感染首选多西环素、米诺环素或呼吸喹诺酮，在支原体耐药率较低地区可选择大环内酯类
有基础疾病或老年人	肺炎链球菌、流感嗜血杆菌、肺炎克雷伯菌等肠杆菌科菌、流感病毒、呼吸道合胞病毒、卡他莫拉菌、厌氧菌、军团菌	①青霉素类/酶抑制剂复合物 ②三代头孢菌素或其酶抑制剂复合物、头霉素类、氧头孢烯类 ③上述药物单用或联合大环内酯类 ④呼吸喹诺酮类	①有基础病患者及老年人要考虑肠杆菌科菌感染的可能，并需要进一步评估产 ESBL 肠杆菌科菌感染的风险 ②老年人需关注吸入风险因素

九、转诊指征

（一）急诊转诊指征

1. 有明显喘憋、发绀，安静心率＞100 次/分，特别是有血压偏低的患者。

2. 症状重，肺部体征明显的患者。

3. 不能除外有肺栓塞等其他肺部严重疾病的患者。

4. 合并基础疾病较多，如慢性心功能不全、慢性肾脏疾病、肝硬化失代偿、糖尿病急症。CURB-65 ≥ 2 分的患者。

（二）门诊转诊指征

1. 免疫抑制患者发生 CAP。

2. 初始治疗失败，生命体征稳定。

3. 出现局部或全身并发症，如脓胸、肺脓肿，生命体征稳定。

4. 年龄≥ 65 岁，有基础疾病患者。

5. CAP 诊断尚未明确，需要进一步鉴别诊断。

十、社区管理

预防接种肺炎链球菌疫苗，可减少特定人群罹患肺炎的风险。我国已上市 23 价肺炎链球菌多糖疫苗（PPV23），可有效预防侵袭性肺炎链球菌的感染。建议接种人群包括：

（1）年龄＞ 65 岁。

（2）年龄＜ 65 岁，但伴有慢性肺部疾病、慢性心血管疾病、糖尿病、慢性肾功能衰竭、肾病综合征、慢性肝病（包括肝硬化）、酒精中毒、耳蜗移植、脑脊液漏、免疫功能低下、功能或器质性无脾。

（3）长期居住养老院或其他医疗机构。

（4）吸烟者。

思考题

1. 社区获得性肺炎的诊断标准是什么？

2. CURB-65 评分的具体内容是什么？

3. 社区获得性肺炎的抗生素选择及其依据是什么？

第三节　变异性咳嗽

一、定义

变异性咳嗽，又称咳嗽变异性哮喘或者咳嗽型哮喘，过去也被称为过敏性支气管炎，过敏性咳嗽或是隐匿型哮喘。

二、临床表现

变异性咳嗽是指以慢性咳嗽为主要表现或者是唯一临床表现的一种特殊类型的哮喘。最常见的咳嗽方式为刺激性干咳，尤其是当吸入刺激性的气体时，如吸入油烟、冷空气，接触过敏原、运动、感冒后。

三、诊断

变异性咳嗽，目前还缺乏统一的诊断标准，以下几个表现可以用于参考：

1. 长期慢性咳嗽，特别是反复发作的咳嗽，持续 1 个月，以干咳为主，多在夜间或者清晨发作，有时会出现运动后加重。
2. 咳嗽与接触刺激性气味、冷空气，接触过敏原或运动后相关。
3. 有过敏性鼻炎或者其他过敏史的患者过敏原检测呈阳性，或者总 IgE 水平升高。
4. 肺功能检测提示气道反应性升高，血常规显示嗜酸性粒细胞增多。
5. 在抗生素抗炎治疗或者对症治疗两周以上无效，但是对于抗过敏药物或者支气管扩张药物疗效佳。
6. 排除其他慢性呼吸道疾病引起的慢性咳嗽。

四、鉴别诊断

因许多疾病可以导致咳嗽，需与以下常见疾病进行鉴别：急慢性支气管炎、支气管内膜结核、支气管扩张、胃食管反流、服用血管紧张素转换酶抑制剂引起的咳嗽等。

五、社区处理及治疗

对于有过敏史，过敏性鼻炎的患者，应该避免接触过敏原，不了解过敏原的患者需到医院检测过敏原。吸烟的患者应戒烟，在粉尘环境或烟尘环境工作的患者，应减少避免接触到粉尘烟尘等可能的吸入致敏原。

变异性咳嗽在治疗上常应用白三烯受体阻断剂、支气管扩张剂、抗过敏药物等，必要时可采取脱敏治疗。

六、转诊指征

变异性咳嗽患者有以下情况者需转诊至上级医院：

1. 有过敏史未曾检测过敏原的患者需进一步了解过敏原，转诊至上级医院进行检测。

2. 经抗过敏治疗后不能缓解症状，需进一步联合糖皮质激素，支气管扩张剂患者，转诊至上级医院确定治疗方案。

3. 有必要进行肺功能检测的患者。

七、健康教育

1. 督促吸烟患者戒烟。

2. 教育季节性过敏患者于过敏季做好防护，避免接触过敏原。

思考题

1. 请简述变异性咳嗽的主要临床表现？

2. 变异性咳嗽主要以什么类型咳嗽为主？

3. 简述变异性咳嗽的治疗？

第四节　支气管哮喘

随着经济高速发展和工业化进展，以及人们生活方式的改变，我国支气管哮喘的患病率正呈快速上升趋势，成为严重危害人民健康的重要慢性气道疾病之一。规范化治疗是提高哮喘防治水平的基础。

一、定义

支气管哮喘被定义为气道高反应性的一种表现，在过敏原或者刺激物作用下，小气道痉挛，导致呼吸困难的一种疾病。哮喘可以引起气道的慢性炎症，这种慢性炎症导致气道高反应性的发生和发展。临床上表现为反复发作的喘息、气急、胸闷、咳嗽等症状，常在夜间和清晨发作、加剧，同时伴有可变的气流受限。哮喘分为急性发作期、慢性持续期和临床缓解期。

二、病因

哮喘的病因包括遗传和环境两者共同作用。除各种病原体外，还有室内变应原（尘螨、家养宠物、真菌、蟑螂等）、室外变应原（花粉、草粉等）。此外，某些食物（鱼、虾、蛋类、牛奶等）、药物（阿司匹林、抗菌药物等）、非变应原因素（寒冷、运动、精神紧张、焦虑、过劳、香烟、厨房油烟、空气污染、刺激性食物等）也可以引起哮喘的发作。

三、诊断与病情评估

（一）诊断标准

1. 可变的呼吸道症状和体征

（1）在刺激因素或过敏因素作用下出现症状发作好转交替，表现为发作喘息、气急，伴或不伴胸闷或咳嗽，夜间及晨间多发。

（2）呼气性呼吸困难，表现出呼气相延长，发作时双肺可闻及散在或弥漫性哮鸣音。

（3）上述症状和体征，可经治疗缓解或自行缓解。

2. 可变的呼气气流受限客观证据 至少有一次气流受限的证据，第 1 秒用力呼气容积（FEV_1）/用力肺活量（FVC）< 70%，同时具备以下气流受限客观检查中的任意 1 条：

（1）支气管舒张试验阳性（吸入支气管舒张剂后，FEV_1 增加 > 12%，且绝对值增加 > 200ml）。

（2）呼气流量峰值（PEF）平均每日昼夜变异率 > 10%（每日监测 PEF 2 次、至少 2 周）。

（3）抗炎治疗 4 周后，肺功能显著改善（与基线值比较 FEV_1 增加 > 12%，且绝对值增加 > 200ml）。

（4）运动激发试验阳性（与基线值比较，FEV_1 降低 > 10%，且绝对值降低 > 200ml）。

（5）支气管激发试验阳性（使用标准剂量的乙酰甲胆碱或组胺，FEV_1 降低 ≥ 20%）。

符合上述 1、2 两条，并除外其他疾病所引起的喘息、气急、胸闷和咳嗽，可以诊断为支气管哮喘。

（二）病情评估

1. 哮喘非急性发作期的控制水平分级 控制水平分级见表 2-6。

表 2-6 支气管哮喘非急性发作期控制水平分级

项目	内容	评估事项
哮喘症状控制	过去 4 周，患者存在： ①日间哮喘症状，＞2 次 / 周 ②哮喘造成夜间憋醒 ③症状需使用药物才能缓解，＞2 次 / 周 ④哮喘引起活动受限	良好控制：无任何 1 项 部分控制：有 1～2 项 未控制：有 3～4 项

2. 哮喘急性发作期的病情严重度分级 严重程度的分级见表 2-7。

表 2-7 哮喘急性发作期病情严重程度的分级

临床特点	轻度	中度	重度	危重
气短	步行、上楼时	稍事活动	休息时	–
体位	可平卧	喜坐位	端坐呼吸	–
讲话方式	连续成句	单词	单字	不能讲话
精神状态	可有焦虑，尚安静	时有焦虑或烦躁	常有焦虑、烦躁	嗜睡或意识模糊
出汗	无	有	大汗淋漓	–
呼吸频率	轻度增加	增加	常＞30 次 / 分	–
辅助呼吸肌活动及三凹征	常无	可有	常有	胸腹矛盾运动
哮鸣音	散在，呼吸末期	响亮、弥漫	响亮、弥漫	减弱、乃至无
脉率（次 / 分）	＜100	100～200	＞120	脉率变慢或不规则
奇脉（mmHg）	无，＜10	可有，10～25	常有，10～25	无，提示呼吸肌疲劳
最初支气管舒张剂治疗后 PEF 占预计值或个人最佳值百分比	＞80%	60%～80%	＜60% 或 100L/min 或作用时间＜2h	–
PaO_2（吸空气，mmHg）	正常	≥60	＜60	＜60
$PaCO_2$	＜45	≤45	＞45	＞45
SaO_2（mmHg）	＞95	91～95	≤90	≤90
pH 值	–	–	–	降低

注：只要符合某一严重程度的某些指标，而不需要满足全部指标，即可提示为该级别的急性发作

3. 哮喘控制测试（ACT）问卷评估　基层医疗机构可以采用 ACT 问卷评估哮喘患者控制水平，见表 2-8。

表 2-8　哮喘控制测试问卷

问题	1 分	2 分	3 分	4 分	5 分	得分
1. 在过去 4 周内，在工作、学习或家中，有多长时间哮喘妨碍您进行日常生活？	所有时间	大多数时间	有些时间	很少时间	没有	
2. 在过去 4 周内，您出现多少次呼吸困难？	每天 > 1 次	每天 1 次	每周 3 ~ 6 次	每周 1 ~ 2 次	完全没有	
3. 在过去 4 周内，因为哮喘症状（喘息、咳嗽、呼吸困难、胸闷或疼痛），您有多少次在夜间醒来或早上比平时早醒？	每周 ≥ 4 晚	每周 2 ~ 3 晚	每周 1 次	1 ~ 2 次	没有	
4. 在过去 4 周内，您有多少次使用急救药物治疗（如沙丁胺醇）	每天 ≥ 3 次	每天 1 ~ 2 次	每周 2 ~ 3 次	每周 1 次或更少	没有	
5. 您如何评估过去 4 周内您的哮喘控制情况？	未控制	控制很差	有所控制	控制良好	完全控制	

注：20 ~ 25 分，哮喘得到良好控制；16 ~ 19 分，哮喘部分控制；5 ~ 15 分，哮喘未控制

4. 其他评估　包括患者是否有合并症、触发因素、药物使用情况、未来急性发作的危险因素及并发症。

（三）鉴别诊断

哮喘的鉴别诊断见表 2-9。

表 2-9　哮喘的鉴别诊断

疾病	呼吸困难	其他症状	体征	病史	影像学表现	支气管扩张剂	其他
哮喘	发作性、阵发性、呼气性	干咳、胸闷等	哮鸣音为主	过敏原接触部分有家族史	无特殊	可迅速缓解	–
左心功能不全	阵发性、端坐	心悸、粉红色泡沫痰	哮鸣音、广泛湿啰音	高血压或心脏病史	肺淤血、肺水肿、心影扩大	无明显缓解	–
慢性阻塞性肺疾病	喘息和劳力性	慢性咳嗽、咳痰	干、湿啰音并存	长期吸烟、有害气体接触等	肺纹理增多、粗乱；肺气肿征	有一定缓解	–
上气道阻塞性病变	吸气性	根据阻塞原因不同而不同	吸气性喘鸣	可有异物吸入史	上气道异物、肿瘤表现	无明显缓解	气管镜下可见异物、肿物

四、基层处理与治疗

支气管哮喘发作的基层处理目标是控制急性发作，缓解症状和预防发作。

（一）哮喘药物

1. 控制类药物 需每天使用并长期维持的药物，包括吸入性糖皮质激素（ICS）、ICS/长效β受体激动剂（ICS/LABA）、全身性激素、白三烯调节剂、缓释茶碱、抗IgE单克隆抗体等。

2. 缓解类药物 在急性发作时可按需使用的急救药物，包括速效吸入和口服短效β受体激动剂（SABA）、福莫特罗、全身性激素、吸入性短效抗胆碱能药物（SAMA）、短效茶碱。

3. 其他治疗哮喘药物 抗组胺、抗过敏药物、免疫调节剂及中医中药。

（二）慢性持续期哮喘的选择

1. 药物治疗

（1）初始治疗：一旦诊断明确，应尽早开始哮喘的控制治疗。大多数哮喘患者推荐吸入低剂量ICS作为初始治疗方案；若患者大多数有哮喘症状、夜醒每周1次及以上或存在任何危险因素，推荐中/高剂量ICS或低剂量ICS/LABA治疗。此外，按需应用ICS/LABA（布地奈德/福莫特罗），是治疗轻度哮喘的选择之一。因反复呼吸道感染诱发哮喘发作，或哮喘控制不良导致的呼吸道感染风险增高的患者，除应用合适的控制治疗药物外，可联合免疫调节剂，如复可托，以提高免疫功能。

（2）长期治疗方案：哮喘的治疗过程需要对患者进行连续性的评估，观察疗效并适时调整治疗方案。药物治疗方案的升降级见表2-10，从第2~5级的治疗方案中都有以ICS为主的哮喘控制药物。在每一级中都应按需使用缓解药物，如果使用当前治疗方案不能使哮喘得到控制，治疗方案应该升级直至达到哮喘控制为止。

表 2-10 支气管哮喘患者长期（阶梯式）治疗方案

治疗方案	第1级	第2级	第3级	第4级	第5级
首选控制药物	不需要使用药物	低剂量ICS	低剂量ICS/LABA	中/高剂量ICS/LABA	添加治疗，如：噻托溴铵、口服激素、IgE单克隆抗体、抗IL-5药物

续表

治疗方案	第 1 级	第 2 级	第 3 级	第 4 级	第 5 级
其他可选控制药物	低剂量 ICS	LAB 低剂量茶碱	中 / 高剂量 ICS 低剂量 ICS/LABA（或加茶碱）	加用噻托溴铵中 / 高 剂 量 ICS/LABA（或加茶碱）	–
缓解药物	按需使用 SABA 或 ICS/ 福莫特罗复合制剂	按需使用 SABA 或 ICS/ 福莫特罗复合制剂	按需要使用 SABA 或 ICS/ 福莫特罗复合制剂	按需使用 SABA 或 ICS/ 福莫特罗复合制剂	按需使用 SABA 或 ICS/ 福莫特罗复合制剂

注：该推荐适用于成人、青少年和 ≥ 6 岁儿童；茶碱不推荐用于 < 12 岁儿童；6 ~ 11 岁儿童第 3 级治疗首选中等剂量吸入性糖皮质激素；噻托溴铵软雾吸入剂用于有哮喘急性发作史患者的附加治疗，但不适用于 < 12 岁儿童；ICS：吸入性糖皮质激素；LTRA：白三烯调节剂；LABA：长效 β_2 受体激动剂；SABA：短效 β_2 受体激动剂；IL-5：白细胞介素 -5；– 为无

（3）降级治疗原则

1）当哮喘症状控制且肺功能稳定至少 3 个月后，治疗方案可考虑降级。若患者存在急性发作危险因素或固定性气流受限，需在严密监控下进行降级治疗。

2）选择合适时机进行降级治疗：避开呼吸道感染、妊娠、旅游等情况。

3）每一次降级治疗都应视为一次试验，使患者参与到治疗中，记录哮喘状态（症状控制、肺功能、危险因素），书写哮喘行动计划，密切观察症状控制情况、PEF 变化、定期随访，确保患者有足够的药物，恢复到原来的治疗方案。

4）通常每 3 个月减少 ICS 剂量 25% ~ 50% 是安全可行的。若患者使用最低剂量控制药物达到哮喘控制 1 年，并且哮喘症状不再发作，可考虑停用哮喘药物治疗。

2. 非药物治疗　非药物治疗可减轻哮喘患者的症状、减少未来急性发作风险，包括以下措施：

（1）脱离变应原。

（2）鼓励患者戒烟及避免香烟暴露，进行规律的体育活动。

（3）了解所有成年起病的哮喘患者的职业情况，并尽可能识别和祛除职业相关哮喘。

（4）处方非甾体类抗炎药（NSAIDs）前需询问患者有无哮喘，并告知哮喘患者，若哮喘症状加重时需停用 NSAIDs。

（5）建议患者多吃水果、蔬菜。

（三）急性发作期哮喘的治疗

治疗原则为祛除诱因，使用支气管扩张剂、合理氧疗，适时足量全身使用糖皮质激素，诊断流程如图 2-1，治疗流程如图 2-2。

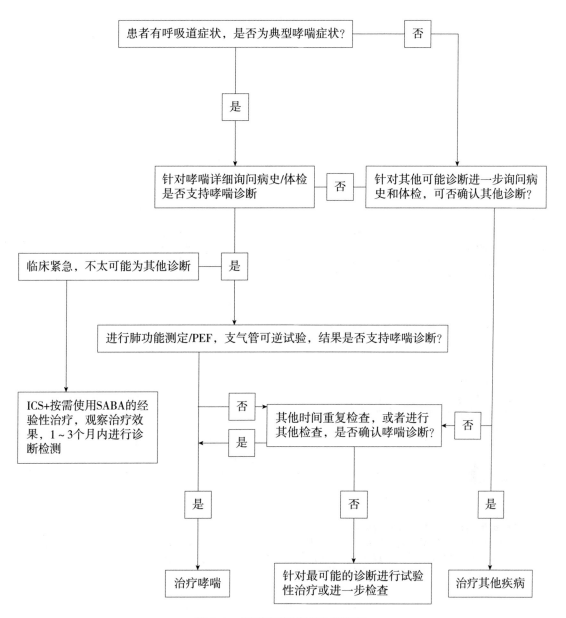

图 2-1 支气管哮喘患者诊断流程

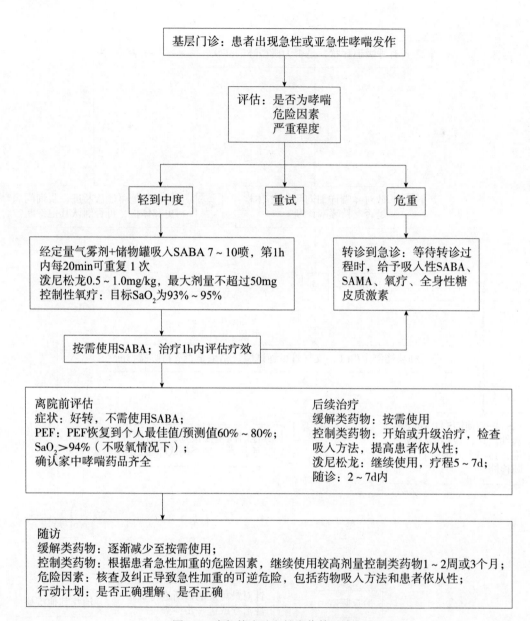

图 2-2　支气管哮喘急性发作管理流程

注：SABA：短效 β_2 受体激动剂；SAMA：短效抗胆碱能药物；PEF：呼气流量峰值；SaO$_2$：动脉血氧饱和度

五、转诊指征

当患者出现以下情况，建议向综合医院呼吸专科转诊。

（一）紧急转诊

当哮喘患者出现中度及以上程度急性发作，经过紧急处理后，症状无明显缓解时应考虑紧急转诊。

（二）普通转诊

1. 因确诊或随访需求，需要进行肺功能检查（包括支气管舒张试验、支气管激发试验、运动激发试验等）。

2. 为明确过敏原，需要做过敏原皮肤试验或血清学检查。

3. 经过规范化治疗，哮喘仍然不能得到有效控制。

思 考 题

1. 支气管哮喘的诊断标准是什么？

2. 列出 SABA、LABA、SAMA、LAMA 的药物。

3. 支气管哮喘的非药物治疗包括哪些？

第五节　慢性阻塞性肺疾病

慢性阻塞性肺疾病（COPD）是一种严重危害人类健康的常见病和多发病，病死率较高，并给患者及其家庭以及社会带来沉重的经济负担。2007 年对我国 7 个地区 20245 名成年人的调查结果显示，40 岁以上人群中慢阻肺的患病率高达 8.2%。2018 年中国成人肺部健康研究对 10 个省市 50991 名人群调查显示，20 岁及以上成人的慢阻肺患病率为 8.6%，40 岁以上则高达 13.7%，首次明确我国慢阻肺患者人数近 1 亿。据统计 2013 年中国慢阻肺死亡人数约 91.1 万人，占全世界慢阻肺死亡人数的 1/3，远高于中国肺癌年死亡人数。据全球疾病负担研究项目估计，2020 年慢阻肺将位居全球死亡原因的第 3 位。世界银行 WHO 的资料表明，至 2020 年慢阻肺将位居世界疾病经济负担的第 5 位。

一、概述

COPD 简称慢阻肺，是一种以持续气流受限为特征的疾病，气流受限多呈进行性发展，与气道和肺慢性炎症和对刺激反应增强有关。

慢性支气管炎是慢性阻塞性肺疾病的一个重要原因。

慢性支气管炎是指在除外慢性咳嗽的其他已知病因后，患者每年咳嗽、咳痰 3 个月以上，并连续 2 年以上者。

肺气肿则是指肺部终末细支气管远端气腔出现异常持久的扩张，并伴有肺泡壁和细支气管破坏而无明显的肺纤维化。当慢性支气管炎和肺气肿患者的肺功能检查出现持续气流受限时，则可诊断为 COPD；如患者仅有"慢性支气管炎"和／或"肺气肿"，而无持续气流受限，则不能诊断为"慢阻肺"。

二、分期

1. 急性加重期　患者出现呼吸道症状的急性加重，需要改变治疗方案。表现为咳嗽、咳痰、气短和／或喘息加重，痰量增多，脓性或黏液脓性痰，可伴有发热等。此期又称"AECOPD"。

2. 稳定期　咳嗽、咳痰和气短等症状稳定或症状轻微，病情基本恢复到急性加重前的状态。

三、病因与发病机制

（一）危险因素

慢阻肺的发病是遗传与环境因素共同作用的结果。

1. 遗传因素　COPD 的发生与个人体质有关，其中某些遗传因素可增加慢阻肺发病的危险，即慢阻肺有遗传易感性。

2. 吸烟　吸烟是慢阻肺最重要的环境发病因素。吸烟者的肺功能异常率较高，第 1 秒用力呼气容积（FEV_1）年下降率更快。被动吸烟也可能导致呼吸道症状及慢阻肺的发生。

3. 空气污染　空气中的烟尘或二氧化硫可引起慢阻肺急性加重。其他粉尘也能刺激支气管黏膜，使气道清除功能遭受损害，为细菌入侵创造条件。

4. 感染　呼吸道感染是慢阻肺发病和急性加重的另一个重要因素，病毒和／或细菌感染与气道炎症加剧有关，是慢阻肺急性加重的常见原因。

（二）发病机制

慢阻肺的发病机制尚未完全明确，肺部炎症反应、氧化应激、蛋白酶和抗蛋白酶失衡等，在慢阻肺的发病中起重要作用。

四、高危人群评估标准

符合以下 1 个及以上特征的人群均属于慢阻肺的高危人群。

1. 年龄＞35 岁。

2. 吸烟或长期接触"二手烟"污染。

3. 患有如下特定疾病，如支气管哮喘、过敏性鼻炎、慢性支气管炎、肺气肿等。

4. 直系亲属中有慢阻肺家族史。

5. 居住在空气污染严重地区，尤其是二氧化硫等有害气体污染的地区。

6. 长期从事接触粉尘、有毒有害化学气体、重金属颗粒等工作。

7. 在婴幼儿时期反复患下呼吸道感染。

8. 居住在气候寒冷、潮湿地区以及使用燃煤、木柴取暖。

9. 维生素 A 缺乏或者胎儿时期肺发育不良。

10. 营养状况较差，体重指数较低。

五、临床表现及诊断

（一）临床表现

表现为"咳痰喘炎"。多见于中年发病，好发于秋、冬寒冷季节。

1. 咳、痰　长期慢性咳嗽、咳痰，少数病人可仅咳嗽不伴咳痰，甚至有明显气流受限但无咳嗽症状。痰为白色泡沫或黏液性，合并感染时痰量增多，转为脓痰。

2. 气促或呼吸困难　早期仅于剧烈活动时出现，后逐渐加重，甚至发生于日常活动和休息时。后期出现低氧血症和或高碳酸血症，可并发慢性肺源性心脏病和右心衰竭。

3. 其他症状　晚期常有体重下降、食欲减退、精神抑郁和 / 或焦虑等。

4. 体征　早期体征可不明显，随着疾病进展，常出现以桶状胸，双侧语颤减弱，肺部过清音。部分患者呼吸变浅，频率增快，严重者可有缩唇呼吸等。严重患者可因为低氧，出现黏膜和皮肤发绀。伴二氧化碳潴留者，可见球结膜水肿。伴有右心衰竭者，可见下肢水肿和肝脏增大。

（二）辅助检查

1. 肺功能检查　肺通气功能检查是判断气流受限的客观指标，重复性较好，对慢阻肺的诊断、严重程度评价、疾病进展、预后及治疗反应等均有重要意义。气流受限是以 FEV 占用力肺活量（FVC）百分比（FEV/FVC）和 FEV 占预计值降低百分数来确定的。FEV/FVC 是慢阻肺的一项敏感指标，可检出轻度气流受限。患者吸入支气管扩张剂后的 FEV/FVC＜0.7，可以确定为持续存在气流受限。

2. 胸部 X 线检查　X 线检查对确定肺部并发症及与其他疾病（如肺间质纤维化、肺结核等）鉴别具有重要意义。慢阻肺早期胸部 X 线片可无明显变化，之后出现肺纹理增多和紊乱等非特征性改变；主要 X 线征象为肺过度充气，肺容积增大，胸腔前后径增长，肋骨走向变平，肺野透亮度增高，横膈位置低平，心脏悬垂狭长，肺门血管纹理呈残根状，肺野外周血管纹理纤细稀少等，有时可见肺大疱形成。并发肺动脉高压和肺源性心脏病时，除右心增大的 X 线特征外，还可有肺动脉圆锥膨隆，肺门血管影扩大及右下肺动脉增宽等。

　　基层 COPD 的诊断流程如图 2-3。

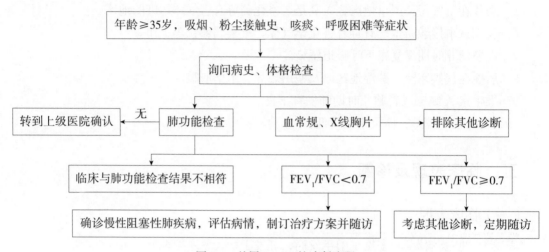

图 2-3　基层 COPD 的诊断流程

注：FEV$_1$：第 1 秒用力呼气容积；FVC：用力肺活量

（三）病情评估

　　1. COPD 稳定期病情评估　　根据患者的临床症状、急性加重风险、肺功能气流受限的严重程度及合并症进行综合评估，目的是确定疾病的严重程度，包括气流受限的严重程度、患者健康状况的影响和未来急性加重的风险程度，最终指导治疗。

　　（1）肺功能评估：应用气流受限的程度进行肺功能评估，即以 FEV$_1$ 占预计值百分数为分级标准。慢阻肺患者气流受限的肺功能分级分为 4 级（表 2-11）。

表 2-11　慢性阻塞性肺疾病气流受限严重程度的肺功能分级（基于支气管扩张剂后 FEV$_1$）

肺功能分级	气流受限程度	FEV$_1$ 占预计值百分数（%）
GOLD 1 级	轻度	≥ 80
GOLD 2 级	中度	50 ~
GOLD 3 级	重度	30 ~
GOLD 4 级	极重度	< 30

注：GOLD：慢性阻塞性肺疾病全球倡议；FEV$_1$：第 1 秒用力呼气容积

（2）症状评估：临床可采用改良版英国医学研究委员会呼吸问卷对 COPD 病人进行评估（表 2-12）。

表 2-12　改良版英国医学研究委员会呼吸问卷（mMRC）对呼吸困难严重程度的评估表

评价等级	严重程度
mMRC 0 级	只在剧烈活动时感到呼吸困难
mMRC 1 级	在快走或上缓坡时感到呼吸困难
mMRC 2 级	由于呼吸困难比同龄人走得慢，或者以自己的速度在平地上行走时需要停下来呼吸
mMRC 3 级	在平地上步行 100m 或数分钟需要停下来呼吸
mMRC 4 级	因为明显呼吸困难而不能离开房屋或者换衣服时也感到气短

mMRC 仅反映呼吸困难程度，0～1 分为症状少，2 分以上为症状多（表 2）。CAT 评分为综合症状评分，分值范围 0～40 分（0～10 分：轻微影响；11～20 分：中等影响；21～30 分：严重影响；31～40 分：非常严重影响），10 分以上为症状多。

（3）急性加重风险评估：根据症状、肺功能、过去 1 年急性加重史等，预测未来急性加重风险。高风险患者具有下列特征：症状多，mMRC 评分 ≥ 2 分或 CAT 评分 ≥ 10 分；FEV 占预计值 < 50%；过去 1 年中重度急性加重 ≥ 2 次或因急性加重住院 ≥ 1 次。

（4）慢性合并症的评估：常发生于慢阻肺患者的合并症，包括心血管疾病、骨骼肌功能障碍、代谢综合征、骨质疏松、抑郁、焦虑和肺癌（表 2-13）。

表 2-13　慢性阻塞性肺疾病合并症评估

检查项目	针对的合并症或并发症	检查频率
测血压	高血压	定期
心脏超声检查	心血管疾病	每年 1 次
BNP，NT-proBNP	心功能不全	必要时或按需
心电图	心律失常	每年 1 次或按需
血生化	糖尿病 / 高脂血症 / 高尿酸血症	每年 1 次
D- 二聚体	肺栓塞 / 静脉血栓栓塞症	必要时或按需
CTPA	肺栓塞	必要时或按需
下肢静脉超声	肺栓塞 / 静脉血栓栓塞症	必要时或按需
胸部 X 线，胸部 CT	肺炎、肺癌、支气管扩张症、肺结核等	每年 1 次

续表

检查项目	针对的合并症或并发症	检查频率
血气分析	呼吸衰竭	必要时或按需
焦虑抑郁量表	焦虑抑郁	每年 1 次
骨密度	骨质疏松	每年 1 次

注：BNP：脑钠肽；NT-proBNP：N-末端脑钠肽前体；CTPA：肺动脉 CT 血管造影

2. 慢阻肺急性加重期病情评估　慢阻肺急性加重是指呼吸道症状急性加重超过日常变异水平需要改变治疗方案。可由多种原因所致，最常见的有气管、支气管感染，主要为病毒、细菌感染，环境、理化因素改变，稳定期治疗不规范等均可导致急性加重，部分病例急性加重的原因难以确定。根据急性加重治疗所需的药物和治疗场所，将慢阻肺急性加重分为：①轻度：仅需使用短效支气管扩张剂治疗；②中度：使用短效支气管扩张剂和抗生素，有的需要加用口服糖皮质激素；③重度：需要住院或急诊治疗。

根据慢阻肺急性加重的严重程度和基础疾病的严重程度，将患者分为门诊治疗或住院治疗。80% 的慢阻肺急性加重患者可在门诊给予支气管扩张剂、激素和抗生素治疗。对于有明显呼吸频率增快（＞ 20 次 / 分）吸氧不能改善者需住院治疗。需要住院的患者其严重程度分为 3 种类型。

六、鉴别诊断

慢性阻塞性肺疾病与其他疾病的鉴别诊断要点，见表 2-14。

表 2-14　慢性阻塞性肺疾病与其他疾病的鉴别诊断要点

疾病	鉴别诊断要点
支气管哮喘	早年发病（通常在幼儿期），每日症状变化快，夜间和清晨症状明显，可有过敏史、鼻炎和 / 或湿疹，有哮喘家族史
充血性心力衰竭	胸部 X 线片示心脏扩大、肺水肿，肺功能检查提示有限制性通气障碍而非气流受限
支气管扩张症	大量脓痰，常伴有细菌感染，粗湿啰音，杵状指，胸部 X 线片或 CT 示支气管扩张、管壁增厚
肺结核	所有年龄均可发病，胸部 X 线片示肺浸润性病灶或结节状、空洞样改变，微生物检查可确诊，流行地区高发
闭塞性细支气管炎	发病年龄较轻，不吸烟，可能有类风湿关节炎病史或烟雾接触史，呼气相 CT 显示低密度影
弥漫性泛细支气管炎	主要发病在亚洲人群中，多为男性非吸烟者，几乎均有慢性鼻窦炎，胸部 X 线片和高分辨率 CT 示弥漫性小叶中央结节影和过度充气征

七、社区治疗

（一）常用药物

1. 支气管扩张药物 支气管扩张剂可松弛支气管平滑肌、扩张支气管、缓解气流受限，是控制慢阻肺症状的主要治疗措施。短期按需应用可缓解症状，长期规律应用可预防和减轻症状，增加运动耐力。与口服药物相比，吸入剂的不良反应发生率低，因此多首选吸入治疗。

主要的支气管扩张剂有 β 受体激动剂、抗胆碱能药物及茶碱类药物。

（1）β 受体激动剂：β 受体激动剂分为短效（SABA）和长效（LABA）。沙丁胺醇和特布他林为短效定量雾化吸入剂，数分钟内起效，15～30min 达到峰值，疗效持续 4～6h，每次剂量 100～200μg（每喷 100μg），24h 内 ≤ 8～12 喷，主要用于缓解症状，按需使用。福莫特罗为长效定量吸入剂，1～3min 起效，作用持续 12h 以上，常用剂量为 4.5～9.0μg，2 次 / 天（表 2-15）。

表 2-15 常用的 $β_2$ 受体激动剂

药物	吸入药 [μg（装置）]	雾化液（mg/ml）	口服药	注射（mg）	作用持续时间（h）
短效					
非诺特罗	100～200（MDI）	1	2.5mg（片剂）；0.05%（糖浆）	-	4～6
左旋沙丁胺醇	45～90（MDI）	0.1，0.21，0.25，0.42	-	-	6～8
沙丁胺醇	90，100，200（MDI，DPI）	1.2，2.5，5	2，4，5mg（片）；8mg（缓释片）；0.024%/0.4mg（糖浆）	0.1，0.5	4～6，12（缓释）
特布他林	500（DPI）	5mg（2ml）	2.5mg/5mg（片）	0.2，0.25，1	4～6
长效					
福莫特罗	4.5～9（DPI）	0.01	-	-	12
茚达特罗	75～300（DPI）	-	-	-	24
奥达特罗	2.5，5（SMI）	-	-	-	24
沙美特罗	25～50（MDI，DPI）	-	-	-	12

注：MDI：定量吸入气雾剂；DPI：干粉吸入器；SMI：软雾吸入装置；- 无

（2）抗胆碱能药物：主要品种有异丙托溴铵气雾剂，为短效 M 受体阻断剂（SAMA）可阻断 M 胆碱受体，30~90min 达最大效果，可维持 6~8h，使用剂量为 20~40μg（每喷 20μg），3~4 次/天，该药不良反应发生率低，长期吸入可改善慢阻肺患者的健康状况。噻托溴铵是长效 M 受体阻断剂（LAMA），可以选择性作用于 M_3 和 M_1 受体，作用长达 24h 以上，干粉剂为 18μg（每吸 18μg），1 次/天，喷雾剂为 5μg（每吸 2.5μg），1 次/天，改善呼吸困难，提高运动耐力和生命质量，也可减少急性加重频率（表 2-16）。

表 2-16　常用的抗胆碱能药物和制剂

药物	吸入药［μg（装置）］	雾化液（mg/ml）	口服药	注射(mg)	作用持续时间（h）
短效					
异丙托溴铵	20，40（MDI）	0.2	–	–	6~8
氧托溴铵	100（MDI）	1.5	–	–	7~9
长效					
阿地溴铵	400（DPI） 400（MDI）	–	–	–	12
格隆溴铵	15.6，50（DPI）	–	1mg（溶液）	0.2	12~24
噻托溴铵	18（DPI）；2.5，5（SMI）	–	–	–	24
芜地溴铵	62.5（DPI）	–	–	–	24

注：MDI：定量吸入气雾剂；DPI：干粉吸入器；SMI：软雾吸入装置；– 无

（3）茶碱：可解除气道平滑肌痉挛、改善心搏出量、舒张全身和肺血管、增加水钠排出、兴奋中枢神经系统、改善呼吸肌功能及某些抗炎作用。缓释型或控释型茶碱口服 1~2 次/天，可以达到稳定的血浆浓度，对治疗慢阻肺有一定效果（表 2-17）。监测茶碱的血浓度对估计疗效和不良反应有一定意义，血液中茶碱浓度 > 5mg/L 即有治疗作用；> 15mg/L 时不良反应明显增加。

表 2-17　常用的茶碱类药物和制剂

药物	口服药	注射（mg）	作用持续时间
氨茶碱	105mg/ml（溶液）	250，500	多变，最长达 24h
茶碱（缓释）	100~600mg（片）	250，400，500	多变，最长达 24h

2. 联合支气管扩张剂　联合使用不同作用机制和作用时间的支气管扩张剂，与增加单一支气管扩张剂药量相比，可以增加支气管扩张的程度并降低不良反应的风险（表 2-18）。

表 2-18　常用的联合支气管扩张剂药物和制剂

药物	吸入药［μg（装置）］	雾化液（mg/ml）	作用持续时间（h）
SABA 联合抗胆碱能药在一种吸入装置			
非诺特罗 / 异丙托溴铵	50/20（SMI）	1.25.0.5mg/4ml	6~8
沙丁胺醇 / 异丙托溴铵	100/2（SMI），75/15（MDI）	0.5.2.5mg/3ml	6~8
LABA 联合抗胆碱能药在一种吸入装置			
福莫特罗 / 格隆溴铵	9.6/18（MDI）	–	12
福莫特罗 / 阿地溴铵	12/400（DPI）	–	12
茚达特罗 / 格隆溴铵	27.5/15.6 或 100/50（DPI）	–	12~24
维兰特罗 / 芜地溴铵	25/62.5（DPI）	–	24
格隆溴铵 / 福莫特罗	4.8/9（MDI）	–	12
奥达特罗 / 噻托溴铵	5/5（SMI）	–	24

注：SABA：短效 β_2 受体激动剂；LABA：长效 β_2 受体激动剂；MDI：定量吸入气雾剂；DPI：干粉吸入器；SMI：软雾吸入装置；– 无

3. 抗炎药物

（1）糖皮质激素：单独吸入糖皮质激素不能改变 FEV_1 的长期下降，也不能改变慢阻肺患者的病死率，因此不推荐单用吸入激素治疗。对于中度到极重度的慢阻肺患者，有频发急性加重风险的患者，ICS/LABA 联合使用，在改善肺功能、健康状态和减少急性加重方面比单药更有效（表 2-19）。与 ICS/LABA 或 LAMA 单药使用，ICS/LAMA/LABA 三联治疗改善肺功能、症状、健康状况及减少急性加重效果更佳。慢阻肺稳定期不推荐长期口服糖皮质激素。

表 2-19　常用的 ICS/LABA 联合制剂

药物	吸入药［μg（装置）］
福莫特罗 / 倍氯米松	6/100（MDI）
福莫特罗 / 布地奈德	4.5/160（MDI）；4.5/80（MDI），9/32（DPI），4.5/160（DPI）
福莫特罗 / 莫米松	10/200，10/400（MDI）
沙美特罗 / 氟替卡松	50/100，50/250，5/500（DPI）；21/45，21/115，21/230（MDI）
维兰特罗 / 丙酸氟替卡松	25/100（DPI）

注：ICS：吸入性糖皮质激素；LABA：长效 β_2 受体激动剂；MDI：定量吸入气雾剂；DPI：干粉吸入器

（2）磷酸二酯酶抑制剂：罗氟司特为口服药物，1 次 / 天，无直接扩张支气管作用。对于存在慢性支气管炎、重度到极重度慢阻肺、既往有急性加重病史的患者，罗氟司特治疗可降低需要糖皮质激素治疗的中重度急性加重发生率。

（二）其他药物

1. 祛痰药（黏液溶解剂） 慢阻肺患者的气道内产生大量黏液分泌物，可促使其继发感染，并影响气道通畅，应用祛痰药有利于气道引流通畅，改善通气功能，但其效果并不确切，仅对少数有黏痰的患者有效。常用药物有盐酸氨溴索、乙酰半胱氨酸、福多司坦、桉柠蒎等。

2. 抗氧化剂 慢阻肺患者的气道炎症导致氧化负荷加重，应用抗氧化剂大剂量 N-乙酰半胱氨酸（0.6g，2 次 / 天）或羧甲司坦等，可降低疾病反复加重的频率。

3. 免疫调节 进入 60 岁后，随着年龄的增长，血清 $CD4^+$、$CD4^+/CD8^+$ 比值随年龄增长而明显降低，而 $CD8^+$ 随年龄增长显著增高，说明老年人的细胞免疫功能逐渐下降，这也是导致老年 COPD 患者反复急性发作和病情逐渐恶化的主要原因。复可托在 COPD 稳定期使用，治疗后患者肺功能水平 FVC、FEV_1、FEV_1/FVC、$FEV_1\%$ 水平均明显改善。

八、转诊指征

当患者出现以下情况，建议向综合医院呼吸专科转诊。

（一）紧急转诊

当慢阻肺患者出现中重度急性加重，经过紧急处理后症状无明显缓解，需要呼吸支持治疗，应考虑紧急转诊。

1. 症状显著加剧，如突然出现的静息状况下呼吸困难。
2. 重度慢阻肺。
3. 出现新的体征或原有体征加重（如发绀、神志改变、外周水肿）。
4. 意识状态改变，包括意识模糊、昏睡、昏迷。
5. 有严重的合并症（如心力衰竭或新出现的心律失常）。
6. 出现低血压。
7. 初始药物治疗急性加重失败。
8. 喘憋，氧疗或无创通气治疗无效。

（二）门诊转诊

1. 因确诊或随访需求或条件所限，需要做肺功能等检查。

2. 经过规范化治疗，症状控制不理想，仍有频繁急性加重。

3. 为评价慢阻肺合并症或并发症，需要做进一步检查或治疗。

九、健康教育

1. 教育与督促患者戒烟。

2. 使患者了解慢阻肺的病理、生理与临床基础知识。

3. 正确使用吸入装置的指导和培训。

4. 学会自我控制病情的技巧，如腹式呼吸及缩唇呼吸锻炼等。

5. 了解赴医院就诊的时机。

思考题

1. 慢性阻塞性肺疾病的诊断标准是什么？

2. 慢性阻塞性肺疾病的高危人群包括哪些人？

3. AECOPD 的治疗原则是什么？

第六节　支气管扩张

一、定义及病因

支气管扩张症是由于支气管及其周围肺组织病变，使支气管壁的肌肉和弹性组织破坏，导致支气管变形及持久扩张的疾病。支气管扩张后，排痰能力减弱，管壁变薄，血管显露，常常合并慢性炎症，进而导致慢性咳嗽、咳大量脓痰和反复咯血。

支气管扩张可以是局部的，也可以是弥漫性的。支气管扩张的主要致病因素为支气管感染、阻塞和牵拉，部分有先天遗传因素。

二、临床表现

支气管扩张可以发生于任何年龄和性别，但多见于青少年即可发现。无合并症的支气管扩张，患者可能无任何感觉。

（1）较严重的支气管扩张可以反复出现呼吸道的感染，而且多为慢性咳嗽、咳脓痰。

这种症状的特点包括早、晚加重，体位变化可以引发咳嗽。由于支气管排痰能力下降，这类患者的痰液常常是黏性脓痰，带有臭味。这类患者被称为湿性支气管扩张。

（2）有些支气管扩张的患者可能因为咯血被发现，但感染情况严重，咳痰不多。咯血的程度从痰中有血丝到大咯血不一。这类患者被称为干性支气管扩张。

三、诊断与鉴别诊断

支气管扩张需要通过医院进行影像学检查才可能被发现。

（一）诊断

支气管扩张需要依靠肺部影像学，特别是胸部 CT 或支气管造影检查。因此，支气管扩张的确诊需要专科医生的确定。但在基层医疗服务中，如果患者长期不易控制的肺部感染，特别是中青年人，没有慢性支气管炎基础，或者反复出现咯血，但不伴有发热、乏力等结核中毒症状，可以考虑有支气管扩张的可能性。

（二）鉴别诊断

由于支气管扩张的特点 – 反复感染及咯血，因此需要与慢性支气管炎、肺炎、肺结核以及肺癌进行鉴别。通过反复发作的特点以及是否有结核中毒症状，区分上述疾病并不困难。但最终的鉴别有赖于肺部影像学检查。

四、基层处理

1. 支气管扩张本身是不可逆的，任何方法都不可能将已经扩张的支气管恢复。基层处理的重点一直是健康教育，让患者认识到引起支气管扩张的危险因素和风险，使其改变生活习惯，关注支气管扩张的发展。建议患者戒烟，保持营养，适量运动，保持肺功能，尽可能防止呼吸道感染等。

2. 当出现急性感染时，应及时使用能够覆盖可能病原体的抗生素（通常建议使用广谱抗生素），以及祛痰、镇咳药物。抗生素的选择通常以头孢菌素（二代或三代）以及呼吸喹诺酮类为主，当考虑有不典型病原体时，可以加用大环内酯类抗生素。不可以采用过强的止咳药物，以免痰液不宜咳出造成局部感染加重。

3. 加强体位引流是湿性支气管扩张患者家庭治疗的重要方法之一。根据患者检查确定的支气管病变部位，采用头低、扩张部位高的体位，进行背部叩击，可以帮助排除淤积的痰液，可以每日 2~3 次。这种方法对大多数患者可以使用，但如果合并较大咯血的患者，避免采用此方法。

五、转诊指征

1．任何出血量比较大的患者都需要紧急转诊至综合医院急诊科。

2．任何出现明确感染，且经过3～5天标准抗感染治疗不能控制体温的患者，需要转至综合医院进一步诊疗。

3．如果患者存在高热、喘憋等症状，需要转诊至医院急诊科进行处理。

思考题

1．支气管扩张的主要表现是什么？

2．支气管扩张的鉴别诊断有哪些？

3．支气管扩张的基层处理及转诊指征是什么？

第二章　心血管疾病

第一节　高　血　压

一、定义

高血压定义为：在未使用降压药物的情况下，3次测量诊室血压，收缩压（SBP）≥140mmHg（1mmHg=0.133kPa）和／或舒张压（DBP）≥90mmHg，而且这3次血压测量不在同一天，可诊断高血压。根据血压升高水平，又进一步将高血压分为1级、2级和3级（表2-20）。

有些人在诊室测量血压会较在家或者诊室以外的其他地方测得的血压升高，称之为"白大衣高血压"。这样的患者需要数周内多次测量血压。家庭监测血压（HBPM）诊断高血压的标准为≥135/85mmHg，与诊室血压的140/90mmHg相对应。收缩压≥140mmHg但舒张压＜90mmHg称为单纯收缩期高血压，收缩压＜140mmHg但舒张压≥90mmHg称为单纯舒张期高血压（表2-20）。

表2-20　血压水平分级

分类	收缩压（mmHg）	舒张压（mmHg）
正常血压	＜120 和	＜80
正常高值	120~139 和／或	80~89
高血压	≥140 和／或	≥90
1级高血压（轻度）	140~159 和／或	90~99
2级高血压（中度）	160~179 和／或	100~109
3级高血压（重度）	≥180 和／或	≥110
单纯收缩期高血压	≥140 和	＜90

注：当收缩压和舒张压分属于不同级别时，以较高的分级为准

二、病因及发病机制

大部分高血压的病因至今仍未明确，这类高血压称为"原发性高血压"。还有一部分高血压的患者，是由于某些确定的疾病或病因引起，被称为"继发性高血压"。年轻患者出现中重度高血压，药物治疗效果差时要考虑继发性高血压的可能，包括肾脏疾病性高血压、肾血管性高血压和内分泌性疾病高血压等。

原发性高血压的危险因素包括遗传因素、年龄以及不良生活方式等多方面。高血压的发病常常具有"家庭性聚集"的特点，这是因为发病家庭既有基因相近，也有生活习惯相似。高血压主要的危险因素包括：

1. 高钠膳食　高钠、低钾膳食是我国高血压发病重要的危险因素。世界卫生组织（WHO）推荐普通人每天钠盐摄入量不高于5g，我国居民2012年的统计数据表明18岁及以上居民的平均盐摄入量为10.5g；WHO推荐普通人每天钾摄入量为3.51g，而我国人群只有1.89g。

2. 超重和肥胖　超重和肥胖是高血压发病的重要危险因素。超重和肥胖人群的高血压发病风险是体重正常人群的1.16~1.28倍。内脏型肥胖（中心型肥胖）与高血压的关系密切，内脏脂肪越多，高血压患病风险越大。

3. 过量饮酒　高血压患者中5%~10%与过量饮酒有关。男性日均饮酒41~60g、女性日均饮酒21~40g称为危险饮酒，男性日均饮酒60g以上、女性日均40g以上称为有害饮酒。我国居民18岁以上饮酒者中有害饮酒率为9.3%。研究发现，降低酒精摄入可以明显降低血压。酒精摄入量平均减少67%，则收缩压和舒张压可分别下降3.31mmHg和2.04mmHg。

4. 长期精神紧张　心理压力大，情绪紧张、焦虑、愤怒、压抑、烦躁、恐慌等精神紧张状态，可引起交感神经兴奋性增高，从而使血压升高。精神紧张者发生高血压的风险是正常人群的1.5倍。

5. 体力活动不足　城市居民（尤其青少年）普遍缺乏规律性的体力活动和运动，体力活动不足是高血压发生、发展的一个危险因素。

6. 其他因素　除了以上危险因素，其他如年龄、高血压病家族史、糖尿病、血脂异常等也是高血压的危险因素。尤其是大气污染，暴露于PM2.5、SO_2等污染物中都伴随着高血压发病和心血管死亡率的增加。

三、临床表现

高血压患者可表现为头晕、头痛、视物模糊等，重要的表现为测量血压升高。长期严重高血压患者可出现靶器官损害，包括心脏、肾脏、脑等并有相应表现。

长期高血压增加心脏、脑、肾等器官的负荷，进而造成其功能损害。因此，评估心脏、肾脏、大血管、眼、脑等靶器官是否存在损害，是高血压诊断评估的重要内容，特别是检出无症状性亚临床靶器官损害。

1. 心脏　长期高血压可导致左心室肥厚，是心血管事件独立的危险因素，通过心电图和超声心动图可以帮助诊断。

2. 肾脏　肾脏损害主要表现为血清肌酐水平升高、估算的肾小球滤过率下降或尿白蛋白排出量增加。

3. 大血管　颈动脉内膜中层厚度增加、粥样斑块形成、脉搏波传导速度增快等，均提示大血管受累。

4. 眼底　眼底视网膜动脉病变，能够反映高血压小血管受累的情况。常规眼底镜检查及眼底摄像等，可观察和分析视网膜小血管的重构病变。

5. 脑　头颅 MRA 或 CTA 有助于脑血管病及脑白质损害的检查，经颅多普勒超声对脑血管的痉挛、狭窄或闭塞有诊断意义，目前也采用简易精神状态量表评估认知功能。

四、诊断

高血压的诊断包括以下 3 个方面：①确立高血压诊断，明确血压水平分级；②判断高血压的原因，区分原发性或者继发性；③寻找其他心脑血管危险因素、靶向器官损坏以及相关临床症状，从而做出高血压患者的病因鉴别诊断和评估患者的心脑血管疾病风险程度，指导诊断与治疗。

血压测量是评估血压和诊断高血压、观察降压疗效的根本手段和方法。主要与诊室血压和诊室外血压测量两种，后者包括动态血压监测（ABPM）及家庭血压监测（HBPM）。高血压诊断标准参照"高血压定义"。

诊室血压测量步骤：

（1）受试者安静休息至少 5min 后开始测量坐位上臂血压，上臂应置于心脏水平。

（2）推荐使用经过验证的上臂式医用电子血压计。

（3）使用标准规格袖带（气囊长 22～26cm、宽 12cm），肥胖者或臂围大者（＞32cm）应使用大规格气囊袖带。

（4）首诊时，应测量两侧上臂血压，以血压度数较高的一侧作为测量的上臂。

（5）测量血压时，应相隔 1～2min 重复测量，取 2 次读数的平均值记录。如果收缩压或舒张压的 2 次读数相差 5mmHg 以上，应再次测量，取 3 次读数的平均值。

（6）老年人、糖尿病患者及出现直立性低血压情况者，应该加测直立位血压。直立位血压在卧位改为站立后 1min 和 3min 时测量。

（7）在测量血压的同时，应测定脉率。

高血压患者的诊断不只根据血压水平，还需要对患者进行心血管综合风险的评估并分层，才能确定启动降压治疗的合适时机、优化降压方案，确立更合适的血压控制目标和进行综合管理。高血压患者按照心血管风险水平分为低危、中危、高危和很高危4个层次（表2-21，表2-22）。

表2-21 血压升高患者心血管风险水平分层

其他心血管危险因素和疾病史	血压（mmHg）			
	SBP 130 ~ 139 和 / 或 DBP 85 ~ 89	SBP 140 ~ 159 和 / 或 DBP 90 ~ 99	SBP 160 ~ 179 和 / 或 DBP 100 ~ 109	SBP ≥ 180 和 / 或 DBP ≥ 110
无		低危	中危	高危
1 ~ 2 个其他危险因素	低危	中危	中 / 高危	很高危
≥ 3 个其他危险因素，靶器官损害，或 CKD3 期，无并发症的糖尿病	中 / 高危	高危	高危	很高危
临床并发症，或 CKD ≥ 4 期，有并发症的糖尿病	高 / 很高危	很高危	很高危	很高危

注：CKD：慢性肾脏疾病

表2-22 影响高血压患者心血管预后的重要因素

心血管危险因素	靶器官损害	伴发临床疾病
高血压（1 ~ 3 级） 男性 > 55 岁；女性 > 65 岁 吸烟或被动吸烟 糖耐量异常（2h 血糖 7.8 ~ 11.0mmol/L）和（或）空腹血糖异常（6.1 ~ 6.9mmol/L） 血脂异常 TC ≥ 6.2mmol/L（240mg/dl）或 LDL-C ≥ 4.1mmol/L（160mg/dl）或 HDL-C < 1.0mmol/L（40mg/dl） 早发心血管病家族史（一级亲属发病年龄 < 50 岁） 腹型肥胖（腰围：男 ≥ 90cm，女 ≥ 85cm） 或肥胖（BMI ≥ 28kg/m²） 高同型半胱氨酸血症（≥ 15μmol/L）	左心室肥厚 心电图: Sokolow-Lyon 电压 > 3.8mV 或 Comell 乘积 > 244mV/ms 超声心动图 LVMI: 男 ≥ 115g/m²，女 ≥ 95g/m² 颈动脉超声 IMT ≥ 0.9mm，或动脉粥样硬化斑块 颈 – 股动脉脉搏波速度 ≥ 12m/s（＊选择使用） 踝 / 臂血压指数 < 0.9（＊选择使用） 估算的肾小球滤过率降低 [eGFR30 ~ 59ml/（min·1.73m²）] 或血清肌酐浓度轻度升高：男性 115 ~ 133μmol/L（1.3 ~ 1.5mg/dl），女性 107 ~ 124μmol/L（1.2 ~ 1.4mg/dl） 微量白蛋白尿：30 ~ 300mg/24h 或白蛋白 / 肌酐比 ≥ 30mg/g（3.5mg/mmol）	脑血管病 脑出血 缺血性脑卒中 短暂性脑缺血发作 心脏疾病 心肌梗死史 心绞痛 冠状动脉血运重建 慢性心力衰竭 心房颤动 肾脏疾病 糖尿病肾病 肾功能受损，eGFR < 30ml/（min·1.73m²），血肌酐升高：男 ≥ 133μmol/L（1.5mg/dl），女 ≥ 124μmol/L（1.4mg/dl），蛋白尿（≥ 300mg/24h） 外周血管疾病 视网膜病变

续表

心血管危险因素	靶器官损害	伴发临床疾病
		出血或渗出
		视盘水肿
		糖尿病
		新诊断：
		空腹血糖 ≥ 7.0mmol/L（126mg/dl）
		餐后血糖 ≥ 11.1mmol/L（200mg/dl）
		已治疗但未控制：
		糖化血红蛋白 ≥ 6.5%

注：TC：总胆固醇；LDL-C：低密度脂蛋白胆固醇；HDL-C：高密度脂蛋白胆固醇；LVMI：左心室重量指数；IMT：颈动脉内膜中层厚度；BMI：体重指数

五、基层处理与治疗

（一）生活方式干预

生活方式干预在任何时间对于任何高血压患者都是合理的、有效的治疗手段之一，应贯穿高血压治疗的全程。其目的在于控制血压、预防和延缓高血压的发生发展，降低心血管疾病危险因素和临床情况。健康生活方式包括以下几方面：

1. 减少钠盐摄入　根据世界卫生组织的建议，每日每人进食氯化钠的总量在 6g 以下对预防高血压有一定作用。在日常生活中，应鼓励居民和高血压患者尽可能避免过咸的饮食。

2. 合理膳食降低胆固醇　胆固醇是引起动脉斑块和动脉粥样硬化的重要因素之一，也是导致高血压的原因之一。预防和控制高血压，应尽可能降低血清低密度脂蛋白胆固醇。多进食高纤维食物（粗粮、高纤维蔬菜）对人体微生态调节有益，也对控制血压有益。

3. 禁烟限酒、增加运动、减轻精神压力，保持心理平衡等。

（二）药物治疗

1. 常用的五大类降压药物　常用的降压药物包括钙离子拮抗剂（CCB）、血管紧张素转换酶抑制剂（ACEI）、血管紧张素 II 受体阻断剂（ARB）、利尿剂和 β 受体阻断剂 5 种类型。建议根据特殊人群的类型、合并症等，选择针对性的药物，进行个体化治疗。

2. 初始治疗　可根据血压水平分类和心血管风险分层，选择初始单药或联合治疗。一般患者采用单药、小剂量开始，根据患者的血压变化和不良反应情况调整剂量或更换药物。

3. 药物选择　优先选用长效降压药物，有效控制 24h 血压，能够有效预防心脑血管并发症发生。对血压 ≥ 160/100mmHg、高于目标血压 20/10mmHg 的高危患者，或单项降压药治疗未达标的高血压患者，应进行联合降压治疗，包括自由联合或单片复方制剂。

（三）相关危险因素处理

1. 调脂治疗 高血压伴血脂异常患者，应在生活方式干预治疗的基础上，积极降压治疗和适度降脂治疗；对动脉硬化性心血管病（ASCVD）风险低中危患者，严格实施生活方式干预 6 个月后，血脂水平不能达标者，应考虑药物降脂治疗；对 ASCVD 风险中危以上患者，应立即启动中等强度他汀类药物治疗，必要时采用联合降胆固醇药物治疗。

2. 抗血小板治疗 对高血压伴缺血性心脑血管病的患者，推荐应用抗血小板药物治疗。抗血小板治疗在心脑血管疾病二级预防中的作用，已被大量临床研究证实，可有效降低心脑血管事件风险 19%~25%，其中非致死性心肌梗死下降 33%，非致死性脑卒中下降 25%，致死性血管事件下降 17%；抗血小板治疗在心脑血管疾病一级预防中受益主要是高危人群，如高血压伴糖尿病、高血压伴慢性肾病、高龄心血管病高风险者等；高血压病且需长期应用抗血小板药物者，需将血压降至 150/90mmHg 以下后方可应用。

3. 血糖控制 高血压合并高血糖较常见，同时合并其他多种代谢性心脑血管危险因素，如肥胖、高脂血症、脂肪肝、蛋白尿、高尿酸血症等，促进并加重心脑血管疾病风险的发生与发展。通过健康生活方式和药物治疗，综合实施控制。血糖控制目标：糖化血红蛋白测定（HbA1c）< 7%，空腹血糖 < 4.4~7mmol/L，餐后 2h 血糖或血糖高峰值 < 10mmol/L；容易发生低血糖、病程长、老年人、合并症及并发症多的患者，血糖控制标准可适当放宽。

4. 高血压并发心房颤动的治疗 易发生房颤的高血压患者（合并左房增大、左室肥厚、心功能降低），推荐使用肾素 - 血管紧张素 - 醛固酮系统（RAAS）抑制药物，尤其是血管紧张素受体 Ⅱ 阻断剂（ARB），以减少房颤的发生；具有血栓栓塞危险因素的房颤患者，应按照指南进行抗凝治疗，如华法林、达比加群酯、利伐沙班等。

5. 高血压伴多重危险因素的管理 生活方式干预是高血压伴多重危险因素患者心脑血管疾病预防的基础；建议高血压伴同型半胱氨酸升高者，适当补充新鲜蔬菜和水果，必要时补充叶酸。

（四）特殊人群高血压的处理

1. 老年高血压 根据其临床特点，应用生活方式干预和高血压药物治疗。75 岁以上老人的血压控制标准可以适当放宽，并根据其平时感觉进行个性化调节。

2. 儿童与青年高血压 根据流行趋势和特点以及近、远期健康损害，制定诊断评估标准和治疗方案。

3. 妊娠高血压 针对性做好孕前评估，密切监测孕期血压和尿常规等情况，采取非药物治疗和药物治疗的综合管理，降低各种并发症风险，必要时终止妊娠，最大程度保障母婴安全。

4. 高血压伴脑卒中　病情稳定的脑卒中患者，血压 ≥ 140/90mmHg 时启动降压治疗，目标血压 < 140/90mmHg；急性出血性脑卒中并待溶栓患者，血压控制 < 180/110mmHg；急性脑出血的降压治疗：收缩压 > 220mmHg，应积极给予静脉降压药，收缩压 > 180mmHg，可使用静脉降压药控制血压，160/90mmHg 是参考的目标降压值。

5. 高血压伴冠心病　推荐 < 140/90mmHg 作为合并冠心病的高血压患者的降压目标，如能耐受，可降至 < 130/80mmHg，应注意舒张压不宜降得过低；稳定型心绞痛首选 β 受体阻断剂和钙通道阻滞剂（CCB）。

6. 高血压合并心力衰竭　对于该类患者推荐的降压目标为 < 130/80mmHg；高血压合并慢性射血分数降低的心力衰竭，首先推荐应用 ACEI（不能耐受者可使用 ARB）、β 受体阻断剂或醛固酮拮抗剂。

7. 高血压伴肾脏疾病　慢性肾脏疾病（CKD）患者的降压目标：无蛋白尿者 < 140/90mmHg，有蛋白尿者 < 130/80mmHg；建议 18 ~ 60 岁的 CKD 合并高血压患者在血压 ≥ 140/90mmHg 时，启动药物降压治疗；CKD 合并高血压患者的初始降压治疗，应包括一种 ACEI 或 ARB，可单一或联合用药，但不建议 ACEI 和 ARB 两药联合应用。

8. 高血压合并糖尿病　建议该类患者降压目标为 < 130/80mmHg；SBP 在 130 ~ 139mmHg 或 DBP 在 80 ~ 89mmHg 的糖尿病患者，可进行 ≤ 3 个月的非药物治疗，如血压不能达标，应采用药物治疗；血压 ≥ 140/90mmHg 患者，应在非药物治疗的基础上立即启动药物治疗，伴微量蛋白尿患者应立即使用药物治疗；首先考虑使用 ACEI 或 ARB，如需联合用药应以 ACEI 或 ARB 为基础。

9. 代谢综合征　明确诊断标准，主要是生活方式干预和药物治疗综合应用，可减少靶向器官损害和心血管风险。

10. 外周动脉疾病的降压治疗　下肢动脉疾病伴高血压的患者，血压应控制在 < 140/90mmHg；CCB、ACEI 或 ARB 应首选应用，选择 β_1 受体阻断剂治疗外周动脉疾病（PAD）并非禁忌，利尿剂一般不用。

11. 难治性高血压　确定该病常需配合采用诊室外血压测量；寻找影响血压控制不良的原因和并存的疾病因素；推荐选择常规剂量的 RAS 抑制剂 +CCB+ 噻嗪类利尿剂，也可根据患者特点和耐受性，考虑增加各类药物的剂量，直至到全剂量。

12. 高血压急症和亚急症　高血压急症（血压 > 180/120mmHg，伴急性进行性靶器官功能不全）的治疗：初始阶段（1h 内）血压控制目标为，平均动脉压降低幅度 ≤ 治疗前的 25%，在随后 2 ~ 6h 内将血压降至较安全水平，一般为 160/100mmHg 左右，如可耐受该水平，可在 24 ~ 48h 内将血压降至正常水平；高血压亚急症（血压显著升高，不伴有急性进行性靶向器官损害）的治疗：在 24 ~ 48h 内，将血压缓慢降至 160/100mmHg。无证据表明，紧急降压治疗可以改善预后，许多高血压亚急症可通过口服降压药控制。

六、转诊指征

（一）社区初诊高血压转诊条件

1. 合并严重的临床症状或靶向器官损害，需进一步评估治疗。
2. 多次测量血压水平达 3 级，需进一步评估治疗。
3. 怀疑继发性高血压患者。
4. 妊娠和哺乳期妇女。
5. 高血压急症和亚急症。
6. 因诊断需要到上一级医院进一步检查。

（二）社区随诊高血压转诊条件

1. 采用两种以上降压药规律治疗，血压仍不达标者。
2. 血压控制平稳的患者，再度出现血压升高并难以控制者。
3. 随访过程中，出现新的严重临床疾病或原有疾病加重。
4. 血压波动较大，临床处理有困难者。
5. 患者服用降压药后，出现难以解释和不能处理的不良反应。
6. 高血压伴发多重危险因素或靶向器官损害而处理困难者。

七、健康教育

系统管理高血压（为社区所有居民提供客观的持续的筛查、诊断、治疗、转诊、长期随诊）是卫生服务体系和全体居民的共同责任。将高血压防治纳入当地医疗卫生服务系统中并制定相应政策，包括监督考核制度、资源分配与人事安排方案等；社区高血压防治应采取"全人群"和"高危人群"相结合的策略；高血压需终生管理，有条件的地方应采用现代信息技术（互联网＋医联体云）建立疾病管理和远程会诊平台。

初步诊断、评估高血压水平分级和风险分层，登记并建立随诊病历（血压、心率数值，记录与血压相关的症状，药物剂量和种类、不良反应等），了解影响进行生活改变和药物治疗依从性的障碍。

思考题

1. 高血压的诊断标准是什么？
2. 高血压药物分类及临床选择原则是什么？

（李海斌）

第二节　心律失常

一、定义与分类

心律失常是指心脏电脉冲的起源部位、节律、频率、传导速度或激动次序的异常。按其发生原理可分为冲动形成异常与冲动传导异常两大类。按心律失常发生时心率的快慢可分为快速性与缓慢性心律失常两大类。

二、病因

心律失常是一种临床常见临床情况，正常人也可以有某些心律失常。但更多由于各种心脏疾病引起，如心肌病变、心功能不全、电解质紊乱（低钾、低镁等）、药物过量或中毒、心肌缺血等。情绪激动、缺氧、烟酒茶过量亦可引起心律失常。

三、临床表现

轻度的室上性期前收缩、心动过速，可能没有任何症状。较为严重的心律失常，患者可能有心悸、眩晕甚至晕厥发生，更加严重者可出现心脏骤停。房颤的常见临床表现除了心悸、气短等，还可能出现外周血管栓塞的表现。此外，心脏听诊第一心音强弱不等、心律极不规则、脉搏短绌。

四、诊断

（一）临床诊断

根据病人自觉症状，诊查脉搏以及心脏听诊，对大部分心律失常可以给出临床诊断，但心律失常的性质、程度需要进一步检查，特别是心电图检查给出诊断。

（二）心电图诊断

心律失常可分为室上性心律失常、室性心律失常、传导组织以及病态窦房结综合征。
室上性心律失常包括：
1. **房性期前收缩**　①提前出现的 P 波与窦性 P 波不一致；②QRS 波形态与时限正常；

③不完全代偿间歇。

2. 阵发性室上速　心电图心动过速频率 150～250 次/分之间，P 波可见或不可见，QRS 波形态正常或不正常（伴有传导异常时）。

3. 房颤　心电图可见正常 P 波消失，代之以快速而不规则的 f 波，f 波频率 350～600 次/分，心室律极不规则，QRS 波群形态正常。

4. 房扑　正常 P 波消失，代之以锯齿状 F 波，心室律规则或不规则。

室性心律失常包括：

1. 室性期前收缩　心电图可见提前出现的宽大急性 QRS 波群，时限 ≥ 0.12 秒，T 波与主波方向相反；其前无 P 波或其后逆行 P 波；完全代偿间歇。

2. 室性心动过速　心电图可见宽 QRS 波群（时限 ≥ 0.12 秒），T 波与主波方向相反；心室夺获，可见房室分离或室性融合波；心室率 100～250 次/分。

3. 心室扑动与心室颤动　室扑的心电图表现包括 QRS 波与 T 波不能辨认，代之以快速匀齐的正弦波（频率 250 次/分以上）；室颤的心电图表现为 QRS 波消失，代之以形状不同、极不均匀的波动。

传导阻滞的心律失常包括：

1. 房室传导阻滞　一度传导阻滞 P-R 间期 > 0.20 秒；二度 Ⅰ 型传导阻滞表现为 P-R 间期进行性延长，直至一个 P 波受阻不能下传心室，二度 Ⅱ 型传导阻滞；三度传导阻滞表现为全部心房激动均不能下传到心室，P 波与 QRS 波群无关。

2. 室内传导阻滞　①完全性右束支传导阻滞：心电图表现为 V_1、V_2 导联 QRS 呈 "M" 型，QRS ≥ 0.12 秒，继发 ST 段下移、T 波倒置，V_5、V_6 导联宽 S 波 > 0.04 秒；②完全性左束支传导阻滞：Ⅰ、aVL、V_5、V_6 导联呈 R 型，QRS ≥ 0.12 秒，继发 ST 段下移、T 波倒置，V_1、V_2 导联 S 波宽深。

病态窦房结综合征是各种原因导致窦房结、窦房结周围神经或心肌病变、窦房结供血不足等引起的病态窦房结综合征。心电图可见非药物引起的显著、持续性心动过缓，心率低于 50 次/分，也可出现窦性停搏、窦房阻滞，以及心动过缓－心动过速综合征，房扑、房颤、房速与心动过缓交替出现。

五、心律失常的处理

基层医师在遇到心律失常患者，应及时、准确识别心律失常类型并评估患者临床风险，及时转诊。单纯房性期前收缩不需处理，注意去除诱因；症状明显或有器质性心脏病者，给与抗心律失常药物治疗或针对病因治疗。阵发性室上速的急性发作，可应用 Valsalva 动作或维拉帕米、普罗帕酮等药物终止心动过速。有明显症状的心律失常、引起血流动力学不稳定（血压低）的心律失常等都需要积极转诊，至上级医院进行评估，调整药物或安装心脏起搏器。

常用抗心律失常药物的适应证、不良反应和常用剂量见表 2-23。

表 2-23 常用抗心律失常药物的适应证、不良反应和常用剂量

药物	适应证	不良反应	常用剂量
利多卡因	急性心肌梗死复发性室性心律失常；心脏复苏时	神经系统症状	静注 1～2mg/kg，维持静滴 1～4mg/min（开始时可 50～100mg 静注，必要时 10min 后重复用，但 30min 内不得超过 300mg）
美西律（慢心律）	各种室性心律失常	胃肠反应；神经系统症状	150～300mg，q6～8h
普罗帕酮（心律平）	各类期前收缩；预防房扑、房颤；各类室上速、室速	胃肠反应；神经系统症状；心肌抑制	静注：1～1.5mg/kg 口服：150～200mg，q8h
美托洛尔（倍他乐克）	运动与神经因素诱发的心律失常；减慢房扑、房颤时心室率；洋地黄中毒所致心律失常；原发性长 Q-T 综合征；二尖瓣脱垂的室性心律失常；可降低心梗后心脏猝死与总死亡率；β_1 受体选择性强	诱发或加剧支气管哮喘的副作用较轻；窦性心动过缓；窦性停搏；房室传导阻滞；诱发或加重心力衰竭	12.5～50mg，bid
胺碘酮	各种室上性和室性心律失常，尤其是房扑、房颤；严重室性心律失常	肺纤维化；甲亢与甲低；胃肠反应；光过敏；角膜微粒沉着；心动过缓；心力衰竭加重；肝损害	静注 3mg/kg，总量＜10mg/kg；静滴 1～1.5mg/min；口服负荷量 400～800mg/d，1～3 周维持量 100～400mg，qd
维拉帕米（异搏定）	阵发性室上速；房扑、房颤时减慢心室率；某些特殊类型室速（如分支型室速）	心肌抑制；窦性停搏；房室传导阻滞；低血压	静注每次 5～10mg 口服 40～120mg，q8h

六、转诊指征

符合下列指征之一的患者，需要向上级医院转诊：

1. 室上速患者经处理不能有效控制心室率或出现血流动力学不稳定。

2. 快速房颤、治疗不能有效控制心室率或出现血流动力学不稳定。

3. 新出现的完全性左束支传导阻滞。

4. 怀疑病态窦房结综合征者需明确诊断，或出现与心动过缓有关的心脏、脑、肾等供血不足症状者。

5. 出现抗心律失常药物的不良反应。

6. 需安置体内埋藏式起搏器或定期随访者。

7. 正在使用 β 受体阻断剂之外的抗心律失常药物治疗。

七、预防与保健

非器质性心脏病引起的心律失常通过减少诱发因素可以降低发生的概率。

基层遇到的慢性心律失常患者做多的是房颤。有房颤发作者应到上级医院就诊以明确诊断并积极治疗原发病。基层医师应注意的问题：

（1）房颤患者应定期复查心电图。

（2）患者需口服抗凝药（华法林、NOAC 等）降低血栓风险，并监测凝血指标与血小板功能，适当调整药物剂量、避免不良反应。

思考题

1. 心律失常的分类是什么？
2. 房颤的心电图特点是什么？

第三节　冠状动脉粥样硬化性心脏病

一、定义

冠状动脉粥样硬化性心脏病指冠状动脉发生粥样硬化引起管腔狭窄或闭塞，导致心肌缺血、缺氧或坏死而引起的心脏病，简称冠心病，也称缺血性心脏病（图 2-4）。

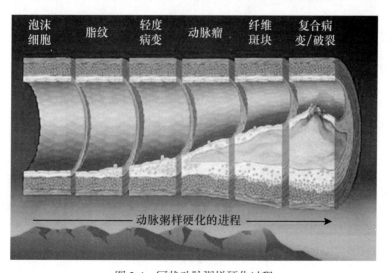

图 2-4　冠状动脉粥样硬化过程

二、病因及分型

1979 年世界卫生组织将冠心病分为 5 大类：无症状心肌缺血（隐匿性冠心病）、心绞痛、心肌梗死、缺血性心肌病和猝死。目前，根据发病特点和治疗原则，分为慢性冠状动脉疾病和急性冠状动脉综合征，见表 2-24。

表 2-24　冠心病的分型

疾病	分类
慢性冠状动脉疾病	稳定型心绞痛
	缺血性心肌病
	隐匿性冠心病
急性冠脉综合征	不稳定型心绞痛
	非 ST 段抬高型心肌梗死
	ST 段抬高型心肌梗死
	猝死

冠心病的危险因素包括可改变的危险因素和不可改变的危险因素（表 2-25）。了解并干预危险因素有助于冠心病的防治。

表 2-25　冠心病的危险因素

项目	因素
可逆危险因素	吸烟
	血脂异常
	高血压
	糖尿病 / 糖耐量异常
	超重 / 肥胖
	不合理膳食
	缺乏运动
	过量饮酒
	社会心理
不可逆危险因素	年龄
	性别
	家族史

三、临床表现

冠心病以胸痛为主要表现，冠心病的"胸痛"可以恶化到牙痛、上肢痛、腹痛、头痛、气短、呼吸困难、心悸、乏力、出汗等，但常见的胸痛部位如图 2-5。

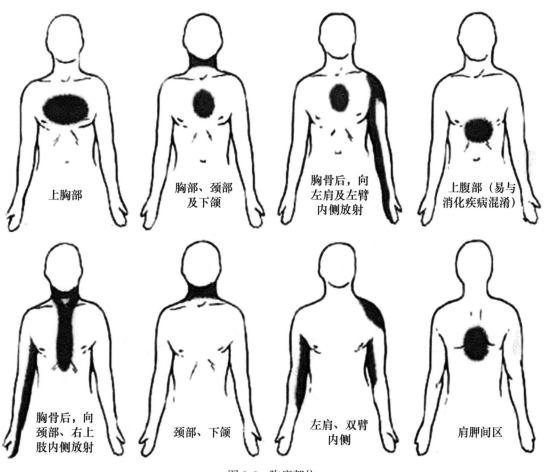

图 2-5　胸痛部位

四、诊断

冠心病的诊断主要依赖患者是否有易患因素，结合临床表现、体征及心电图、心脏彩超、心肌标志物、放射性核素、CT 冠脉成像、超声心动图、冠脉造影等辅助检查，发现心肌缺血或冠脉阻塞的证据。心肌损伤标志物可以帮助判定是否存在心肌坏死。发现心肌缺血最常用的检查方法，包括常规心电图和心电图负荷试验、核素心肌显像等。

（一）隐匿型或无症状型冠心病

患者无症状，但休息时或者运动时心电图有心肌缺血改变（ST 段压低、T 波倒置等）。

（二）稳定型心绞痛

也称劳力性心绞痛，是在冠脉固定性狭窄基础上，由于心肌负荷的增加，引起心肌急剧的、暂时的缺血缺氧综合征。临床上有胸痛并有 ST 段压低或 T 波低平、倒置，cTnT 和 cTnI 阴性。其特点是狭窄稳定：固定性严重狭窄（稳定斑块或冠脉痉挛等），病情稳定：稳定 1 个月以上（诱因、发作持续时间、发作频率等稳定）。狭窄稳定是基础，病情稳定是临床表现。常见的 ST 段压低及 T 波改变如图 2-6。

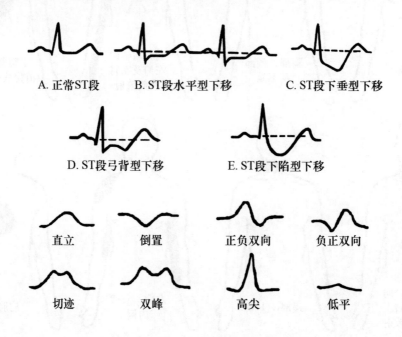

A. 正常ST段　　B. ST段水平型下移　　C. ST段下垂型下移

D. ST段弓背型下移　　　E. ST段下陷型下移

直立　　　倒置　　　正负双向　　　负正双向

切迹　　　双峰　　　高尖　　　低平

图 2-6　常见的 ST 段压低及 T 波改变

（三）急性冠脉综合征

1. ST 段抬高型心肌梗死　是较大的冠状动脉堵塞所致，患者剧烈胸痛持续时间＞30 分钟，心电图有 ST 段弓背向上抬高，心肌损伤标志物肌酸激酶同工酶（CK-MB）升高超过参考值上限 2 倍以上，cTnT 或 cTnI 阳性；其心电图演变如图 2-7。

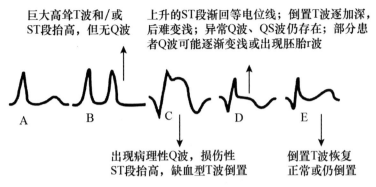

巨大高耸T波和/或 ST段抬高，但无Q波

上升的ST段渐回等电位线；倒置T波逐加深，后难变浅；异常Q波、QS波仍存在；部分患者Q波可能逐渐变浅或出现胚胎r波

出现病理性Q波，损伤性 ST段抬高，缺血型T波倒置

倒置T波恢复 正常或仍倒置

图 2-7 ST-T 演变及病理性 Q 波

注：A 为正常，B 超急性期，C 急性期，D 恢复期，E 恢复期

2. 非 ST 段抬高型心肌梗死 持续的胸痛，心电图无 ST 段的抬高，表现为一过性或新发的 ST 段压低或 T 波低平、倒置，CK-MB 升高超过参考值上限 2 倍以上，cTnT 或 cTnI 阳性。

3. 不稳定型心绞痛 包括 3 种类型：①静息型心绞痛；②初发型心绞痛；③恶化型心绞痛。胸痛，心电图无 ST 段抬高，表现为 ST 段压低或 T 波低平、倒置，CK-MB 可升高，但不超过参考值上限的 2 倍，cTnT 和 cTnI 阴性。

对于典型的 ACS，尤其是 STEMI 的诊断，不能因为等待心肌损伤标志物结果而影响及时诊断，甚至延误治疗。若依靠症状、心电图不能确定诊断，此时的正确做法是：每 15~30min 重复心电图 1 次，一旦发现 ST-T 动态变化，则立即做出 ACS 诊断。

对无反复胸痛、心电图正常和 cTn（首选 hs-cTn）水平正常，但疑似 ACS 的患者，建议在决定有创治疗策略前进行无创药物或运动负荷检查，以诱导缺血发作；行超声心动图检查评估左心室功能辅助诊断；当冠心病可能性为低或中危，且 cTn 和 / 或心电图不能确定诊断时，可考虑冠状动脉 CT 血管成像，以排除 ACS。

（四）缺血性心肌病

由于冠状动脉疾病引起的心肌变性、坏死和纤维化，并导致严重左室功能障碍的一种疾病，是导致心力衰竭（心衰）常见的原因（图 2-8）。缺血性心脏病的定义为符合以下条件之一的心衰：①既往有心肌梗死或血运重建病史；②左主干或前降支近段狭窄 ≥ 75%；③双支或三支血管狭窄 ≥ 75%。缺血性心脏病患者的预后，明显差于非缺血性心脏病的心力衰竭患者。

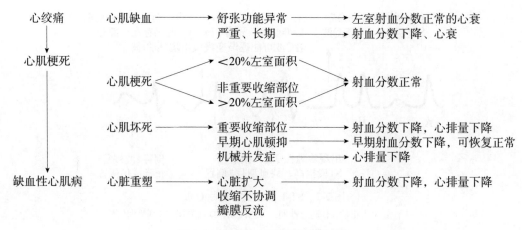

图 2-8　缺血性心肌病的致病过程

五、鉴别诊断

1．**主动脉夹层**　主动脉夹层患者的胸痛，一开始就达到高峰，常放射到背部、肋部、腹部、腰部和下肢，双上肢血压和脉搏可有明显的差别，一般通过心脏彩超、胸主动脉的 CTA 或者 MRA 进行鉴别诊断。

2．**急性肺动脉栓塞**　急性肺栓塞可以发生胸痛、咯血、呼吸困难和休克，但有右心负荷急剧增加的表现，如发绀、肺动脉瓣区第二心音亢进，颈静脉充盈、肝大、下肢水肿等，肺动脉 CTA 可以检查出肺动脉瓣较大分支血管的阻塞。

3．**急性心包炎**　尤其是急性非特异性心包炎，可有较剧烈而持久的心前区的疼痛，心脏彩超可以进行明确的诊断。

六、基层处理与转诊

（一）基层处理药物治疗

1．**硝酸酯类药物**　硝酸酯类药物是稳定型心绞痛患者的常规用药，如硝酸甘油、硝酸异山梨酯、5-单硝酸异山梨酯、长效硝酸甘油制剂等。心绞痛发作时，可以舌下含服硝酸甘油或使用硝酸甘油气雾剂。对于怀疑急性心肌梗死及不稳定型心绞痛患者，在转诊前，可先静脉给药，病情稳定、症状改善后改为口服或皮肤贴剂。硝酸酯类药物持续使用可发生耐药性，有效性下降，可间隔 8～12h 服药，以减少耐药性。

2．**抗血栓药物**　包括抗血小板和抗凝药物。抗血小板药物主要有阿司匹林、氯吡格雷、替罗非班等，可以抑制血小板聚集，避免血栓形成而堵塞血管。阿司匹林是冠心病预防的首选药物，常用剂量为每天 75～100mg，所有冠心病患者无禁忌证可长期服用。阿司匹林的副作用是对胃肠道的刺激，胃肠道溃疡患者要慎用。冠脉介入治疗术后，应坚持每日口服氯吡格雷，通常 6 个月～1 年。

抗凝药物包括普通肝素、低分子肝素、磺达肝癸钠、比伐芦定等。通常用于不稳定型心绞痛和心肌梗死的急性期，以及介入治疗术中。

3. β受体阻断剂 既有抗心绞痛作用，又能预防心律失常。β受体阻断剂禁忌和慎用的情况，包括哮喘、慢性气管炎及外周血管疾病等。

4. 钙通道阻断剂 可用于稳定型心绞痛的治疗和冠脉痉挛引起的心绞痛。常用药物包括维拉帕米、硝苯地平控释剂、氨氯地平、地尔硫䓬等。不主张使用短效钙通道阻断剂，如硝苯地平普通片。

5. 肾素－血管紧张素系统抑制剂 包括血管紧张素转换酶抑制剂（ACEI）、血管紧张素Ⅱ受体阻断剂（ARB）以及醛固酮拮抗剂。对于急性心肌梗死或近期发生心肌梗死合并心功能不全的患者，尤其应使用此类药物。常用的 ACEI 类药物：依那普利、贝那普利、雷米普利、福辛普利等。如出现明显的干咳副作用，可改用血管紧张素Ⅱ受体阻断剂。ARB 包括缬沙坦、替米沙坦、厄贝沙坦、氯沙坦等。用药过程中注意防止血压偏低。

6. 调脂治疗 调脂治疗适用于所有冠心病患者。冠心病在改变生活习惯基础上给予他汀类药物，他汀类药物主要降低低密度脂蛋白胆固醇，常用药物有：洛伐他汀、普伐他汀、辛伐他汀、氟伐他汀、阿托伐他汀等。

冠心病患者基层处理的药物治疗方法，如图 2-9。

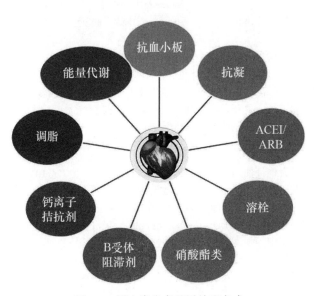

图 2-9 冠心病患者基层处理方式

（二）预防原则

冠心病的二级预防应遵从"ABCDE"原则，见表 2-26。

表 2-26　ABCDE 原则

A	
阿司匹林 （aspirin）	若无禁忌证，所有冠心病患者均应长期服用阿司匹林 100mg/d，冠状动脉旁路移植术（CABG）后应于 6h 内开始使用阿司匹林。若不能耐受，可用氯吡格雷 75mg/d 代替。发生 ACS 或接受 PCI 治疗的患者，需联合使用阿司匹林 100mg/d 和氯吡格雷 75mg/d 治疗 12 个月。ACS 患者 PCI 术后，也可口服普拉格雷 10mg/d 或替格瑞洛 90mg/d、2 次 / 天，代替氯吡格雷联合阿司匹林，疗程 12 个月
血管紧张素转换酶抑制剂 / 血管紧张素 II 受体阻断剂（ACEI/ARB）	若无禁忌证，所有冠心病患者均应使用 ACEI，如患者不能耐受 ACEI，可用 ARB 类药物代替。冠心病患者应用 ACEI 应遵循 3R 原则，即：Right time（早期、全程和足量）；Right patient（所有冠心病患者只要可以耐受，ACEI 均应使用）；Right drug（选择安全、依从性好的 ACEI 药物）
抗心绞痛 （anti-angina therapy）	抗心绞痛药物主要通过扩张血管、减慢心率，降低左室舒张末期容积而减少心肌耗氧量。目前，改善心绞痛症状及减轻缺血的主要药物包括 3 类：β 受体阻断剂、硝酸酯类药物和钙离子拮抗剂。曲美他嗪可作为辅助治疗或作为传统抗缺血治疗药物不能耐受时的替代治疗 当出现症状时，应立即停止正在从事的活动，马上坐下或躺下，如果症状 1 ~ 2min 后未缓解，立即舌下含服硝酸甘油 1 片（0.5mg）；若 3 ~ 5min 后症状不缓解或加重，再舌下含服 1 片，必要时 5min 后再含服 1 片；如果经上述处理症状仍不缓解，应马上呼叫急救电话，就近就医
B	
β 受体阻断剂 （β blocker）	若无禁忌证，所有冠心病患者均应使用 β 受体阻断剂。β 受体阻断剂可选择美托洛尔、比索洛尔和卡维地洛，个体化调整剂量，将患者清醒时静息心率控制在 55 ~ 60 次 / 分为佳
控制血压 （blood pressure control）	冠心病患者要严格控制血压 < 130/80mmHg。此外，所有患者都需要养成健康的生活习惯，包括控制体重、适当体力活动、减少钠盐摄入、增加新鲜蔬菜水果摄入、戒烟限酒、控制血糖，注意发现并纠正睡眠呼吸暂停；对于血压 ≥ 140/90mmHg 的患者，要开始给予降压治疗，降压药物首选 β 受体阻断剂、ACEI 或 ARB，必要时加用其他种类降压药物
C	
控制血脂 （cholesterol lowering）	若无他汀使用禁忌证，即使入院时患者 TC 和 / 或 LDL-C 无明显升高，也可启动并坚持长期使用他汀类药物。根据血脂的冠心病危险分级，给予个性化的调脂治疗，其中降压目标：极高危者 LDL-C < 1.8mmol/L；高危者 LDL-C < 2.6mmol/L；中危和低危者 LDL-C < 3.4mmol/L。他汀类药物是血脂异常药物治疗的基石，推荐将中等强度的他汀作为血脂异常的常用药物，他汀不耐受或胆固醇水平不达标者或严重混合型高脂血症者，应考虑调脂药物的联合应用，使用期间注意观察调脂药物的不良反应。另外，维持健康的生活方式，减少饱和脂肪酸和胆固醇的摄入是调脂的前提

续表

戒烟 （cigarette quitting）	目标：彻底戒烟，并远离烟草环境，避免二手烟的危害
D	
合理饮食 （diet）	专家建议，每天摄入蔬菜 300～500g，水果 200～400g，谷类 250～400g，鱼、禽、肉、蛋 125～225g（鱼虾类 50～100g，畜禽肉 50～75g，蛋类 25～50g），相当于鲜奶 300g 的奶类及奶制品和相当于干豆 30～50g 的大豆及其制品。食用油 ＜25g，每日饮水量至少 1200ml；减少钠盐摄入，在现有水平的基础上先减 30%，逐步达到每天食盐摄入在 5g 以内；增加钾盐摄入，每天钾盐 ＞4.7g（含钾多的食物有坚果、豆类、瘦肉及桃、香蕉、苹果、西瓜、橘子等水果以及海带、木耳、蘑菇、紫菜等）
控制糖尿病 （diabetes control）	专家建议，将糖化血红蛋白控制在 ≤7%，所有冠心病患者病情稳定后应注意空腹血糖监测，必要时做口服葡萄糖耐量试验。指导并监督患者养成健康的生活习惯，包括严格的饮食控制、适当运动，对于无效的患者必要时使用降糖药物；强化其他危险因素的控制，包括控制体重、控制血压和胆固醇，必要时与内分泌科合作管理糖尿病
E	
运动 （exercise）	指导患者尽早恢复日常活动，是心脏康复的主要任务之一。应根据运动负荷试验测得患者最大运动能力［以最大代谢当量（METmax）表示］，将目标活动时的 METs 值与患者测得的 METmax 比较，评估进行该活动的安全性。包含有氧运动、抗阻运动、柔韧性运动和平衡运动，每次总时间 30～60min
健康教育 （education）	对患者及其配偶进行疾病的咨询与程序化教育非常重要，且讲解需多次重复，是帮助患者克服不良情绪的关键之一。内容包括什么是冠心病、冠心病的发病原因及诱发因素、不适症状的识别、发病后的自救、如何保护冠状动脉等，并教会患者自己监测血压和脉搏。患者充分了解自己的疾病及程度，有助于缓解紧张情绪，明确今后努力目标，提高治疗依从性和自信心，懂得自我管理。教育方式有集体授课、小组讨论和一对一解答与交流

注：CABG：冠状动脉旁路移植术；PCI：经皮冠状动脉介入；1mmHg=0.133kPa

七、转诊指征

1. 首次发生心绞痛。
2. ACS　不稳定型心绞痛、非 ST 段抬高型心肌梗死及 ST 段抬高型心肌梗死。
3. 无典型胸痛发作，但心电图 ST-T 有动态异常改变。
4. 首次就诊发现的陈旧性心肌梗死。
5. 新近发生或恶化的心力衰竭。
6. 需要调整治疗方案或定期专科随访。

7. 需要进一步检查 平板运动试验、放射性核素成像、超声心动图、冠状动脉 CT、冠状动脉造影等。

思考题

1. 冠心病的发病机制与预防措施是什么？
2. 急性心肌梗死的临床表现有哪些？

（罗亚敏）

第四节 心力衰竭

一、定义及分类

心脏的主要作用是将血液输送至全身，进而把氧气和营养物质等运送至机体的细胞，同时通过静脉把机体的代谢废物带回排出体外。任何原因引起的心脏收缩或舒张功能障碍，都会引起动脉血排出减少，不能满足机体需求，同时静脉血淤积，从而引起相应症状，则称为心力衰竭，简称心衰。心衰并不是一个独立的病，而是心脏病发展的最后阶段。根据心力衰竭发生的急缓，临床可分为急性心力衰竭和慢性心力衰竭。根据心力衰竭发生的部位可分为左心、右心和全心衰竭。

（一）急性心力衰竭

急性左心衰竭最常发生于急性心肌梗死、心肌病、心肌炎等。急性左心衰的原因是心肌坏死、炎症等造成左心室心肌收缩能力下降、射血能力降低，是急性心衰最常见的类型。由于急性心功能骤降、肺循环压力升高、周围循环阻力增加，引起急性肺水肿并可有伴组织、器官灌注不足，严重者出现心源性休克、猝死，急性心力衰竭也可以在原有慢性心力衰竭基础上急性加重。

急性右心功能不全见于右心室心肌梗死和急性肺栓塞，由于右心收缩能力降低或右心后负荷增加，而导致右心射血下降。表现为伴循环淤血及左心充盈不足。

（二）慢性心力衰竭

慢性充血性心力衰竭指心脏持续处于功能不良状态，是各种病因所致心脏疾病的终末阶段，是一种复杂的临床综合征。慢性左心功能不全的病因主要是冠心病、高血压、瓣膜病和扩张型心肌病。而慢性右心功能不全常见的原因是慢性支气管炎、肺心病。

二、病因与发病机制

（一）基本病因

1. 心肌损伤　常见的如心肌梗死、心肌炎、心肌病等，但是否出现心力衰竭，关键取决于心肌病变的程度、速度和范围。急性心肌梗死范围较小，但因为发病突然也可以发生很严重的急性心力衰竭，暴发性心肌炎起病急，可以累及全心，所以死亡率很高；而扩张性心肌病心脏可以很大，因为进展缓慢并无明显症状。

2. 心脏负荷过度　心脏负荷分为前负荷和后负荷。

（1）前负荷过度：前负荷指心脏收缩前所承受的负荷，主要由回心血量决定。临床可见于二尖瓣或主动脉瓣关闭不全时，引起的左心室容量负荷增多；三尖瓣或肺动脉瓣关闭不全时，引起的右心室容量负荷过度。

（2）后负荷过度：后负荷指心脏收缩时所承受的后方阻力负荷，主要取决于血压。临床见于高血压、主动脉缩窄、主动脉瓣狭窄、肺动脉狭窄等。

（二）诱发因素

在基础性心脏病的基础上，一些因素可诱发心力衰竭的发生。常见的心力衰竭诱因如下：

1. 感染　心功能不全最常见的诱因之一是呼吸道感染。

2. 严重心律失常　特别是快速性心律失常如心房颤动等（心力衰竭的患者很容易出现房颤）。

3. 心脏负荷加大　任何引起心脏负荷增大的因素，如妊娠、分娩、过多过快的输液、过多摄入钠盐等都可以引起心力衰竭。

4. 药物　地尔硫䓬等负性肌力的药物，罗格列酮等降糖药使用有可能通过影响心肌收缩能力导致心力衰竭。

5. 体力活动　过度的体力活动和情绪激动。

6. 其他疾病　肺栓塞、贫血、甲亢、外伤等。

三、临床表现

（一）左心衰竭的临床表现

1. 呼吸困难　是左心衰竭较早出现，也是最突出的表现。早期出现活动后心悸气短，常在重体力活动时发生，休息时可自行缓解。进一步发展为夜间出现阵发性呼吸困难。患者睡眠时突然感到严重的憋气和窒息感，并迅速坐起；继续发展为端坐呼吸。

2. 咳嗽咯血　咳嗽是较早发生的症状，卧位比较重，坐位或立位时咳嗽可减轻或停止。咳嗽通常有白色泡沫样痰，也可能出现痰内带血丝，严重者可出现粉红色泡沫样痰。

3. 体力下降　肺淤血以及运动后心排血量降低，导致组织器官灌注不足引起。

4. 典型体征　左心衰竭的特征表现主要有以下几个方面。

（1）一般特征：重症可出现发绀、心动过速、脉压减少，可伴四肢末梢苍白、发冷。

（2）心脏特征：叩诊时心界扩大，可能闻及心脏杂音、奔马律。

（3）肺部特征：双肺底可闻及湿啰音是比较特征性表现。严重心力衰竭双肺布满湿啰音及哮鸣音。

（二）右心衰竭的临床表现

右心衰竭主要表现为体循环淤血和原发病相应表现。

1. 全身水肿　首先出现在足，踝、胫骨前较明显。水肿呈对称性、可凹陷性，逐渐向上延及全身，早期日间出现水肿，睡前水肿程度最重，睡后消失，这是右心衰竭的典型特征。

2. 浆膜腔积液　一般以双侧胸腔积液多见，常以右侧胸水量较多。腹水多发生在病程晚期。

3. 器官淤血表现

（1）胃肠道症状：胃肠道淤血可引起食欲缺乏，腹胀、恶心、呕吐、上腹隐痛症状。

（2）肾脏症状：肾脏淤血引起肾功能减退，日间尿少、夜尿增多。

（3）肝区症状：肝脏淤血增大，右上腹饱胀不适，肝区疼痛。

（4）呼吸困难：单纯右心衰竭时，气喘无左心衰竭明显。右心衰竭的呼吸困难常与大量胸腔积液有关，而当左心衰发展累及右心出现全心衰时，呼吸困难反倒减轻。

（三）心力衰竭的辅助检查

1. 心电图　是基层最常用于心脏判断的辅助检查之一，可提示心律、心率以及心肌缺血情况，用于原发疾病推测，特别是冠心病、心肌梗死、心肌肥厚等。

2. 胸片　胸部 X 线检查可以帮助确定左心衰竭时肺水肿情况，以及右心衰竭时是否有胸腔积液。此外，肺部感染作为引起心力衰竭的诱因，也可以通过胸部 X 片加以诊断。

3. 超声心动图　部分基层医疗机构可以实现超声心动图检查。通过超声心动图，可以了解心脏的结构和功能、心瓣膜状况、急性心肌梗死的机械并发症、室壁运动失调，特别是通过测量左室射血分数等，可以直接判断心脏功能情况。

4. 心脏标志物

（1）N 末端 B 型利钠肽原（NT-proBNP）：BNP 的浓度增高反应心室壁压力情况，是对判断心脏前负荷以及收缩压力非常有效的一个指标，其升高水平常与心力衰竭严重程度相关。

（2）心肌坏死标志物：肌红蛋白、肌钙蛋白和肌酸激酶是心肌受损的特异性和敏感性标志物，用于急性心肌梗死的诊断。

四、诊断与鉴别诊断

根据患者有冠心病、高血压、慢性支气管炎等基础心血管病的病史，有典型左心或右心衰竭的症状和体征，联合辅助检查即可作出诊断。单纯的呼吸困难要与肺源性的如肺炎、哮喘鉴别，水肿要与肾源性、药源性、低蛋白等原因鉴别，一般不难鉴别。

五、基层处理

（一）急性心力衰竭

急性心力衰竭是危重情况之一，一旦确诊应立即抢救。抢救的主要措施包括减少回心血量，降低组织氧气需要，减少心脏负荷和增强心肌收缩力。

1. 体位　使患者取坐位或半卧位，两腿下垂，减少下肢静脉回流。

2. 吸氧　经面罩或鼻导管吸氧。与 COPD 不同，心力衰竭患者可采取高流量吸氧，有条件的可以使用无创机械通气，采用呼气末的正压对缓解心力衰竭有非常好的效果。

3. 利尿　目的在于降低回心血量，减少心脏负荷。常用袢利尿剂呋塞米 20～60mg 静脉注射。

4. 镇静　躁动或症状严重患者，可以使用吗啡 3～5mg 静脉注射（哮喘及严重肺部疾病者禁用）。

5. 扩血管　血压高者，硝酸甘油或硝普钠静脉泵入，扩张血管。

6. 抗心律失常　消除严重心律失常，特别是房颤、频发室早的纠正。

7. 祛除诱因　控制血压，抗感染等。

（二）慢性心力衰竭

药物治疗　慢性心力衰竭患者常需要长期药物调整，包括：①利尿剂，氢氯噻嗪 12.5～25mg，1～2 次 / 天，如合并肾衰，换用呋塞米；②血管紧张素转换酶抑制剂（ACEI），常用的有贝那普利、依那普利等。AECI 有不良反应或不能耐受者换用 ARB 类，比如缬沙坦、厄贝沙坦等；③洋地黄制剂可控制心室率，同时增加收缩功能，改善症状但不改善长期预后，常用地高辛 0.125mg/d；④重度心力衰竭患者常规加用螺内酯，最大剂量 25mg/d；⑤β受体阻断剂能显著降低慢性充血性心力衰竭患者总死亡率，常用美托洛尔及比索洛尔，要根据心率、血压调整剂量。

六、转诊指征

遇到如下情况，要积极救治的同时联系转至上级医院急诊科：

1. 高度提示急性心梗或肺栓塞等危及生命疾病。
2. 症状明显，及时用药后缓解。
3. 严重心律失常，如室速、快速房颤、室上速等。
4. 血压不稳定，特别是血压明显降低者。

七、健康教育

1. 患者应每天自测体重、血压、心率并登记。要学会触摸自己脉搏，及时发现心律不齐，必要时完善心电图及动态心电图以明确诊断。一旦出现明显异常，及时就诊。
2. 适当限制体力活动，可进行适度合理的活动，如四肢关节主动运动、慢步行走、打太极拳等，活动量以不引起心脏不适或气短为指标。病情较重者，以卧床休息为主。长期卧床者，要预防下肢静脉血栓形成和肺部感染。勿剧烈用力，保持大便通畅。
3. 一定要戒烟、戒酒，保持心态平衡。
4. 少量多餐，低盐清淡饮食，每日食盐不宜＞5g。补充丰富的维生素及矿物质。多食用鲜嫩蔬菜，适当增加梨、香蕉、草莓等水果摄入。
5. 按医嘱服药，避免一切可能引起心力衰竭加重的诱因，比如感染、生气等。
6. 定期到熟悉自己病情的医生进行随访，一般出院后每2周复诊1次，调整药物种类和剂量。保留好病例资料，了解周边的医疗环境，以便及时就诊。

> **思考题**
>
> 1. 心力衰竭的病因与诊断是什么？
> 2. 社区处理急性左心衰竭的原则是什么？

（邹克勇）

第五节　双心医学

一、定义

双心医学（psycho-cardiology），是心理学与心血管病学交叉融合而成的一门学科，是心身医学的重要分支，主要研究心理及精神疾患与心脏病之间的相互作用关系，即研究情绪与心血管系统之间的深层联系，以及控制这些心理问题对心血管疾病转归的影响，也称为心理性心脏病学或精神心脏病学。

二、病因

临床心血管疾病合并心理疾患是常见的。导致心理疾患的可能原因包括：

1. 遗传基因　研究显示，父母其中一人患抑郁症，子女得病率为 25%；若双亲都是抑郁症患者，子女得病率提升至 50% ~ 75%。

2. 环境诱因　令人感到有压力的生活事件及失落感也可能诱发情感障碍，如丧偶、离婚、失业、贫困、身患重病等。

3. 药物因素　对一些人而言，长期使用某些药物（如降压药、治疗关节炎或帕金森药物）会造成抑郁或焦虑症状。

4. 疾病　罹患慢性疾病如心脏病、卒中、糖尿病、癌症与阿尔茨海默病的患者，共患抑郁和焦虑的概率很高。

5. 性格因素　自卑、自责、悲观等，都容易患上情感障碍。

6. 不良嗜好　包括抽烟、酗酒以及滥用药物（包括吸毒）等。酒精、舒缓抑郁症情绪的尼古丁与药物会引发抑郁症与焦虑症。

7. 饮食因素　缺乏叶酸与维生素 B_{12} 可能引起抑郁症状。

三、诊断

临床工作中对患者的心理疾病的识别包括初步筛查与专科诊断：

（一）初步筛查

通过简单的询问进行初步筛出，可能有问题的患者常常出现：

1. 失眠　是否有睡眠不好，已经明显影响白天的精神状态或需要用药？

2. 心烦　是否有心烦不安，对以前感兴趣的事情失去兴趣？

3. 身体不适　是否有明显身体不适，但多次检查都没有发现能够解释的原因。

如果 3 个问题中有 2 个回答"是"，符合精神障碍的可能性可达 80% 左右。也可以在患者待诊时采用评价情绪状态的量表筛查，推荐《躯体化症状自评量表》《患者健康问卷（PHQ-9）》《广泛焦虑问卷 7 项（GAD-7）》《综合医院焦虑抑郁量表（HAD）》等。需要注意的是，量表作为开发的标准化评估工具，有着各自的用法和适用范围，自评量表属于症状评定，不能据此直接得出精神科诊断。

（二）专科诊断

初筛阳性患者需要精神心理科就诊，精神科医师应采用国内精神病学会公布的诊断标准进行诊断。

四、处理与康复

基层就诊患者的精神心理问题临床处理跨度较大，从对普通人的患病反应的疏导，到患病行为异常及适应障碍的处理，很难用一个模式应对所有情况。事实上，很多患者会拒绝转诊到精神心理科就诊。而工作中接诊的大多数患者存在的精神心理问题通常是亚临床或轻中度焦虑抑郁，这部分患者可以由基层医师进行处理，这样患者更容易接受，也更安全方便。

1. 支持性心理帮助　对认知行为进行治疗，包括日常健康教育、心里支持、提高对疾病的认识程度，提高治疗以及随访的依从性。

2. 心脏康复治疗　重点在以体力运动为主的心脏综合康复，包括运动物理、心理辅导、营养、医疗教育、职业训练为一体的综合临床康复。运动治疗对冠心病的益处已经是医学界的共识，大量研究也证明运动改善冠心病患者的生存率的同时能够改善患者的焦虑、抑郁症状。运动治疗前，须对患者综合评估，确认患者有无器质性病变及程度、焦虑/抑郁的情况及程度、心肺功能及运动能力。运动治疗应遵循一定原则，制定运动处方后在合适的安全条件下进行，中高危患者需医疗监护下进行运动。

3. 药物治疗　有安全证据用于心血管病患者的抗抑郁焦虑药物包括：

（1）5-羟色胺再摄取抑制剂（SSRI）：如帕罗西汀、舍曲林、西酞普兰等。

（2）苯二氮䓬类药物：如地西泮、艾司唑仑、咪达唑仑等。

（3）氟哌噻吨美利曲辛：该药为复合制剂，兼有神经松弛和抗抑郁作用。

抗抑郁焦虑药物的使用需要注意治疗目标要明确，考虑症状要全面，个体化用药，剂量逐步递增等。

4. 其他治疗　放松训练与生物反馈技术的应用。

5. 专科介入　对于谵妄、惊恐发作等特殊情况需要专科医师会诊。

五、转诊指征

1. 难治性病例，即经过一次调整治疗仍不能耐受不良反应或仍无改善。

2. 依从性不好的病例，反复中断治疗、导致病情波动。

3. 重症病例，伴有明显迟滞、激越、幻觉等。

4. 危险病例，有自杀或自伤危险。

5. 投诉病例，抱怨医生处理不当，理由并不充分。

六、随访与管理

对有心理障碍的心脏疾病患者的随访与管理包括心血管疾病的心脏康复处方的随访管理及心理疾病的随访管理。心脏康复处方包括使用药物、运动建议、营养要求、心理睡眠及戒烟；基于心脏康复的心理管理包括心理治疗、心理健康教育、个人和团体艺术治疗、个人和团体心脏康复运动治疗、放松训练等。

随访与管理的形式包括电话随访、微信、互联网＋医疗随访、门诊预约面对面随访、家访、书信、集体随访等。

思考题

1. 何为双心医学，如何理解双心医学？

2. 社区医疗服务在患者心理调整中的重要性和优势是什么？

（李海斌）

第三章 脑血管疾病

第一节 短暂性脑缺血发作

一、定义

短暂性脑缺血发作（TIA）是脑、脊髓或视网膜局灶性缺血所致的、未发生急性脑梗死的短暂性神经功能障碍。大量研究显示，TIA 患者在近期有很高的卒中发生风险。TIA 是急性缺血性脑血管病之一，是完全性缺血性卒中的危险信号。

2010 年我国 TIA 流行病学调查显示，成人标化的 TIA 患病率为 2.27%，知晓率仅为 3.08%，在所有 TIA 患者中，5.02% 的患者接受了治疗，仅 4.07% 患者接受了指南推荐的规范化治疗。研究估算，全国有 2390 万 TIA 患者，意味着 TIA 已成为中国沉重卒中负担的重要推手。

二、临床表现

依照受累血管分布不同，TIA 的症状呈现多样性，包括肢体活动障碍、头晕等。

1. 颈内动脉系统表现　多表现为单眼（同侧）或大脑半球症状。视觉症状表现有一过性黑矇、雾视、视野中有黑点，或有时眼前有阴影摇晃光线减少。大脑半球症状多为一侧面部或肢体的无力或麻木，可以出现言语困难（失语）和认知及行为能力的改变。

2. 椎 – 基底动脉系统表现　通常表现为眩晕、头晕、构音障碍、跌倒发作、共济失调、异常的眼球运动、复视、交叉性运动或感觉障碍、偏盲或双侧视力丧失。注意临床孤立的眩晕、头晕或恶心，很少是由 TIA 引起。椎 – 基底动脉缺血的患者可能有短暂的眩晕发作，但需同时伴有其他神经系统症状或体征，较少出现晕厥、头痛、尿便失禁、嗜睡、记忆缺失或癫痫等症状。

三、TIA 评估与诊断

新发 TIA 评估　新发的 TIA 应该按急症处理，可以采用 TIA 早期卒中风险评估量表

（ABCD2）进行评估，见表2-27。

表 2-27　ABCD2 评分量表

患者：_____　性别：_____　年龄：_____　床号：_____　填写医生：_____

ABCD2 评分（总分 0 ~ 7 分）	得分	评分
A 年龄 ≥ 60 岁	1	
B 血压 ≥ 140/90mmHg	1	
C 临床表现		
单侧肢体无力	2	
有言语障碍而无肢体无力	1	
D 症状持续时间		
≥ 60 分钟	2	
10 ~ 59 分钟	1	
D 糖尿病：口服降糖药或应用胰岛素治疗	1	
合计	7	

ABCD2 评分能确定 TIA 患者是否为卒中的高危人群；通常存在单肢无力或语言障碍，尤其是症状持续 1 小时以上者。

所有的怀疑 TIA 的患者应该进行包括明确卒中风险在内的全面评估。

应在治疗的初期就使用 ABCD2 评分工具进行卒中风险系数评估。

ABCD2 评分 0 ~ 3 分判定为低危人群，4 ~ 5 分为中危人群，6 ~ 7 分为高危人群。

四、TIA 基层处理药物治疗

已证实对有卒中危险因素的患者行抗血小板治疗，能有效预防中风发作。对反复发作 TIA 的患者，应首先考虑选用抗血小板药物。

1. 阿司匹林（ASA）　环氧化酶抑制剂。国内 CAST 试验曾提出，150mg/d 的治疗剂量能有效减少卒中再发。大多数 TIA 患者首选阿司匹林治疗，推荐剂量为 50 ~ 325mg/d。

2. 氯吡格雷　与噻氯匹定同属 ADP 诱导血小板聚集的抑制剂，且上消化道出血较少。对于阿司匹林不能耐受或应用"阿司匹林无效"或者合并消化道溃疡的患者，建议应用氯吡格雷 75mg/d。

五、转诊指征

新发 TIA 在如下情况下，应该转上级医院诊治：① ABCD2 评分 ≥ 3 分；② ABCD2 评分 0~2 分，但不能保证系统检查 2 天之内能在门诊完成的患者；③ ABCD2 评分 0~2 分，并有其他证据提示症状由局部缺血造成。

思考题

1. TIA 的定义和意义是什么？
2. TIA 的基层处理原则是什么？

第二节 脑 卒 中

一、定义

"脑卒中"（cerebral stroke）又称"中风""脑血管意外"（CVA），包括脑出血、蛛网膜下腔出血、脑血栓形成和脑栓塞。

根据血管破裂和血管阻塞，脑卒中分为出血性脑卒中与缺血性脑卒中。

1. 缺血性脑卒中　缺血性脑卒中占脑卒中患者总数的 60%~70%，主要包括脑血栓形成和脑栓塞。

2. 出血性脑卒中　出血性脑卒中占脑卒中患者总数的 30%~40%，根据出血部位的不同，又分为脑出血和蛛网膜下腔出血。脑出血俗称"脑溢血"，是由于脑内动脉破裂，血液溢出到脑组织内。蛛网膜下腔出血则是脑表面或脑底部的血管破裂，血液直接进入容有脑脊液的蛛网膜下腔和脑池中。

二、病因及发病机制

1. 血管性危险因素　缺血性脑卒中发生的最常见原因是脑部供血血管内壁上有小栓子，脱落后导致动脉栓塞。出血性脑卒中由于脑血管破裂或血栓后出血造成。房颤患者的心脏瓣膜容易发生附壁血栓，栓子脱落后可以堵塞脑血管导致缺血性脑卒中。其他因素有高血压、糖尿病、高血脂等。其中，高血压是中国人群脑卒中发病的最重要危险因素，尤其是清晨血压异常升高。研究发现，清晨高血压是脑卒中事件最强的独立预测因子，缺血性脑卒中在清晨时段发生的风险是其他时段的 4 倍，清晨血压每升高 10mmHg，脑卒中风险增加 44%。

2. 性别、年龄、种族因素 统计发现，男性脑卒中发生率高于女性，可能与男性吸烟、喝酒等生活习惯有关。此外，随着年龄的增长，脑卒中的发生可能性增加。

3. 不良生活方式 吸烟、不健康的饮食、肥胖、缺乏适量运动、过量饮酒和高同型半胱氨酸，都是脑卒中的危险因素。

三、临床表现

脑卒中的最常见症状为一侧脸部、手臂或腿部突然感到无力，猝然昏扑，其他症状包括突然出现一侧脸部、手臂或腿麻木，或突然发生口眼歪斜、半身不遂；神志迷茫、说话或理解困难；单眼或双眼视物困难；行路困难、眩晕、失去平衡或协调能力；无原因的严重头痛，昏厥等。根据脑动脉狭窄和闭塞后，神经功能障碍的轻重和症状持续时间，分为 3 种类型：

1. 短暂性脑缺血发作（TIA） 见前述。

2. 可逆性缺血性神经功能障碍（RIND） 与 TIA 基本相同，但神经功能障碍持续时间 > 24h，有的患者可达数天或数十天，最后逐渐完全恢复。脑部可有小的梗死灶，大部分为可逆性病变。

3. 完全性卒中（CS） 症状较 TIA 和 RIND 严重，不断恶化，常有意识障碍。脑部出现明显的梗死灶。神经功能障碍长期不能恢复，完全性卒中又可分为轻、中、重 3 种类型。

4. 脑卒中预兆 研究发现，脑卒中常见预兆依次为：①头晕，特别是突然感到眩晕；②肢体麻木，突然感到一侧面部或手脚麻木，有的为舌麻、唇麻；③暂时性吐字不清或讲话不灵；④肢体无力或活动不灵；⑤与平时不同的头痛；⑥不明原因突然跌倒或晕倒；⑦短暂意识丧失或个性和智力的突然变化；⑧全身明显乏力，肢体软弱无力；⑨恶心、呕吐或血压波动；⑩整天昏昏欲睡，处于嗜睡状态；⑪一侧或某一侧肢体不自主地抽动；⑫双眼突感一时看不清眼前出现的事物。

四、诊断与基层判断

（一）确诊依据

脑卒中的确诊需要头颅影像学检查，电脑断层扫描（CT）或磁共振（MRI）是最常使用的检查手段，可以明确诊断，同时还可以帮助大致确定发病时间，对于针对性治疗非常重要。

（二）基层判断

在基层无 CT、MRI 等影像学检查手段，脑卒中的诊断需要依靠病史和体格检查来确定。典型症状仅为头痛、呕吐，易与其他疾病混淆。各国家都很重视脑卒中的早期诊断，采用了各种基层判断方法，包括：

1. "FAST" 判断法

F 即 face（脸），要求患者笑一下，看看患者嘴歪不歪，脑卒中患者的脸部会出现不对称，患者也无法正常露出微笑。

A 即 arm（胳膊），要求患者举起双手，看患者是否有肢体麻木无力现象。

S 即 speech（言语），请患者重复说一句话，看是否言语表达困难或者口齿不清。

T 即 time（时间），明确记录发病时间，立即送医。

2. 美国心脏病协会 / 美国卒中协会（AHA/ASA）和欧洲卒中组织（ESO）的指南，提出的辛辛那提院前脑卒中量表（CPSS，表 2-28）、洛杉矶院前卒中筛查量表（LAPSS，表 2-29），能够提高判断的准确性。

表 2-28　辛辛那提院前脑卒中量表

检查项目	正常	异常
面瘫（令患者示齿或者微笑）	双侧面部运动对称	双侧面部运动不对称
上肢无力（令患者闭眼，双上肢举起 10 秒）	双侧运动一致或双侧都不动	一侧不动或者一侧肢体下坠
言语异常（令患者说"吃葡萄不吐葡萄皮"）	言语正确清楚	发音含糊、用词错误或者不能言语

注：3 项中任 1 项异常，脑卒中的可能性为 72%

表 2-29　洛杉矶院前卒中筛查量表

table los angeles pre-hospita stroke scale，LAPSS

筛检内容			
1. 年龄大于 45 岁	□是	□不详	□否
2. 无痫性发作或癫痫病史	□是	□不详	□否
3. 症状持续时间小于 24h	□是	□不详	□否
4. 发病前患者无卧床或依赖轮椅	□是	□不详	□否
5. 血糖在 3.3 ~ 22.2mmol/L（60 ~ 400mg/dl）之间	□是	□不详	□否
6. 根据以下 3 项查体检查，患者有明显单侧力弱	□是	□不详	□否
	正常	右侧	左侧

续表

筛检内容			
面部表情（微笑或示齿）	□	□面部下垂	□面部下垂
握力	□	□力弱	□力弱
		□不能抓握	□不能抓握
臂力	□	□摇摆	□摇摆
		□快速坠落	□快速坠落

项目 1 ~ 6 全部为是（或不详），则符合 LAPSS 筛检标准，如果符合 LAPSS 卒中筛检标准，立即电话通知接诊医院，否则继续选择适当的治疗协议

注：即便未符合 LAPSS 标准者仍有可能是卒中患者

3. 120 评价法　2016 年国内学者提出，适合中国人群脑卒中快速识别工具"中风 1-2-0"。即：1 看一张脸部不对称，口角歪斜；2 查二臂手举力不均；0（聆）聆听语言清晰度。如果有以上任何突发症状，立刻拨打急救电话 120。

五、基层处理

脑卒中可以造成永久性神经损伤，急性期如果不及时诊断和治疗，可造成严重的并发症，甚至死亡。在基层卫生服务中心（站）一旦怀疑患者有脑卒中的可能性，应立即转诊至有溶栓和颅脑手术能力的医院。

1. 保证生命体征稳定　对任何可能有脑卒中的患者，需要密切监测患者的生命体征，在准备转诊前，需要保证生命体征的稳定。

2. 控制血压　对已有脑卒中合并高血压患者，在脑卒中急性期血压的控制，应按照脑卒中的指南进行，对慢性或陈旧性脑卒中其血压治疗的目标一般应达到 < 140/90mmHg。高血脂、糖尿病患者，其降压目标应达到 < 130/80mmHg。脑卒中的降压治疗原则是平稳、持久、有效控制 24h 血压，尤其是清晨血压。患者在降压治疗时应从小剂量开始，切忌降压太快，以防脑供血不足。密切观察血压水平与不良反应，尽可能将血压控制在安全范围（160/100mmHg 以内）。对急性缺血性脑卒中发病 24h 内血压升高的患者，应谨慎处理。

六、转诊指征

任何可疑脑卒中的患者都应尽快转诊卒中中心的上级医院。

七、健康教育

对卒中的预防遵循三级预防的策略：①一级预防，即针对具有脑卒中危险因素的人群，积极治疗危险因素，同时定期监测其他危险因素的发生并采取针对性措施，减少疾病发生；已经证明，禁烟、限制膳食中的盐含量、多食新鲜水果蔬菜、有规律地进行身体锻炼、避免过量饮酒，可降低罹患心血管疾病的危险。此外，还需要对糖尿病、高血压和高血脂采取药物治疗，以减少心血管病危险并预防脑卒中；②二级预防，即针对已发生过 1 次或多次脑卒中的患者，给予早期诊断、早期治疗，防止严重脑血管病发生，常用的 5 类降压药均可用于脑卒中二级预防；对已经患有糖尿病等其他疾病的患者开展心血管疾病二级预防，这些干预措施与戒烟相结合，往往可以预防近 75% 的血管性反复发作事件；③三级预防，即对已患脑卒中的患者，加强康复护理，防止病情加重。

脑卒中的预防主要是危险因素的防治。控制血压对脑卒中预防的效果显著。对病情稳定的脑卒中患者，仍然需要长期坚持服用降压药物。

思考题

1. 脑血管病的高危因素包括哪些？
2. 基层评估脑血管病的"FAST"方法的具体操作是什么？

第四章　消化系统疾病

第一节　胃－食管反流

一、定义

胃－食管反流被定义为胃液反流进入食管、口腔引起的症状，即食管下括约肌松弛，引起胃内容物返流入食管下段，损伤食管下段的黏膜，可导致食管炎，甚至食管溃疡、狭窄。在基层诊疗过程中，对于胃－食管反流的患者，基层医生的主要职责有以下两个方面：①了解病因，进行常规诊治；②知晓患者进行转诊的指征。

二、病因与发病机制

引起胃－食管反流的常见原因见表 2-30。

表 2-30　引起胃－食管反流的常见原因

分类	疾病
胃酸分泌多	慢性非萎缩性胃炎、消化性溃疡
胃排空延迟	幽门梗阻及胃扩张、胃黏膜脱垂、迷走神经切除术后、高位肠梗阻
胃肠功能紊乱	非溃疡性消化不良、肠易激综合征
全身性疾病	糖尿病性神经病变、进行性系统性硬化症
其他	药物（β受体阻断剂、α肾上腺素受体阻断剂）、腹压增加、饮食（过多甜食等）因素

根据患者的特点，基层医生对胃－食管反流的病因可以进行初步推断（表 2-31）。

表 2-31　不同胃 – 食管反流性疾病的特点

	反流性食管炎	消化性溃疡	功能性消化不良
好发年龄	任何年龄	十二指肠溃疡，青壮年多见；胃溃疡，中老年人多发	任何年龄
性别	男：女 =（2 ~ 3）：1	十二指肠溃疡，男：女 =（4.4 ~ 6.8）：1 胃溃疡，男：女 =（3.6 ~ 4.7）：1	无差别
诱因	饮食不当、餐后屈曲、弯腰、平卧	饮食或用药不当，季节变化	饮食、精神因素
特点	反酸、胃烧灼、吞咽困难、胸痛、哮喘、咳嗽、声嘶	上腹部隐痛、胸骨后及背部隐痛、嗳气、胃灼热、上腹饱胀、恶心、呕吐、食欲减退	上腹痛、饱胀、嗳气、恶心、呕吐
发作形式和持续时间	持续性	慢性、周期性、节律性	持续性或反复性
伴随症状和体征	吞咽困难、呕吐	上腹压痛、贫血、黑便	失眠、焦虑、抑郁、头痛

三、临床表现

胃 – 食管反流患者临床典型的症状包括胃灼热和反流。"胃灼热"通常被描述为胸骨后烧灼感，最常见于餐后。反流是指胃内容物向口腔或下咽部流动的感觉。患者通常反流含有少量未消化食物的酸性物质。其他症状包括吞咽困难、胸痛、反酸、癔球症、吞咽痛、食管外症状（如慢性咳嗽、声音嘶哑、喘鸣），较少情况下还可能出现恶心。

四、评估与诊断

（一）胃 – 食管反流的评估

重点要评估是否为食管反流。对于反酸的患者要与食管性反食及呕吐进行鉴别。反酸患者，食管后烧灼感，多在饱食后、弯腰或平卧时发生，常伴胃内容物反流入口腔，因此具有酸味。食管梗阻所导致的食管性反食并无酸味，食管反流无恶心、呕吐动作，借此可与呕吐鉴别。

（二）反流性食管炎诊断

Uptodate 将胃食管反流分为有症状的患者和无症状的患者，二者可以根据相应的临床表现给予诊断。

1. 有典型症状的患者　在有典型症状（有胃灼热和 / 或反流）的患者中，通常仅根据临床症状就可诊断胃 – 食管反流。不过，如果患者有警示特征，Barrett 食管的危险因素或行胃肠道影像学检查评估症状发现异常时，可能需要进行其他相应检查进行诊断。有些患者使用质子泵抑制剂治疗可缓解症状，可以帮助确定胃 – 食管反流，但抑酸治疗有效并非胃 – 食管反流的诊断标准。

2. 无典型症状的患者　有些患者可能出现其他症状，如胸痛、癔球症、慢性咳嗽、声音嘶哑、喘鸣和恶心，但若未出现胃灼热和反流这些典型症状，单凭上述症状，不足以临床诊断为胃 – 食管反流。需要排除其他疾病，如对于原因不明的胸痛，进行胃肠道评估之前应行心电图和运动负荷试验进行评估，最后可能需要进行胃镜检查帮助诊断。

五、社区处理与治疗

社区处理

1. 改善生活方式　抬高床头、睡前 3h 不进食、避免高脂肪食物、戒酒、减少摄入可降低食管括约肌功能的食物（巧克力、薄荷、咖啡、洋葱、大蒜）。

2. 抑制胃酸分泌　包括初始治疗和维持治疗两个阶段。

（1）初始治疗：尽快缓解症状，治愈食管炎。

1）PPI：奥美拉唑 20mg、雷贝拉唑 20mg、兰索拉唑 30mg、泮托拉唑 40mg，1 次 / 天。

2）H_2RA：轻至中度治疗，西咪替丁 0.4g、法莫替丁 20mg，2 次 / 天。

（2）维持治疗：PPI 作为维持治疗药物。可选择维持原剂量或减量、间歇用药、按需治疗。

（3）PPI 治疗失败原因：依从性差、个体差异、存在非酸反流。

六、转诊原则

1. 经上述常规治疗，效果不佳者或反复者。

2. 症状不典型需要与冠心病、肺炎鉴别。

思考题

1. 胃 – 食管反流患者在生活中的注意事项有哪些？

2. 胃 – 食管反流的诊断与治疗原则是什么？

第二节 胃 炎

胃炎是指任何病因引起的胃黏膜损伤。临床上一般分为急性胃炎和慢性胃炎。

一、急性胃炎

急性胃炎主要有下列 3 种：急性糜烂出血性胃炎；急性幽门螺杆菌胃炎；除 Hp 以外的急性感染性胃炎。幽门螺杆菌胃炎引起的急性胃炎通常无症状或症状较轻，患者通常忽视。急性糜烂出血性胃炎为临床中较为常见的类型，而除 Hp 以外的急性感染性胃炎为特殊性胃炎。

（一）急性糜烂出血性胃炎

1. 病因

（1）急性应激：可由严重创伤、大手术、大面积烧伤、脑血管意外和严重脏器衰竭、休克、败血症等引起。

（2）化学性损伤：最常见的是非甾体类抗炎药（NSAIDs），其他药物如氯化钾、某些抗生素或抗肿瘤药等。此外，高浓度酒精可直接破坏胃黏膜屏障。

2. 临床表现　多数患者症状不明显或症状被原发疾病所掩盖。有症状者主要表现为轻微上腹不适或隐痛。该病突出的临床表现是上消化道出血，患者以突然呕血和 / 或黑便为首发症状。在所有上消化道出血的病例中，急性糜烂出血性胃炎所致者占 10%~30%，仅次于消化性溃疡。

3. 临床诊断　有上消化道出血者根据病史一般不难做出诊断，确诊依赖于急诊胃镜检查，一般应在出血后 24~48 小时内进行，可见到以多发性糜烂、浅表溃疡和出血灶为特征的急性胃黏膜病损。一般急性应激所致的胃黏膜病损以胃体、胃底部为主，而 NSAIDs 或酒精所致的则以胃窦部为主。

4. 治疗和预防

（1）针对原发疾病和病因采取防治措施。

（2）除积极治疗原发疾病外，应常规预防性给予抑制胃酸分泌的 H_2 受体阻断剂或质子泵抑制剂，或胃黏膜保护剂硫糖铝。

（3）对服用 NSAIDs 的患者应视情况应用 H_2 受体阻断剂、质子泵抑制剂或米索前列醇预防。

（4）对已发生上消化道大出血者，使用质子泵抑制剂或 H_2 受体阻断剂静脉给药有助于止血和促进病变愈合，需及时联系 120 转诊至上级医院救治。

（二）特殊类型胃炎

1. 化学性或反应性胃炎　十二指肠胃反流、服用 NSAIDs 或其他对胃黏膜损害物质等因素的长期刺激，可引起反应性胃黏膜病变。胃大部分切除术后失去了幽门的功能，含胆汁、胰酶的十二指肠液可长期大量反流入胃，由此而引起的残胃炎和残胃吻合口炎是典型的化学性胃炎（病）。十二指肠胃反流所致的化学性胃病可予促胃肠动力药和吸附胆汁药物（如硫糖铝、铝碳酸镁或考来烯胺）治疗，严重者建议至上级医院胃肠外科就诊行手术治疗。

2. 感染性胃炎　进食被微生物和 / 或其毒素污染的不洁食物以及普通肠道病毒感染引起的急性胃肠炎，以肠道炎症为主。当机体免疫力显著下降时，如患艾滋病、长期大量应用免疫抑制剂、严重疾病晚期等，可发生其他细菌（非特异性细菌和特异性细菌，后者包括结核、梅毒）、真菌或病毒（如巨细胞病毒）所引起的感染性胃炎。

二、慢性胃炎

慢性胃炎是由多种病因引起的胃黏膜炎症，主要为 Hp 感染引起。主要分为非萎缩性、萎缩性和特殊类型胃炎三大类，其中萎缩性胃炎又分成多灶性和自身免疫性萎缩性胃炎。

（一）病因

1. 幽门螺杆菌感染　大量研究表明 80%～95% 的慢性活动性胃炎患者胃黏膜中有幽门螺杆菌感染。

2. 自身免疫机制和遗传因素　胃体萎缩为主的慢性胃炎发生在自身免疫基础上，又称为自身免疫性胃炎，或称 A 型萎缩性胃炎。患者血液中存在自身抗体即壁细胞抗体（PCA）和内因子抗体（IFA）。前者使壁细胞总数减少，导致胃酸分泌减少或缺乏；后者使内因子缺乏，引起维生素 B_{12} 吸收不良，导致恶性贫血。本病可伴有其他自身免疫性疾病，如桥本甲状腺炎、白癜风等。

3. 其他因素

（1）十二指肠液反流：由于幽门括约肌功能不全，胆汁、胰液和肠液大量反流入胃。吸烟也可影响幽门括约肌功能，引起反流。

（2）胃黏膜损伤因子：一些外源性因素，如长期摄食粗糙或刺激性食物、酗酒、高盐饮食、长期服用 NSAIDs 等药物，可长期反复损伤胃黏膜，造成炎症持续不愈。慢性右心衰竭、肝硬化门静脉高压症可引起胃黏膜淤血缺氧。这些因素可各自或与幽门螺杆菌感染协同起作用。

（二）临床表现

70%～80% 的患者可无任何症状。有症状者主要表现为非特异性的消化不良，如上腹不适、饱胀、钝痛、烧灼痛，这些症状一般无明显节律性。此外也可有食欲减退、嗳气、反酸、恶心等症状。胃黏膜糜烂者有上消化道出血，长期少量出血可引起缺铁性贫血。恶性贫血者常有疲软、舌炎和轻微黄疸，一般消化道症状较少。慢性胃炎的体征多不明显，有时可有上腹轻压痛。

（三）实验室和辅助检查

1. 幽门螺杆菌检测。

2. 胃液分析　建议上级医院完善胃液检查，非萎缩性胃炎胃酸分泌常正常或增高；萎缩性胃炎病变主要在胃窦时，胃酸可正常或稍降低；A 型萎缩性胃炎胃酸降低，重度者可无胃酸。

3. 自身抗体　A 型萎缩性胃炎的血清 PCA 常呈阳性。血清 IFA 阳性率比 PCA 低，但如果胃液中检测到 IFA，对诊断恶性贫血帮助很大。

（四）临床诊断

确诊主要依赖内镜检查和胃黏膜活检组织学检查。幽门螺杆菌检测有助于病因诊断，怀疑 A 型萎缩性胃炎者应检测血清促胃液素和相关的自身抗体等。

（五）治疗方案

慢性胃炎的治疗目的是缓解症状和改善胃黏膜组织学（萎缩、肠化是否可逆转尚有争议），治疗应尽可能针对病因，遵循个体化原则。

1. 消除或削弱攻击因子　包括根除幽门螺杆菌，具体方法包括：

（1）对象：有家族性胃癌病史，有明显的反酸、嗳气等症状，有胃黏膜糜烂或萎缩，或有消化不良症状等。

（2）方案：1～2 种抗生素 +PPI+ 铋剂。

2. 抑酸或抗酸治疗　适用于有胃黏膜糜烂或以胃灼热、反酸、上腹饥饿痛等症状为主者。首选质子泵抑制剂（PPI）。

3. 针对胆汁反流、服用 NSAIDs 等作相应治疗和处理　动力促进剂多潘立酮、莫沙必利、伊托必利等可消除或减少胆汁反流，米索前列醇、质子泵抑制剂可减轻 NSAIDs 对胃黏膜的损害。

4. 增强胃黏膜防御　适用于有胃黏膜糜烂或症状明显者。药物包括胶体铋、铝碳酸镁制剂、硫糖铝、替普瑞酮、吉法酯等。

5. 胃动力促进剂　适用于以上腹饱胀、早饱等症状为主者。

6. 中药　辨证施治，可与西药联合应用。

7. 其他治疗　精神神经性疾病、维生素缺乏等都可能导致胃部不适，可以针对存在的疾病采取治疗措施。

（六）预后

由于绝大多数慢性胃炎是幽门螺杆菌相关性胃炎，而幽门螺杆菌自发清除少见，因此慢性胃炎可持续存在，但多数患者并无症状。少部分慢性非萎缩性胃炎可发展为慢性多灶萎缩性胃炎；后者中极少数经长期演变可发展为胃癌。

思考题

1. 慢性胃炎的主要病因有哪些？
2. 急性胃炎主要治疗措施是什么？
3. 慢性胃炎的治疗方案是什么？

（邹晓昭）

第三节　消化性溃疡

一、定义

近年来，消化性溃疡的发病率虽有下降趋势，但目前仍是常见的消化系统疾病之一。本病在全世界均常见，一般认为人群中约有 10% 在其一生中患过消化性溃疡。但在不同国家和地区，其发病率有较大差异。消化性溃疡在我国人群中的发病率尚无确切的流行病学调查资料。本病可见于任何年龄，以 20~50 岁居多，男性多于女性（2~5）：1，临床上十二指肠溃疡多于胃溃疡，两者之比约为 3：1。

消化性溃疡泛指胃肠黏膜在某种情况下，胃酸/胃蛋白酶自身消化而造成的溃疡。消化性溃疡可发生在食管、胃或十二指肠。因胃溃疡和十二指肠溃疡最常见，故一般所谓的消化性溃疡，是指胃溃疡和十二指肠溃疡。溃疡的黏膜缺损超过黏膜肌层，不同于糜烂。

二、病因与发病机制

消化性溃疡的发病机制主要与胃、十二指肠黏膜的损伤因素和黏膜自身防御–修复因素之间失平衡有关。其中，幽门螺杆菌感染、非甾体类抗炎药物和阿司匹林的广泛应用，是引起消化性溃疡最常见的损伤因素，胃酸和／或胃蛋白酶引起黏膜自身消化，亦是导致溃疡形成的损伤因素。

1. 幽门螺杆菌感染　是消化性溃疡最主要原因。十二指肠溃疡检出率为 90% ~ 100%，胃溃疡检出率为 80% ~ 90%。

2. NSAIDs　NSAIDs 应用日趋广泛，常被用于抗炎镇痛、风湿性疾病、骨关节炎、心脑血管疾病等，然而其具有多种不良反应。在服用 NSAIDs 的患者中，5% ~ 30% 的患者会患消化性溃疡。NSAIDs 使溃疡出血、穿孔等并发症发生的危险性增加 4 ~ 6 倍，而老年人中消化性溃疡及其并发症发生率和病死率，约 25% 与 NSAIDs 有关。

3. 胃酸和胃蛋白酶　胃酸在消化性溃疡的发病中起重要作用。"无酸，无溃疡"的观点得到普遍认同。胃酸对消化道黏膜的损伤作用，一般只有在正常黏膜防御和修复功能遭受破坏时才发生。

4. 其他药物　如糖皮质激素、部分抗肿瘤药物和抗凝药的广泛使用，也可诱发消化性溃疡，亦是上消化道出血不可忽视的原因之一。尤其应重视目前已广泛使用的抗血小板药物，其亦能增加消化道出血的风险，如噻吩吡啶类药物氯吡格雷等。

5. 其他因素　吸烟，遗传因素，应激心理因素，饮食因素，如咖啡、酒、浓茶。

6. 形态　典型溃疡呈圆形或椭圆形，但也有不规则形。

三、临床表现

（一）临床表现

中上腹痛、反酸是消化性溃疡的典型症状。腹痛发生与进餐时间的关系是鉴别胃与十二指肠溃疡的重要临床依据。消化性溃疡的中上腹痛，呈周期性、节律性发作。胃溃疡的腹痛多发生于餐后 0.5 ~ 1.0h，而十二指肠溃疡的腹痛，则常发生于空腹时。近年来，由于抗酸剂和抑酸剂等的广泛使用，症状不典型的患者日益增多。由于 NSAIDs 有较强的镇痛作用，临床上 NSAIDs 溃疡以无症状者居多，部分以上消化道出血为首发症状，或表现为恶心、厌食、食欲缺乏、腹胀等消化道非特异性症状。

（二）病理表现

1. 部位　十二指肠溃疡好发于球部，前壁比后壁多见。偶尔溃疡位于球部以下，称球后溃疡。十二指肠球部或胃的前后壁相对应处同时的溃疡，称为对吻溃疡。胃和十二指肠均有溃疡发生，称为复合溃疡。胃溃疡尤其是非甾体类抗炎药物相关性溃疡，可发生于任何部位，一般胃溃疡常好发于胃角或胃窦、胃体小弯侧。

2. 数目　消化性溃疡多为单发，少数在胃或十二指肠中可有 2 个或 2 个以上溃疡并存，称为多发性溃疡。

3. 大小 溃疡直径一般 < 2cm，巨大溃疡 (≥ 2cm)。

四、评估与诊断

（一）社区评估

1. 消化性溃疡的可能性 包括规律性腹痛、黑便、呕血等表现。

2. 评估消化性溃疡的并发症 上消化道出血、穿孔、幽门梗阻、癌变的可能性。

（二）消化性溃疡诊断

消化性溃疡的最终诊断一定是胃镜检查，因此确定诊断需要在上级医院进行。

1. 胃镜检查 是诊断消化性溃疡最主要的方法，检查过程中应注意溃疡的部位、形态、大小、深度、病期，以及溃疡周围黏膜的情况。胃镜检查对鉴别良、恶性溃疡具有重要价值。

2. 核素标记 ^{13}C 或 ^{14}C 呼气试验等，以明确是否存在 Hp 感染。对有溃疡的 Hp 感染患者，应用抗菌药物、铋剂和某些有抗菌作用的中药者，应在停药至少 4 周后进行检测；应用抑酸剂者，应在停药至少 2 周后进行检测。

五、社区处理与治疗

（一）一般处理及治疗

1. 一般处理 在针对消化性溃疡可能的病因治疗的同时，还要注意戒烟、戒酒，注意饮食、休息等一般治疗。在消化性溃疡活动期，患者要注意休息，避免剧烈运动、刺激性饮食，同时建议其戒烟、戒酒。

2. 抑酸治疗 抑酸治疗是缓解消化性溃疡症状、愈合溃疡的最主要措施，PPI 是首选药物。抑酸治疗降低胃内酸度，与溃疡尤其是十二指肠溃疡的愈合存在直接关系。

如果用药物抑制胃酸分泌，使胃内 pH 升高 ≥ 3，每天维持 18 ~ 20h，则可使大多数十二指肠溃疡在 4 周内愈合。消化性溃疡治疗通常采用标准剂量 PPI，1 次 / 天，早餐前 0.5h 服药。治疗十二指肠溃疡的疗程为 4 ~ 6 周，胃溃疡为 6 ~ 8 周，通常胃镜下溃疡愈合率均 > 90%。对于存在高危因素和巨大溃疡患者，建议适当延长疗程。PPI 的应用，可降低上消化道出血等并发症的发生率。

其他抑酸药与抗酸药，亦有助于缓解消化性溃疡的腹痛、反酸等症状，促进溃疡愈合。H_2 受体阻断剂的抑酸效果低于 PPI，常规采用标准剂量，2 次，对十二指肠溃疡的疗程需要

8 周，用于治疗胃溃疡时疗程应更长。

3. 抗 Hp 治疗　根除 Hp 应成为 Hp 阳性消化性溃疡的基本治疗，是溃疡愈合和预防复发的有效防治措施。消化性溃疡治疗方案见表 2-32。

表 2-32　消化性溃疡治疗方案

方案	抗生素 1	抗生素 2
1	阿莫西林 1000mg，2 次 / 天	克拉霉素 500mg，2 次 / 天
2	阿莫西林 1000mg，2 次 / 天	左氧氟沙星 500mg，1 次 / 天或 200mg，2 次 / 天
3	阿莫西林 1000mg，2 次 / 天	呋喃唑酮 100mg，2 次 / 天
4	四环素 500mg，3 次 / 天或 4 次 / 天	甲硝唑 400mg，3 次 / 天或 4 次 / 天
5	四环素 500mg，3 次 / 天或 4 次 / 天	呋喃唑酮 100mg，2 次 / 天
6	阿莫西林 1000mg，2 次 / 天	甲硝唑 400mg，3 次 / 天或 4 次 / 天
7	阿莫西林 1000mg，2 次 / 天	四环素 500mg，3 次 / 天或 4 次 / 天

注：标准剂量（质子泵抑制剂＋铋剂）（2 次 / 天，餐前半小时口服）+2 种抗生素（餐后口服）。标准剂量质子泵抑制剂为艾司奥美拉唑 20mg、雷贝拉唑 10mg（或 20mg）、奥美拉唑 20mg、兰索拉唑 30mg、泮托拉唑 40mg、艾普拉唑 5mg，以上选一；标准剂量铋剂为枸橼酸铋钾 220mg（果胶铋标准剂量待确定）

4. 其他药物治疗　联合应用胃黏膜保护剂，可提高消化性溃疡的愈合质量，有助于减少溃疡的复发。对于老年人消化性溃疡、难治性溃疡、巨大溃疡和复发性溃疡，建议在抑酸、抗 Hp 治疗的同时，联合应用胃黏膜保护剂。

（二）消化性溃疡并发出血的治疗

疑消化性溃疡并发急性出血时，应尽快转至上级医院进行急诊胃镜检查。在转诊过程中，应监测有循环衰竭征象者。PPI 的止血效果显著优于 H_2 受体阻断剂，其起效快并可显著降低再出血的发生率，尽可能早期应用 PPI，可改善出血病灶在胃镜下的表现，从而减少胃镜下止血的需要。

六、转诊复发及预防

1. Hp 感染、长期服用 NSAIDs 和阿司匹林是导致消化性溃疡复发的主要原因，其他原因尚有吸烟、饮酒、不良生活习惯等。对非 Hp 感染、Hp 根除失败，以及其他不明原因的复发性消化性溃疡的预防，建议应用 PPI 或 H_2 受体阻断剂维持治疗。

2. 长期服用 NSAIDs 是导致消化性溃疡复发的另一重要因素，如因原发病需要不能停药者，可更换为选择性环氧合酶 -2 抑制剂，并同时服用 PPI。对不能停用 NSAIDs 和阿司匹林药物者，长期使用 PPI 预防溃疡复发的效果显著优于 H_2 受体阻断剂。

思 考 题

1. 什么样的患者需要怀疑消化性溃疡？
2. 消化性溃疡的预防措施有哪些？

第四节　消化道出血

消化道出血根据出血部位分为上消化道出血和下消化道出血。上消化道出血是指 Treiz 韧带以上的食管、胃、十二指肠和胆胰等病变引起的出血。Treitz 韧带以下的消化道出血称下消化道出血。消化道短时间内大量出血称急性大出血，临床表现为呕血、黑便、便血等，并伴有血容量减少引起的急性周围循环障碍，为临床常见急症。另有一类消化道出血称隐性消化道出血，临床上肉眼不能观察到粪便异常，仅有粪便隐血试验阳性和 / 或存在缺铁性贫血，容易被忽视。

一、上消化道出血

（一）病因

最常见的病因是消化性溃疡、食管胃底静脉曲张破裂、急性糜烂出血性胃炎和胃癌。食管贲门黏膜撕裂综合征引起的出血亦不少见。

1. 食管疾病　食管炎、食管溃疡、食管肿瘤、食管贲门黏膜撕裂综合征、食管裂孔疝、食管损伤（物理损伤：器械检查、异物或放射性损伤；化学损伤：强酸、强碱或其他化学剂引起的损伤）。

2. 胃十二指肠疾病　消化性溃疡、急性糜烂出血性胃炎、胃癌、急性糜烂性十二指肠炎、门静脉高压引起的食管胃底静脉曲张。

3. 胆道、胰腺疾病　胆管或胆囊结石、胆道蛔虫病、胆囊或胆管癌，术后胆总管引流管造成的胆道受压坏死、肝癌、肝脓肿或肝血管瘤破人胆道。胰腺疾病累及十二指肠，胰腺癌、急性胰腺炎并发脓肿溃破。

4. 其他　主动脉瘤破入食管、胃或十二指肠，纵隔肿瘤或脓肿破入食管也可以引起上消化道出血。

5. 全身性疾病 任何引起凝血障碍或出血的疾病都可能伴有上消化道出血，常见的有：过敏性紫癜、血友病、血小板减少性紫癜、白血病、尿毒症、结节性多动脉炎、系统性红斑狼疮或其他血管炎等。

6. 伴有出血倾向的急性感染性疾病 流行性出血热、钩端螺旋体病等。

7. 各种应激相关胃黏膜损伤 各种严重疾病引起的应激状态下产生的急性糜烂出血性胃炎乃至溃疡形成统称为应激相关胃黏膜损伤。

（二）临床表现

上消化道出血的临床表现主要取决于出血量及出血速度。

1. 呕血与黑便 是上消化道出血的特征性表现。上消化道大量出血之后，均有黑便。出血部位在幽门以上者常伴有呕血。若出血量较少、速度慢亦可无呕血。反之，幽门以下出血如出血量大、速度快，可因血反流入胃腔引起恶心、呕吐而表现为呕血。如出血后血液在胃内经胃酸作用变成酸化血红蛋白而呈咖啡色；如出血速度快而出血量大，未经胃酸充分混合即呕出，则为鲜红或有血块。黑便或柏油样便是血红蛋白的铁经肠内硫化物作用形成硫化铁所致，当出血量大，血液在肠道内停留时间短，粪便可呈暗红色。

2. 失血性周围循环衰竭 多见于短时间内出血量大于1000ml，一般表现为头昏、心悸、乏力，平卧突然起立时发生晕厥、肢体冷感，心率加快、血压偏低等，严重者呈休克状态。

3. 贫血 急性大量出血后均有失血性贫血，血红蛋白浓度、红细胞计数与血细胞比容下降，但在出血的早期因有周围血管收缩和红细胞重新分布等生理调节，可无明显变化。在出血后，组织液渗人血管内以补充失去的血容量，使血液稀释，一般需经3~4小时以上才出现贫血，出血后24~72小时血液稀释到最大限度。

4. 发热 上消化道大量出血后可出现低热，持续3~5天降至正常。

5. 氮质血症 在上消化道大量出血后，由于大量血液蛋白质的消化产物在肠道被吸收，血中尿素氮浓度可暂时增高，称为肠源性氮质血症。一般于出血后数小时血尿素氮开始上升，约24~48小时达高峰，大多不超出14.3mmol/L（40mg/dl），出血停止后3~4日后降至正常。

（三）诊断

根据呕血、黑便和失血性周围循环衰竭的临床表现，呕吐物或粪便隐血试验呈强阳性，血红蛋浓度、红细胞计数及血细胞比容下降的实验室证据，可作出上消化道出血的诊断，但必须注意以下情况。

1. 排除消化道以外的出血因素

（1）排除来自呼吸道出血：咯血与呕血进行鉴别诊断。

（2）排除口、鼻、咽喉部出血：注意病史询问和局部检查。

（3）排除进食引起的黑便：如动物血、炭粉、铁剂或铋剂等药物，注意询问病史可鉴别。

2. 判断上消化道还是下消化道出血　呕血提示上消化道出血，黑便大多来自上消化道出血，血便大多来自下消化道出血。但是，上消化道短时间内大量出血亦可表现为暗红色甚至鲜红色血便，此时如不伴呕血，常难与下消化道出血鉴别，应在病情稳定后立即做急诊胃镜检查。高位小肠乃至右半肠出血，如血在肠腔停留时间久亦可表现为黑便，这种情况应先经胃镜检查排除上消化道出血后，行下消化道出血的有关检查。

（四）出血严重程度的估计和周围循环状态的判断

据研究，成人每日上消化道出血 5～10ml，粪便隐血试验常可出现阳性，每日出血量 50～100ml 可出现黑便。每日出血量＞400～500ml，可出现全身症状，如头昏、心慌、乏力等。短时间内出血量大于 1000ml 出现周围循环衰竭表现。对于消化道大出血患者及时 120 转诊上级医院。

（五）辅助检查

1. 临床与实验室检查　出血前疼痛加剧，出血后减轻或缓解的症状表现，有助于消化性溃疡的诊断。有服用非甾体类抗炎药（NSAIDs）或应激状态者，可能为 NSAIDs 溃疡或应激性溃疡或急性糜烂出血性胃炎。过去有病毒性肝炎、血吸虫病或酗酒病史，并有肝病与门静脉高压的临床表现者，可能是食管胃底静脉曲张破裂出血。但应指出，上消化道出血的患者即使确诊为肝硬化，不一定都是食管胃底静脉曲张破裂的出血，约有 1/3 患者出血实系来自消化性溃疡、门脉高压性胃病或其他原因。对中年以上的患者近期出现上腹痛，伴有厌食、消瘦者，应警惕胃癌的可能性。肝功能检验结果异常、血白细胞及血小板计数减少等有助于肝硬化诊断。

2. 胃镜检查　是目前诊断上消化道出血病因的首选检查方法。一般主张胃镜检查在出血后 12～48 小时内进行。

3. X 线钡餐检查　X 线钡餐检查目前已多为胃镜检查所代替，故主要适用于有胃镜检查禁忌证或不愿进行胃镜检查者。检查一般在出血停止数天后进行。

（六）社区处理与治疗

1. 上消化道大量出血时，病情急、变化快。严重者可危及生命，应采取积极措施进行抢救。抗休克、迅速补充血容量应放在一切医疗措施的首位。

2. 一般急救措施　患者应卧位休息，保持呼吸道通畅，避免呕血时血液吸入气道引起窒息，必要时吸氧，活动性出血期间应禁食。严密监测患者生命体征，如心率、血压、呼吸、尿量及神志变化。进行心电监护。马上呼叫 120 转入上级综合医院急诊科。

3. 积极补充容量 在 120 转入上级医院前，尽快建立有效的静脉输液通道，可先输平衡液或葡萄糖盐水。

4. 止血措施 止血措施主要有：H_2 受体拮抗剂或质子泵抑制剂（PPI），后者在提高及维持胃内 pH 值的作用优于前者。

二、下消化道出血

不及上消化道出血风险高，但临床亦常发生。其中，90% 以上的下消化道出血来自大肠，小肠出血比较少见，但诊断较为困难。

（一）病因

1. 肠道原发疾病 肠道炎症、肿瘤等都可能导致消化道出血，如癌、类癌，肠结核、肠伤寒、菌痢及其他细菌性肠炎等；寄生虫感染。此外，非特异性肠炎如：溃疡性结肠炎、克罗恩病、结肠非特异性孤立溃疡等；抗生素相关性肠炎、出血坏死性小肠炎、缺血性肠炎，放射性肠炎等。肠壁结构性病变，如憩室、肠重复畸形、肠气囊肿病、肠套叠等。肠道血管病变，如毛细血管扩张症、血管畸形、静脉曲张。

2. 肛门病变 痔疮和肛裂。

3. 全身疾病或累及肠道的其他疾病 血液系统疾病或风湿免疫疾病，如白血病、系统性红斑狼疮等。腹腔邻近脏器恶性肿瘤浸润或脓肿破裂侵入肠腔可引起出血

（二）诊断

1. 下消化道出血一般为血便或暗红色大便，不伴呕血。但出血量大的上消化道出血亦可表现为暗红色大便；高位小肠出血乃至右半结肠出血，如血在肠腔停留较久亦可呈柏油样，遇此类情况，应常规作胃镜检查除外上消化道出血。

2. 定位及病因诊断 根据病人的年龄、既往病史、查体以及伴随症状，可以大致确定病人消化道出血的部位和性质。

（1）老年病人常常以大肠癌、结肠血管扩张、缺血性肠炎多见。儿童以 Meckel 憩室、幼年性息肉、感染性肠炎、血液病多见。

（2）出血有结核病、血吸虫病、腹部放疗史可引起相应的肠道疾病。动脉硬化、口服避孕药可引起缺血性肠炎。在血液病、结缔组织疾病过程中发生的出血应考虑原发病引起的肠道出血。

（3）鲜血便，血液附于粪表面多为肛门、直肠、乙状结肠病变，便后滴血或喷血常为痔或肛裂。右侧结肠出血为暗红色，停留时间长可呈柏油样便。小肠出血与右侧结肠出血相似，但更易呈柏油样便。黏液脓血便多见于菌痢、溃疡性结肠炎，大肠癌特别是直肠、

乙状结肠癌有时亦可出现黏液脓血便。

（4）伴有发热见于肠道炎症性病变，由全身性疾病如白血病、淋巴瘤、恶性组织细胞病及结缔组织病引起的肠出血亦多伴发热。伴不完全性肠梗阻症状常见于克罗恩病、肠结核、肠套叠、大肠癌。上述情况往往伴有不同程度腹痛，而不伴有明显腹痛的多见于息肉未引起肠梗阻的肿瘤、无合并感染的憩室和血管病变。

3. 实验室检查　常规血、尿、粪便及生化检查疑伤寒者做血培养及肥达试验。疑结核者作结核菌素试验。疑全身性疾病者作相应检查。

4. 影像学检查　除某些急性感染性肠炎如痢疾，伤寒，坏死性肠炎等之外，绝大多数下消化道出血的定位及病因需依靠影像学检查确诊。

（1）结肠镜检查：是诊断大肠及回肠末端病变的首选检查方法。其优点是诊断敏感性高、可发现活动性出血、结合病理学检查可判断病变性质。

（2）X线钡剂造影：X线钡剂灌肠用于诊断大肠、回盲部及阑尾病变，一般主张进行双重气钡造影。由于该检查对较平坦病变容易漏诊，有时无法确定病变性质，因此，对X线钡剂灌肠检查阴性的下消化道出血患者仍需进行结肠镜检查。

（三）基层处理及治疗

1. 一般急救措施及补充血容量　详见本章上消化道出血。

2. 止血治疗

（1）凝血酶保留灌肠：有时对左半结肠以下出血有效。

（2）血管活性药物应用：血管加压素、生长抑素静脉滴注可能有一定作用。

思考题

1. 上下消化道出血的常见病因有哪些？

2. 血便可见于上消化道还是下消化道出血？

（邹晓昭）

第五章　泌尿系统疾病

第一节　泌尿系统感染

一、定义

泌尿系统感染又称尿路感染，是肾脏、输尿管、膀胱和尿道等泌尿系统各个部位感染的总称。泌尿系感染按感染部位可分为上尿路感染和下尿路感染。上尿路主要为肾盂肾炎，下尿路主要有膀胱炎和尿道炎。依据两次感染之间的关系可以分为孤立或散发感染和反复发作性感染，反复发作性感染可以进一步分为再感染和复发。

二、临床表现

1. 急性单纯性膀胱炎　发病突然，主要表现是膀胱刺激征，即尿频、尿急、尿痛，膀胱区或会阴部不适及尿道烧灼感。尿频程度不一，严重者可出现急迫性尿失禁；尿混浊、尿液中有白细胞，常见终末血尿，有时为全程血尿，甚至见血块排出。一般无明显的全身感染症状，体温正常或有低热。

2. 急性单纯性肾盂肾炎　可表现为泌尿系统症状和全身症状。

（1）泌尿系统症状可有尿频、尿急、尿痛等膀胱刺激征以及血尿。此外，突出的局部症状是患侧或双侧腰痛；患侧脊肋角有明显的压痛或叩击痛等。

（2）全身感染的症状有寒战、高热、头痛、恶心、呕吐、食欲缺乏等，常伴有血白细胞计数增多和血沉增快。

3. 无症状菌尿　无症状菌尿是一种隐匿性尿路感染，多见于老年女性和妊娠期妇女，患者无任何尿路感染症状，发病率随年龄增长而增加。

4. 复杂性尿路感染　复杂性尿路感染临床表现差异很大，可伴或不伴有泌尿系统临床症状。复杂性尿路感染常伴随其他疾病，如糖尿病和肾功能不全；其导致的后遗症也较多，最严重和致命的情况包括尿脓毒血症和肾衰竭。

三、诊断标准

1. 症状　根据尿频、尿急、尿痛、耻骨上区不适和腰骶部疼痛，可考虑下尿路感染的诊断。门诊尿路感染就诊患者大多为急性膀胱炎，最常见的症状除尿路刺激征外，可有肉眼血尿。上尿路感染可有尿路刺激症状，多以全身症状就诊，包括寒战、发热、腰痛、恶心、呕吐等。

2. 体格检查　急性膀胱炎患者可有耻骨上区压痛，但缺乏特异性。发热、心动过速、肋脊角压痛对肾盂肾炎的诊断特异性高。盆腔和直肠检查对鉴别是否同时存在并发症有意义。女性慢性、复发性、难治性尿路感染必须行盆腔检查。

3. 实验室检查

（1）尿常规检查：包括尿液理化检查、尿生化检查和尿沉渣检查。应用最普遍的是尿液的干化学分析仪检查和尿沉渣人工镜检。尿液生化检查对诊断尿路感染的敏感性较低，阴性结果对除外尿路感染的特异性较高，其中与尿路感染相关的常用指标是亚硝酸盐，正常值为阴性，阳性见于大肠埃希菌等革兰阴性杆菌引起的尿路感染。尿液中细菌数 $> 10^5/ml$ 时尿亚硝酸盐多呈阳性反应，阳性反应程度与尿液中细菌数成正比。尿蛋白在尿路感染时可出现阳性，但通常 $< 2g/24h$。

（2）尿沉渣检查：有症状的女性患者尿沉渣显微镜检诊断细菌感染的敏感性60%以上，特异性49%以上。应注意，尿检没有 WBC 不能除外上尿路感染，同时尿 WBC 也可见于非感染性肾疾病。

（3）尿培养：治疗前的中段尿标本培养是诊断尿路感染最可靠的指标。

四、鉴别诊断

1. 全身性感染疾病　有些尿路感染的局部症状不明显而全身急性感染症状较突出，易误诊为流行性感冒、败血症、伤寒等发热性疾病。通过详细询问病史，注意尿路感染的下尿路症状及肾区叩痛，并做尿沉渣和细菌学检查，不难鉴别。

2. 肾结核　尿频、尿急、尿痛症状更突出，一般抗菌药物治疗无效，晨尿培养结核杆菌阳性，尿沉渣可找到抗酸杆菌，而普通细菌培养为阴性。结核菌素试验阳性，血清结核菌抗体测定阳性。静脉肾盂造影可发现肾结核病灶 X 线征，部分患者可有肺、附睾等肾外结核，可资鉴别。但要注意肾结核常可与尿路感染并存。尿路感染经抗菌药物治疗后，仍残留有尿路感染症状或尿沉渣异常者，应高度注意肾结核的可能性。

3. 尿道综合征　患者虽有尿频、尿急、尿痛，但多次检查均无真性细菌尿，可资鉴别。尿道综合征分为：

（1）感染性尿道综合征：约占 75%，患者有白细胞尿，是由致病的微生物引起，如衣原体、支原体感染等。

（2）非感染性尿道综合征：约占 25%，无白细胞尿，病原体检查亦阴性，其病因未明，可能是焦虑性精神状态所致。

五、病情评估

由于尿路感染可导致脓毒症和感染性休克，严重者可危及生命，故对泌尿系感染患者应进行细致的病情评估。医生可通过 SOFA 评分等工具对患者进行病情判断，SOFA > 2 分的患者属于严重患者。社区卫生服务机构也可以通过（表 2-33）的标准对患者进行筛选。符合标准的患者应被视为病情严重的患者。

表 2-33　全身炎症反应综合征和感染性休克的临床诊断标准

疾病	标准
全身炎症反应综合征（SIRS）	对各种不同临床损伤的反应，可能是由感染也可能是非感染引起（如烧伤，胰腺炎）。全身反应需具备以下 2 个或两个以上条件： 体温 > 38℃或 < 36℃ 心率 > 90 次 / 分 呼吸频率 > 20 次 / 分或 $PaCO_2 < 32mmHg$（ < 4.3kPa） 外周血白细胞计数 > $12 \times 10^9/L$ 或 < $4 \times 10^9/L$ 或未成熟细胞 ≥ 10%
感染性休克（sepsis shock）	在充分补充液体的情况下，仍有脓毒血症合并低血压或血流灌注异常（可以包括但不仅限于乳酸中毒、少尿或急性神志改变），血流灌注异常的患者若使用升压药或收缩血管的药物后，低血压虽被纠正，但是仍然存在组织器官灌注异常

六、社区处理及治疗

单纯性尿路感染的治疗可在社区卫生服务机构进行，复杂性尿路感染患者应至综合医院或者专科医院诊治。

（一）非妊娠妇女急性单纯性膀胱炎

女性罹患泌尿系感染的概率远远高于男性。绝经前未孕女性在治疗时可选择喹诺酮类、第二代或第三代头孢菌素抗菌药物。绝大多数急性单纯性膀胱炎患者经单剂疗法或 3 日疗法治疗后，尿菌可转阴。绝经后的女性可考虑在妇科医师指导下进行激素替代治疗。

（二）非妊娠妇女急性单纯性肾盂肾炎的治疗

对仅有轻度发热和 / 或肋脊角叩痛的肾盂肾炎，或 3 日疗法治疗失败的下尿路感染患者，应口服有效抗菌药物 14 日，如用药 14 日后仍有菌尿，则应根据药敏试验改药，再治疗 6 周。如果用药后 48-72 小时仍未见效，则应根据药敏试验选用有效药物治疗。对发热超过 38.5℃、肋脊角压痛、血白细胞增多等或出现严重的全身中毒症状、怀疑有菌血症者，首先应予以胃肠外给药（静脉滴注或肌内注射），在退热 72 小时后，再改用口服抗菌药物（喹诺酮类、第二代或第三代头孢菌素类等）完成 2 周疗程。

（三）无症状菌尿（ASB）的治疗

推荐筛查和治疗孕妇或准备接受可能导致尿道黏膜出血的侵入性操作的 ASB 患者。不推荐对绝经前非妊娠妇女、老年人、留置导尿管、肾造瘘管或输尿管导管、脊髓损伤等患者的 ASB 进行治疗。

（四）复发性单纯性尿路感染的治疗

对再感染患者可考虑用低剂量长疗程抑菌疗法作预防性治疗。在每晚睡前或性交排尿后，口服以下药物之一：如 SMZ-TMP 半片或 1 片、TMP 50mg、呋喃妥因 50mg（为防止肾功能损害，在长期使用以上药物时应适当增加液体摄入量）或左氧氟沙星 100mg 等。此外，亦可采用每 7 ~ 10 天口服一次磷霉素氨丁三醇方法。对已绝经女性，可加用雌激素以减少复发。本疗法通常使用半年，如停药后仍反复再发，则再给予此疗法 1 ~ 2 年或更长。

对复发患者应根据药敏试验结果选择敏感抗菌药物用最大允许剂量治疗 6 周，如不奏效，可考虑延长疗程或改用注射用药。

（五）男性急性单纯性泌尿道感染

通常只需接受 7 天治疗方案。但合并前列腺感染，其他发热性泌尿道感染，肾盂肾炎，反复感染，或怀疑存在复杂尿素导致感染的成年患者，推荐使用喹诺酮类药物 2 周，并排除其他致感染的危险因素。

七、转诊

复杂尿路感染患者应转至专科医院或综合医院的泌尿外科治疗。伴有全身炎症反应或感染性休克的患者应尽快转至综合医院的急诊科治疗。在转运时，应呼叫有监护设备和急救药品的救护车进行转运，并本着"就急、就近、就能力"的原则选择目标医院。

八、健康教育

1. 饮食指导　人体对尿路感染既存在着不少易感因素，也存在着许多防御机制，因此，在日常生活中，要尽量避免各种易感因素，充分利用人体的防御机制。坚持大量饮水肾脏排泄的尿液，对膀胱和尿道起着冲洗作用，有利于细菌的排出，每天大量饮水，2～3小时排尿1次，能避免细菌在尿路的感染，可降低尿路感染的发病率，这是预防尿路感染最实用有效的方法。饮食宜清淡，多食含水分的新鲜蔬菜、瓜果等。

2. 休息与活动　指导加强体育锻炼，增强体质，是预防发生泌尿系感染的重要方面。一旦感染，在发热、尿化验异常的急性期应注意休息。恢复期参加适度的体力活动，避免体质虚弱，迁延不愈。活动的方式可因人而异，但不能过疲劳。

思考题

1. 为什么下尿路感染会导致上尿路感染？
2. 请叙述尿路感染的治疗原则。
3. 请描述肾积脓的临床症状。

（王　非　王境一）

第二节　急性肾小球肾炎

一、定义

简称急性肾炎，是以急性肾炎综合征为主要临床表现的一组疾病。其特点为急性起病，出现血尿、蛋白尿、水肿和高血压，并可伴有一过性氮质血症，多见于链球菌感染后。

二、病因和发病机制

常因 β 溶血性链球菌"致肾炎菌株"感染所致，多发生在扁桃体炎、猩红热、皮肤感染等链球菌感染后。细菌胞质或分泌蛋白的某些成分为主要致病抗原，导致机体免疫反应后可通过循环免疫复合物而致病，病理类型为毛细血管内增生性肾炎。

三、临床表现

多发生于儿童，男性多于女性，常有 1～3 周潜伏期。

1. 水肿　80% 以上的患者有水肿，典型表现为晨起眼睑水肿或伴有下肢轻度可凹性水肿，少数严重者可波及全身。

2. 高血压　患者可以有一过性轻、中度高血压，利尿后血压可逐渐恢复正常。少数患者可出现严重高血压，甚至出现高血压脑病。

3. 尿检异常　可出现肾小球源性血尿（也可出现肉眼血尿）。可伴有轻、中度蛋白尿，少数患者可呈大量蛋白尿。尿沉渣除红细胞外，早期尚可见白细胞和上皮细胞稍增多，并可有颗粒管型和红细胞管型乃至 WBC 管型。

4. 肾功能异常　起病早期可因肾小球滤过率下降、钠水潴留而尿量减少，少数患者甚至少尿（＜ 400ml/d）。肾小球功能可一过性受损，表现为轻度氮质血症。多于 1～2 周后尿量渐增，肾小球功能于利尿后数日可逐渐恢复正常。仅有极少数患者可表现为急性肾衰竭。

5. 免疫学检查异常　起病初期血清 C3 及总补体下降，于 8 周内渐恢复正常，患者血清抗链球菌溶血素"O"效价可升高，部分患者起病早期循环免疫复合物及血清冷球蛋白可呈阳性。

四、诊断和鉴别诊断

（一）诊断要点

考虑链球菌感染后 1～2 周发生血尿、蛋白尿、水肿和高血压，应怀疑有急性肾小球肾炎的可能性。如出现少尿及氮质血症等急性肾炎综合征表现，伴有血清 C3 下降，病情于发病 8 周内逐渐减轻至完全恢复正常者，即可临床诊断为急性肾炎。必要时对肾活检可明确诊断。

（二）鉴别诊断

1. 以急性肾炎综合征起病的肾小球疾病

（1）其他病原体感染后，急性肾炎常见于多种病毒感染期或感染后 3～5 天，病毒感染后急性肾炎多数临床表现较轻，常不伴血清补体降低，少有水肿和高血压，肾功能一般正常，临床过程自限。

（2）系膜毛细血管性肾小球肾炎经常伴肾病综合征：病变持续无自愈倾向。50%～70% 患者有持续性低补体血症即血清 C3 持续降低，8 周内不恢复。

（3）系膜增生性肾小球肾炎（IgA 肾病）：部分患者有前驱感染可呈现急性肾炎综合征，患者血清 C3 正常，病情无自愈倾向。IgA 肾病患者疾病潜伏期短，可在感染后数小时至数日内出现肉眼血尿，血尿可反复发作，部分患者血清 IgA 升高。

2. 急进性肾小球肾炎又称新月体肾炎，常早期出现少尿、无尿及肾功能急剧恶化为特征。重症急性肾炎呈现急性肾衰竭者与该病相鉴别困难时，应及时作肾活检以明确诊断。

3. 全身系统性疾病肾脏受累，系统性红斑狼疮肾炎及过敏性紫癜肾炎等可呈现急性肾炎综合征，但伴有其他系统受累的典型临床表现和实验室检查。

五、社区处理与治疗

肾小球肾炎一经诊断，应转院至上级医院进一步诊治。当居家治疗过程中，以休息及对症治疗为主。少数急性肾功能衰竭者应予透析，不宜用激素和细胞毒药物。

1. 一般治疗急性期应卧床休息，待肉眼血尿消失、水肿消退及血压恢复正常后逐步增加活动量。急性期应予低盐（每日 3g 以下）饮食。氮质血症时应限制蛋白质摄入，并以富含必需氨基酸的优质动物蛋白为主。明显少尿的急性肾衰竭者需限制液体入量。

2. 控制感染灶，如果是反复发作的慢性扁桃体炎，待病情稳定后（尿蛋白少于"+"，尿沉渣 RBC 少于 10 个 / 高倍视野），应考虑做扁桃体摘除。

3. 对症治疗包括利尿消肿、降血压，预防心脑合并症的发生。利尿后高血压控制仍不满意时，可加用降压药物。常用噻嗪类利尿剂，必要时加用袢利尿剂，再必要时可加用钙通道阻滞剂控制血压。

4. 透析治疗发生急性肾衰竭而有透析指征时，应及时给予透析治疗，一般不需要长期维持透析。

5. 可以采取中医药进行治疗。

六、转诊指征

（一）急诊转诊

当患者出现高度水肿、高血压，合并喘憋、发绀等表现时，应及时转诊至医院急诊科进行处理，防止心功能不全和心力衰竭发生。

（二）门诊转诊

任何情况下考虑急性肾小球肾炎的诊断，都应转诊至上级医院进行确诊。此外，当患者出现肉眼血尿、严重水肿以及明显高血压时，也需要转至上级医院进行治疗方案的制订。

1. 急性肾小球肾炎的主要临床表现包括哪些?
2. 急性肾小球肾炎的治疗重点和注意事项有哪些?

第三节　慢性肾小球肾炎

一、定义

慢性肾小球肾炎简称"慢性肾炎",以蛋白尿、血尿、高血压、水肿为临床表现,最终发展为肾功能损害。起病方式不同,病情迁延,病变缓慢进展,可有不同程度的肾功能减退,最终发展为慢性肾衰竭的一组肾小球病。

二、病因和发病机制

慢性肾炎的起始因素多为免疫介导炎症,导致病程慢性化的机制除免疫因素外,非免疫非炎症因素占有重要作用。病理类型有多种,但均可转化为硬化性肾小球肾炎,临床上进入尿毒症。

三、临床表现

发病以青、中年为主。早期患者可有乏力、疲倦、腰部疼痛、食欲缺乏。血压可正常或轻度升高,部分患者血压(特别是舒张压)持续性中等以上程度升高,可有眼底出血、渗血,甚至视盘水肿。水肿可有可无,不严重者多无浆膜腔积液。实验室检查可发现轻度尿异常,尿蛋白常在 1~3g/d,尿沉渣镜检红细胞可增多为肾小球源性血尿,可见管型。肾功能正常或轻度受损,数年或数十年后肾功能逐渐恶化,部分患者因感染、劳累呈急性发作,或用肾毒性药物后病情急骤恶化。

四、诊断与鉴别诊断

(一)诊断

尿化验发现蛋白尿、血尿、管型尿,同时伴有水肿及高血压病史达 1 年以上,无论有无肾功能损害，在除外继发性肾小球肾炎（狼疮肾炎，过敏紫癜肾炎）及遗传性肾小球肾炎（遗传性进行性肾炎）后，临床上可诊断为慢性肾炎。

（二）鉴别诊断

1. 继发性肾小球肾炎　如狼疮肾炎、过敏性紫癜肾炎等，依据相应的系统表现及特异性实验室检查，可以鉴别。

2. Alport 综合征　常起病于青少年，患者有眼（球形晶状体）、耳（神经性耳聋）肾异常，并有阳性家族史（多为性连锁显性遗传）。

3. 其他原发性肾小球病　隐匿型肾小球肾炎主要表现为无症状性血尿和/或蛋白尿，无水肿、高血压和肾功能减退。感染后急性肾炎常有前驱感染并以急性发作起病。潜伏期不同，以及血清 C3 的动态变化有助鉴别。

4. 原发性高血压肾损害　先有较长期高血压，其后再出现肾损害，临床上远端肾小管功能损伤较肾小球功能损伤早，尿改变轻微仅少量蛋白、RBC 管型，常有高血压的其他靶器官并发症。

五、社区处理与治疗

慢性肾小球肾炎以防止或延缓肾功能进行性恶化、改善或缓解临床症状及防治严重合并症为主要目的，而不以消除蛋白及血尿为目标。一般不宜给予激素和细胞毒药物。

1. 积极控制高血压，降低蛋白尿　是防止肾小球硬化病理过程。应将血压控制在理想水平，同时检测蛋白尿。

（1）力争将血压控制在理想水平。

（2）蛋白尿 ≥ 1g/d 的患者，血压应控制在 125/75mmHg 以下。

（3）尿蛋白 < 1g/d，血压控制可放宽到 130/80mmHg 以下。

（4）选择能延缓肾功能恶化、具有肾脏保护作用的降压药物。有钠水潴留容量依赖性高血压患者可选用噻嗪类利尿剂，对肾素依赖性高血压则首选血管紧张素转换酶（ACE）抑制剂，其次也可选用 β 受体阻断剂，还常用钙通道阻滞剂，顽固的高血压可选用不同类型降压药联合应用。

2. 限盐（< 3g/d）、限制食物中蛋白及磷摄入量。

3. 应用抗血小板药大剂量双嘧达莫，小剂量阿司匹林。

4. 避免加重肾脏损害的因素，如感染、劳累、妊娠，应用肾毒性药物等。

5. 按照专科诊疗方案进行维护，最大程度地减少出现肾功能不全的可能性。

六、转诊指征

（一）急诊转诊

任何慢性肾小球肾炎出现严重水肿，特别是伴有呼吸困难、明显高血压等可能导致心功能不全或心力衰竭的情况，均应及时转至上级医院急诊科进行处理。

（二）门诊转诊

首次怀疑患者存在慢性肾小球肾炎，需要转至上级医院进行确诊。此后，在专科医师指导下对患者进行管理，并叮嘱患者定期在专科医生处复诊。

思考题

1. 慢性肾小球肾炎与急性肾小球肾炎在发病机制上有哪些不同？
2. 需要与慢性肾小球肾炎进行鉴别的疾病包括哪些？
3. 慢性肾小球肾炎的社区防止有哪些重点？

第四节　泌尿系结石

一、定义

泌尿系结石是肾、输尿管、膀胱、尿道结石的总称。以突然发生的剧烈腰痛、牵引小腹，尿频、尿急、尿痛、尿色混浊，甚至尿中有血或砂石为主要临床表现。腹部 X 线平片可见结石阴影，或 B 型超声波检查可见结石光团。泌尿系结石可引起尿路损伤、梗阻，并发感染，致使肾功能受损。

二、临床表现

1. **腰部绞痛**　肾绞痛是肾结石的典型症状，通常在运动后或夜间突然发生一侧腰背部剧烈疼痛，常形容为"刀割样"，同时可以出现下腹部及大腿内侧疼痛、恶心、呕吐、面色苍白等。病人坐卧不宁，非常痛苦。肾绞痛的原因是肾结石在排出过程中堵塞了肾盂或者输尿管导致。很多患者表现为腰部隐痛、胀痛。疼痛之后，有些患者可以发现随尿排出的结石。

2. 血尿 约80%的结石患者出现血尿，其中只有一部分能够肉眼发现尿是红色的，大部分只有通过化验尿才能发现。

3. 脓尿 肾及输尿管结石并发感染时，尿中有脓细胞，可有尿频、尿急等症状，以及发热、畏寒、寒战等全身症状。

4. 肾积水 结石堵塞了肾盂、输尿管，尿液排出不畅，造成肾积水。有的肾积水可以没有任何症状。长期肾积水，会造成患侧肾功能受损。双侧肾积水严重者可能导致尿毒症。

5. 膀胱结石典型症状为排尿突然中断，并感疼痛，放射至阴茎头部和远端尿道，伴排尿困难和膀胱刺激症状。如果是儿童患者则会因排尿时的剧烈疼痛而拽拉阴茎，哭叫不止，大汗淋漓，改变体位后疼痛能缓解和继续排尿。

三、诊断标准

1. 突然发病，肾脏和输尿管结石患者典型的腰背部"刀割样"疼痛和尿常规检查中镜下或肉眼血尿，具有较强的提示性。

2. 泌尿系统 X 片（KUB）可以作为泌尿系结石的初步检查方法，约10%的输尿管结石不显影。由于大部分输尿管被肠管和骨骼遮挡，B 超可帮助探查到输尿管结石，但有些部位不易检查到，所以 B 超并不能诊断所有泌尿系结石。确诊输尿管结石需要依靠 CT 及静脉肾盂造影（IVP）。

四、鉴别诊断

1. 急性胆绞痛 表现突然发作的右上腹疼痛，易与右侧肾绞痛相混淆。但有右上腹局限性压痛、反跳痛及腹肌紧张，肝区明显叩击痛，可触及肿大的胆囊，墨菲征阳性；尿液常规检查无异常发现。

2. 急性阑尾炎 表现右下腹疼痛，须与肾绞痛时下腹部的放射痛相鉴别。但可伴发热，其压痛局限，常于右下腹麦氏点压痛、反跳痛及腹肌紧张；尿液检查一般无异常发现；尿路平片无结石影像；放射性核素肾图和肾超声检查也无结石征象。

3. 肾盂肾炎 可表现腰痛及血尿症状。但多见于女性，无发作性疼痛或活动后疼痛加重的病史；尿液检查可发现多量蛋白、脓细胞及其管型；尿路平片肾区无结石影像，超声检查无强回声光点及声影。

4. 肾结核 可表现血尿及病肾钙化灶。但有明显的膀胱刺激症状，多为终末血尿；尿路平片上钙化影像分布于肾实质，呈不规则斑片状，密度不均匀。

5. 肾细胞癌 表现为腰痛、血尿，尿路平片亦可出现钙化影像，有时与本病混淆。但为无痛性肉眼血尿，常混有血块；尿路平片上钙化局限于肿瘤区，呈大小不等的斑点状或螺旋状；尿路造影示肾盂肾盏受压、变形、移位或缺失。

6. 腹腔内淋巴结钙化 若位于肾区，可误认为本病。但钙化一般为多发、散在，很少局限于肾区，其密度不均匀呈斑点状；尿路造影肾盂肾盏形态正常，侧位片位于肾区阴影之外。

7. 肾盂肿瘤 尿路造影肾盂表现充盈缺损，需与阴性结石鉴别。但其为不规则形；有严重的无痛性肉眼血尿；超声波检查可见肾盂或肾盏光点分离，在肾盂或肾盏中出现低回声区，轮廓不整齐；尿中可查及瘤细胞。

8. 肾盂血块 在尿路造影片上也表现不规则的充盈缺损。可在 2~3 周后复查，充盈缺损可见缩小或消失。

9. 膀胱异物 可有类似症状。有膀胱异物置入的病史。膀胱镜检查是主要鉴别手段，可以直接看到异物的性质、形状和大小。膀胱区平片对不透光的异物，有鉴别诊断价值。

10. 前列腺增生 可有类似症状。但多发生于老年人，排尿困难的病史长，逐渐加重，开始尿线细而无力，渐成滴沥以至发生尿潴留。直肠指诊可触及增生的前列腺向直肠内突入，中间沟消失。膀胱区平片无不透光阴影。

五、病情评估

泌尿系结石通常不是致命性疾病，但是在合并高血压、冠心病等基础病和高龄患者时，可因疼痛导致其他疾病的并发症，故应重视镇痛治疗的意义。另外当合并感染时，患者可出现高热、寒战等症状，严重时可出现脓毒症和感染性休克（参见泌尿系感染），故对于上述患者应进行细致的评估。膀胱结石较少引起肾功能损害，但是肾结石和输尿管结石引起的梗阻可导致肾后性肾功能不全。如果梗阻得不到及时缓解，将引起不可逆性肾功能损害。尿路结石引起的肾后性肾功能不全大多为慢性肾功能不全。

六、社区处理及治疗

1. 社区医疗机构对于泌尿系结石的患者以缓解症状为主。使用镇痛药物时应根据患者疼痛的剧烈程度，按照镇痛效果的强弱由弱到强序贯使用。

2. 一般来说，5mm 以下的肾结石 80%~90% 能在 6 周内排出，以保守治疗或观察为主。可以服用排石中药、配合解痉镇痛药物、输尿管松弛药物等。5mm~2cm 的肾结石，可以选择体外碎石。2cm 以上的肾结石首选经皮肾镜取石。在合并泌尿系统解剖异常时，可以选择开放手术治疗同时取石。输尿管结石容易造成输尿管梗阻，应积极治疗。一般来说，输尿管上段的结石，体外碎石效果较好；输尿管中下段的结石，输尿管镜取石的把握度较大。如果输尿管结石太大、体外碎石或输尿管镜治疗失败，可选择切开取石。

3. 较小的膀胱结石可通过多饮水，服中药促进排石。如果膀胱结石患者膀胱感染较重，宜留置导尿持续引流数日，并用抗菌药物，病情好转再处理结石。如结石直径在 2cm 左右。建议到泌尿外科专科经膀胱镜、超声、激光碎石可得以解决，巨大结石并过硬，宜采用耻骨上膀胱切开取石术并根据情况做膀胱造瘘术。

七、转诊

1. 如患者经镇痛治疗后症状仍得不到缓解，则需将患者转至综合医院或者泌尿外科专科医院的急诊科进一步诊治。

2. 肾结石或输尿管结石患者症状反复出现，或确定结石体积较大，需要专科干预，则建议患者至泌尿外科专科医院或综合医院的泌尿外科就诊。

3. 膀胱结石合并感染经留置导尿抗感染治疗后需转至泌尿外科专科治疗。

八、健康教育

1. 发作期病人应卧床休息，遵医嘱立即用药物镇痛，病情较重者应输液治疗。

2. 鼓励病人大量饮水，每日 3000ml 以上，保持每日尿量在 2000ml 以上，降低尿中形成结石物质的浓度，减少晶体沉积，有利于结石排出，当病人恶心、呕吐严重时需静脉输液。在病情允许的情况下，适当作一些跳跃或其他体育运动，改变体位，以增强病人代谢，促进结石排出。

3. 饮食调节 饮食调整是预防结石复发的重要内容。对于草酸钙结石的患者，应当减少容易产生草酸的食物的摄入，如菠菜、苋菜、空心菜、芥菜等，避免摄入大量维生素 C。对于老年人，一般不限制补钙，但补钙应当在吃饭同时进行。菠菜与豆腐不能吃是没有道理的。现在，尿酸结石的发病率逐年增加，与现代人摄入过量的肉类和脂肪有关。尿酸结石的患者应少吃产生嘌呤的食品，如动物内脏、海鲜、牛羊肉、煲汤、果仁等。

4. 注意观察尿液内是否有结石排出，每次排尿于玻璃瓶或金属盆内，可看到或听到结石的排出，给予过滤并保留结石，以便分析其成分。同时观察有无血尿及尿路感染等。

思考题

1. 上尿路结石保守治疗的指征是什么？
2. 简述双侧上尿路结石的手术治疗原则？

（王 非 王境一）

第六章 内分泌及常见免疫系统疾病

第一节 糖 尿 病

一、定义

糖尿病（diabetes mellitus）是一种由多种病因引起的以血糖水平增高为特征的慢性代谢性疾病，是由于胰岛素分泌不足和 / 或胰岛素作用缺陷所致。除糖代谢异常外，糖尿病病人尚有蛋白质和脂肪代谢异常。糖尿病可引起眼、肾脏、神经、心脏和血管等多种器官的并发症，也可导致各种急性严重并发症，如糖尿病酮症酸中毒、高血糖高渗透压综合征和低血糖等，需要引起基层医生密切关注。

二、临床表现

糖尿病的各种临床表现可归纳为以下几方面：

（一）代谢紊乱症候群

血糖升高后因渗透性利尿引起多尿，继而因口渴而多饮水。患者外周组织对葡萄糖利用障碍，脂肪分解增多，蛋白质代谢负平衡，患者渐见消瘦，疲乏无力，体重减轻，儿童生长发育受阻。为了补偿损失的糖分，维持机体活动，患者常易饥、多食，故糖尿病的表现常被描述为"三多一少"，即多尿、多饮、多食和体重减轻。1 型糖尿病是由于胰岛素不足引起的糖尿病，患者大多起病较快，病情较重，症状明显且严重。2 型糖尿病常常因为胰岛素利用障碍，伴有胰岛素绝对或相对不足引起，患者多数起病缓慢，病情相对较轻，肥胖患者起病后也会体重减轻。

（二）并发症和 / 或伴发病

相当一部分患者并无明显"三多一少"症状，仅因各种并发症或伴发病而就诊，化验后发现高血糖。

（三）反应性低血糖

有的 2 型糖尿病患者进食后胰岛素分泌高峰延迟；餐后 3 ~ 5 小时血浆胰岛素水平不适当地升高，其所引起的反应性低血糖可成为这些患者的首发表现。

（四）其他

在因各种疾病需手术、产检或其他身体检查时发现血糖升高。

三、诊断与评估

（一）糖尿病诊断

满足下述条件之一者，可以考虑糖尿病诊断：

1. 糖尿病症状 + 随机血糖 ≥ 11.1mmol/L（200mg/dl）。

2. 2 次空腹血糖（禁热量 8 小时）≥ 7.0mmol/L（126mg/dl）。

3. 2 次随机血糖 /OGTT 中 2h 血糖 ≥ 11.1mmol/L。

4. 1 次空腹血糖 ≥ 7.0mmol/L（126mg/dl）+ 1 次 2h 血糖 / 随机血糖 ≥ 11.1mmol/L。

当血糖检查高于正常，但没有达到糖尿病诊断标准时，我们诊断为空腹血糖受损或糖耐量减低（图 2-10）。

Y 轴为空腹血糖值（mmol/L）

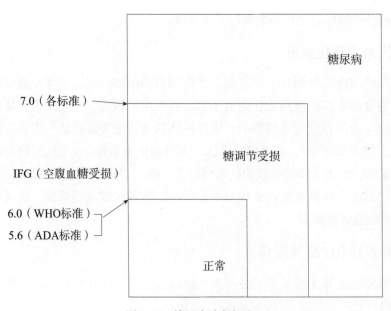

图 2-10　糖尿病诊断标准

（二）并发症诊断

糖尿病可以引起很多并发症，有急性并发症和慢性并发症。急性并发症可能因为低血糖或高血糖引起，慢性并发症可以侵害视网膜、肾脏及神经系统，还可以增加心脑血管疾病的风险（图 2-11）。

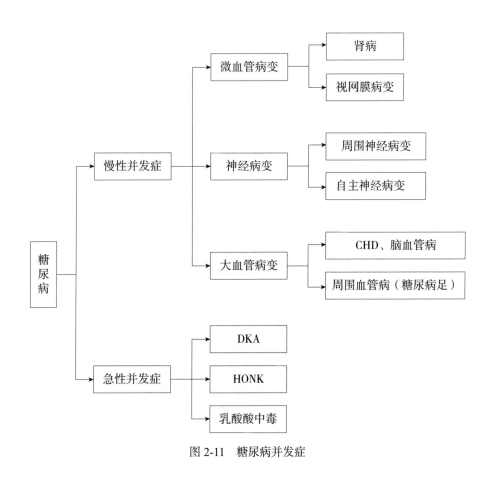

图 2-11 糖尿病并发症

（三）病情评估

糖尿病患者病情评估见图 2-12。

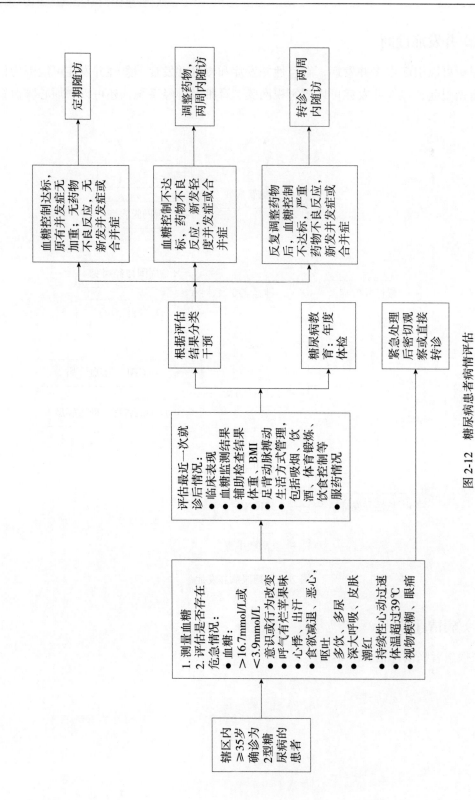

图 2-12 糖尿病患者病情评估

四、社区处理及治疗

（一）治疗目标

糖尿病治疗的近期目标是控制高血糖和纠正代谢紊乱，消除症状，防止出现急性代谢并发症；远期目标是预防各种慢性并发症，提高糖尿病患者的生活质量和延长寿命。为了达到上述治疗目标，2型糖尿病综合控制要求见表2-34。

表 2-34　2 型糖尿病综合控制目标

项目		目标值
血糖（mmol/L）[*]	空腹	4.4 ~ 7.0
	非空腹	< 10.0
	糖化血红蛋白（%）	< 7.0
血压（mmHg）		< 130/80
血脂	总胆固醇（mmol/L）	< 4.5
	高密度脂蛋白胆固醇（mmol/L）　男性	> 1.0
	女性	> 1.3
	三酰甘油（mmol/L）	< 1.7
	低密度脂蛋白胆固醇（mmol/L）　未合并动脉粥样硬化性心血管疾病	< 2.6
	合并动脉粥样硬化性心血管疾病	< 1.8
体重指数（kg/m²）		< 24

注：1mmHg=0.133kPa；[*]毛细血管血糖；源自《中国 2 型糖尿病防治指南（2017 年版）》

上述各项治疗目标仅供参考，不同患者根据其病程、合并的并发症以及心血管危险因素治疗目标应个体化。

（二）非药物治疗

1. 饮食治疗　少量多餐、规律分餐（每日 5 ~ 6 餐，分别于上午 10 点、下午 4 点、晚睡前少量加餐）、规律饮食、适当热量摄入（一般每日 4 ~ 5 两主食）、选择食物种类、不吃零食。

2. 运动　慢性有氧运动（如慢跑、快步走、游泳）。

3. 生活习惯改变　戒烟戒酒、生活规律。

4. 合并疾病的治疗　控制血压、血脂等危险因素。

（三）药物治疗

1. 口服降糖药物　口服降糖药物治疗路径和使用见图 2-13 和表 2-35。

糖尿病规范血糖治疗的原则是将血糖控制达标；采用生活方式干预与药物治疗结合的方法；在能够到达标准的前提下采用最少（小）药物。通常二甲双胍作为 2 型糖尿病治疗的基本药物。初始剂量为 1 次 500mg，每日 1 次，晚餐时服用。如果患者能耐受，则在早餐时再加用 500mg。可根据需要缓慢增加剂量（每 1～2 周增加 1 片），以达到总剂量 2000mg/d。

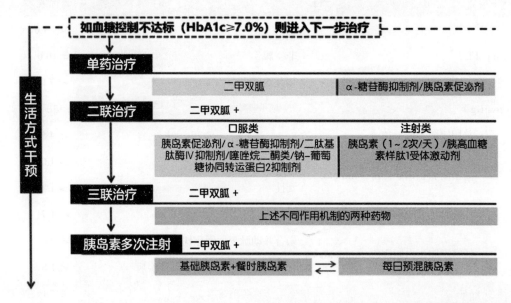

中国2型糖尿病防治指南（2017年版）

图 2-13　糖尿病药物治疗选择

表 2-35　口服药物的使用

	磺脲类/苯甲酸衍生物类	双胍类	葡萄糖苷酶抑制剂	噻唑烷二酮衍生物类	二肽基肽酶-4 抑制剂
代表药物	格列美脲、格列齐特、瑞格列奈	二甲双胍	阿卡波糖	罗格列酮	西格列汀、维格列汀
作用机制	刺激胰岛 β 细胞分泌胰岛素	抑制肝脏糖原异生，增加外周组织利用葡萄糖	抑制小肠黏膜 α-葡萄糖苷酶，延缓碳水化合物在消化道的吸收	可以增加外周组织对胰岛素的敏感性	刺激胰岛的葡萄糖依赖性胰岛素释放。它还能减慢胃排空，抑制不适当的餐后胰高血糖素释放

续表

	磺脲类/苯甲酸衍生物类	双胍类	葡萄糖苷酶抑制剂	噻唑烷二酮衍生物类	二肽基肽酶-4抑制剂
适用范围	2型糖尿病	2型糖尿病,1型糖尿病应用胰岛素波动大者	2型糖尿病,尤其是餐后高血糖者	2型糖尿病,尤其是其他药物疗效较差者	用于不能耐受或禁用二甲双胍、磺酰脲类和噻唑烷二酮类药物的患者,也可用于附加用药
副作用	低血糖	胃肠道反应,乳酸酸中毒	消化道反应	水肿和血容量增加,较轻	头痛、鼻咽炎及上呼吸道感染

2. 胰岛素的使用

(1)适应证:①1型糖尿病;②糖尿病酮症酸中毒,高渗昏迷和乳酸酸中毒;③新诊断的2型糖尿病伴有明显高血糖者;④2型糖尿病的胰岛β细胞功能明显减退者;⑤各种严重的糖尿病慢性并发症;⑥手术、妊娠和分娩;⑦全胰腺切除引起的继发性糖尿病。

(2)胰岛素制剂:根据胰岛素制剂起效快慢和维持时间,可分为常规(短效)胰岛素、中效胰岛素和长效胰岛素。胰岛素制剂的特点见表2-36。短效胰岛素是唯一可经静脉注射的胰岛素,也可用于持续皮下胰岛素输注。不同剂型的胰岛素按一定比例混合,制成预混胰岛素。其中,中效胰岛素和短效胰岛素按70:30或50:50比例混合而成的预混胰岛素临床上比较常用,可以减少胰岛素的注射次数。短效胰岛素主要控制一餐餐后高血糖;中效胰岛素主要控制两餐餐后高血糖,以第二餐为主;长效胰岛素无明显作用高峰,主要提供基础水平胰岛素。

表2-36 胰岛素制剂的特点

作用类别	制剂	皮下注射发挥作用时间(小时)		
		开始	高峰	持续
短效	普通胰岛素(RI)	0.5	2～4	6～8
中效	低精蛋白胰岛素(NPH)慢胰岛素混悬液	1～3	6～12	18～36
长效	精蛋白锌胰岛素特慢胰岛素锌悬液	3～8	14～24	28～36

注:受胰岛素剂量、吸收和降解等多种因素影响,个体差异大,仅供参考;源自《内科学(第8版)》

(3)胰岛素加量方式:胰岛素治疗应当采取个体化原则、小剂量开始。初始日剂量可0.2U/kg,若仅用3次,将胰岛素日总剂量除以3,午餐前减2U加到早餐前,例如,18U(8、4、6)或24U(10、6、8)。

常规加量方法:每2～3日加量,每次调整不超过4U。

快速加量方法：从小剂量开始，根据血糖追加胰岛素。第二天计算第一天追加量＋常规使用量，作为今日胰岛素使用量，将总量平均至每餐餐前。如此往复。

值得注意的是，原则上先加日间胰岛素，加夜间量时应警惕夜间低血糖。在调整胰岛素期间，应该令患者分餐，并加强监测，避免低血糖。

五、转诊

如果糖尿病病情超出了全科医生处理能力或初级保健门诊医疗资源，应该与患者及其家属及时沟通进行转诊。以下情况作为转诊糖尿病患者的参考。

（一）门诊转诊

1. 初次发现血糖异常，病因和分型不明确者，特别是儿童和年轻人（年龄＜25岁）糖尿病患者。

2. 妊娠和哺乳期妇女血糖异常者。

3. 通过系统化家庭医生调整，血糖、血压和／或血脂仍不达标者。

4. 出现糖尿病慢性并发症的表现，包括视物不清、蛋白尿、手套袜套样皮肤瘙痒，或出现周围血管病变表现。

5. 血糖波动较大，基层处理困难或需要制定胰岛素控制方案者。

6. 出现严重降糖药物不良反应难以处理者。

（二）急诊转诊

1. 任何糖尿病急性并发症　随诊血糖 16.7mmol/L 伴或不伴有意识障碍；疑似为糖尿病酮症酸中毒、高血糖高渗综合征或乳酸性酸中毒。

2. 反复发生低血糖或发生过 1 次严重低血糖。

3. 糖尿病慢性并发症导致严重靶器官损害需要紧急救治者（急性心脑血管病；糖尿病肾病导致的肾功能不全；糖尿病视网膜病变导致的严重视力下降；糖尿病外周血管病变导致的间歇性跛行和缺血性症状；糖尿病足）。

六、健康教育

糖尿病健康教育内容包括：①糖尿病的自然进程；②临床表现及危害；③如何防治急慢性并发症；④个体化的治疗目标；⑤个体化的生活方式干预措施，包括饮食计划、运动处方；⑥口服药、胰岛素治疗及规范的胰岛素注射技术；⑦自我血糖监测和尿糖监测具体操作技巧、测定结果的意义以及应采取的相应干预措施；⑧口腔、足部、皮肤护理的具体技能以及特殊情况（如低血糖）的应对措施；⑨糖尿病患者的社会心理适应；⑩糖尿病自我管理的重要性。

思考题

1. 简述 2 型糖尿病的诊断标准？
2. 简述 2 型糖尿病的治疗目标？
3. 简述 2 型糖尿病在药物治疗时的治疗路径？

（孙蓓蓓）

第二节　类风湿关节炎

一、定义

类风湿关节炎（RA）是一种以外周多关节病变为主要受累部位的对称性关节炎症性病变。病理表现为关节滑膜的慢性炎症、血管翳形成，并出现关节软骨和骨破坏，最终可导致关节畸形和功能丧失。

二、病因与发病机制

其病因尚不清楚，但已发现多种可能病因，除了环境因素外，激素、遗传、感染和其他因素也促进了类风湿关节炎的发生。在遗传易感者中，多种不同的因素很可能会相互作用，引发多关节滑膜炎。

类风湿关节炎的全球发病率为 0.5%～1%，中国大陆地区发病率为 0.42%，总患者约 500 万，女性多于男性。65 岁以上女性的 RA 患病率高达 5%。我国类风湿关节炎是致残的主要疾病之一。

三、临床表现

1. 症状和体征　RA 的主要临床表现为对称性、持续性的关节肿胀和疼痛，常伴有晨僵。受累关节以近端指间关节，掌指关节，腕、肘和足趾关节最为多见。此外，颈椎、颞颌关节、胸锁和肩锁关节也可受累。中、晚期的患者可出现手指的"天鹅颈"及"纽扣花"样畸形，关节强直和掌指关节半脱位，表现掌指关节向尺侧偏斜。

除关节症状外，30%～50% 的患者还可出现关节外症状，包括口眼干燥、肺间质病变、血管炎、心脏病变、皮肤类风湿结节、慢性病贫血、骨质疏松等。

2．实验室检查　RA 患者可有轻至中度贫血，红细胞沉降率（ESR）增快、C 反应蛋白（CRP）和血清 IgG、IgM、IgA 升高，多数患者血清中可出现 RF、抗 CCP 抗体、抗 MCV 抗体、抗 P68 抗体、抗 ACF 抗体、抗 AKA 或抗 APF 等多种自身抗体。这些实验室检查对 RA 的诊断和预后评估有重要意义。

3．影像学检查

（1）X 线检查：双手、腕关节以及其他受累关节早期 X 线表现为，关节周围软组织肿胀及关节附近骨质疏松；随病情进展，可出现关节面破坏、关节间隙狭窄、关节融合或脱位。

（2）磁共振成像（MRI）：MRI 可以显示关节炎性反应初期出现的滑膜增厚、骨髓水肿和轻度关节面侵蚀，有益于 RA 的早期诊断。

四、诊断与评估

1．RA 诊断标准　目前主要依据 1987 年 ACR 和 2010 年 ACR/EULAR 的关于 RA 的分类标准（表 2-37），两个分类标准在敏感度和特异度方面各有优势，临床医师可同时参考，结合我国患者的具体情况，对 RA 做出准确诊断。

表 2-37　2010 年 ACR/EULAR 的关于 RA 的分类标准

分类	标准（得分）
关节受累情况（任何肿胀或压痛关节，除外远端指间关节、第一跖趾关节、第一腕掌关节）	1，中 - 大关节（0） 2～10，中大关节（肩、肘、髋、膝）（1） 1～3，小关节（如掌指关节、近端指间关节）（2） 4～10，小关节（3） ＞10，至少 1 个小关节（5）
血清学检测	RF 及 Anti-CCP 阴性（0） 低效价 RF 或 Anti-CCP（2） 高效价 RF 或 Anti-CCP（3）
急性期反应物	ESR 或 CRP 正常（0） ESR 或 CRP 升高（1）
病程	＜6 周（0） ≥6 周（1）
总分 ≥ 6 分即可诊断 RA。对于高度怀疑 RA 而未达到诊断标准的患者需定期随访，在随访的过程中可能会逐渐满足诊断标准	
慢性病程且关节 X 线片有两处及以上的骨侵蚀，符合 1987 年 ACR 标准也可诊断 RA	

注：RF：类风湿因子；Anti-CCP：抗环状瓜氨酸肽抗体

1987 年 ACR 修订的 RA 分类标准如下，≥ 4 条并排除其他关节炎可以确诊 RA。

（1）晨僵至少 1h（≥ 6 周）。

（2）3 个或 3 个以上的关节受累（≥ 6 周）。

（3）手关节（腕、掌指关节或近端指间关节）受累（≥ 6 周）。

（4）对称性关节炎（≥ 6 周）。

（5）有类风湿皮下结节。

（6）X 线片改变。

（7）血清类风湿因子阳性。

2. 病情判断　判断 RA 活动性的指标，包括疲劳的程度、晨僵持续的时间、关节疼痛和肿胀的数目和程度，以及炎性指标（如 ESR、CRP）等。

3. 缓解标准　判断 RA 的缓解标准有多种。2011 年，ACR 和 EULAR 推出下述缓解标准：压痛关节数、肿胀关节数、C 反应蛋白（CRP）水平及患者对疾病的整体评价均 ≤ 1。

五、基层处理

RA 的治疗原则为早期、规范治疗。定期监测与随访。RA 的治疗目标是达到疾病缓解或低疾病活动度，即达标治疗，最终目的为控制病情、减少致残率，改善患者的生活质量。

1. 一般治疗　患者宣教，适当的休息、理疗、体疗、外用药、正确的关节活动和肌肉锻炼等，对于缓解症状、改善关节功能具有重要作用。

2. 药物治疗

（1）非甾体类抗炎药（NSAIDs）：这类药物主要通过抑制环氧化酶（COX）活性，减少前列腺素合成而具有抗炎、镇痛、退热及减轻关节肿胀的作用，是临床最常用的 RA 治疗药物，对缓解患者的关节肿痛，改善全身症状有重要作用。其主要不良反应包括胃肠道症状、肝和肾功能损害，以及可能增加的心血管不良事件。

（2）改善病情抗风湿药（DMARDs）：该类药物较 NSAIDs 发挥作用慢，一般需 1 ~ 6 个月，故又称慢作用抗风湿药（SAARDs），这些药物不具备明显的镇痛和抗炎作用，但可延缓或控制病情的进展。包括甲氨蝶呤（methotrexate，MTX）、柳氮磺吡啶（salicylazosulfapy-riding，SASP）、来氟米特（leftunomide，LEF）、抗疟药、硫唑嘌呤（azathioprine，AZA）、环孢素 A（cyclosporinA，CysA）、环磷酰胺（cyclophosphamide，CYC）等。

（3）其他：生物制剂、糖皮质激素及植物药制剂，在类风湿关节炎的治疗中都有一定作用。可治疗 RA 的生物制剂，主要包括肿瘤坏死因子（TNF）-α 拮抗剂、白细胞介素（IL）-1 和 IL-6 拮抗剂、抗 CD20 单抗以及 T 细胞共刺激信号抑制剂等。糖皮质激素（简称激素）能迅速改善关节肿痛和全身症状。激素可用于伴有血管炎等关节外表现的重症 RA，不能耐受 NSAIDs 的 RA 患者，其他治疗方法效果不佳的 RA 患者。植物药制剂包括雷公藤、白芍总苷等。

六、转诊标准

发热、关节痛患者一旦怀疑 RA，都应转诊至上级医院进行确诊。已经确诊的类风湿关节炎患者，症状控制不良或出现关节外表现，也都应转诊至上级医院进行进一步诊疗。

思考题

1. 类风湿关节炎的临床特点是什么？
2. 类风湿关节炎诊断标准是什么？

第三节　强直性脊柱炎

一、定义

强直性脊柱炎（AS）是一种表现为背痛和进行性脊柱强直的慢性炎症性疾病；也可累及髋关节、肩关节、周围关节等。AS 也可见关节外表现，包括葡萄膜炎。AS 通常发生于年轻人，发病高峰年龄为 20 ~ 30 岁。其终点为完全性脊柱融合伴脊柱过度后凸，这仅见于部分患者。

二、病因与发病机制

强直性脊柱炎的病因尚不确定，但目前认为是多因子交互作用而造成，包括遗传基因、后天的感染或受伤等。

1. 遗传　强直性脊柱炎被发现和人体白细胞抗原 -B27（HLA-B27）有强烈的关联性，大约有 95% 的强直性脊柱炎患者带有 HLA-B27 抗原，但所有具 HLA-B27 阳性的患者中，只有 2% ~ 10% 会患强直性脊柱炎。除此之外，HLA-B7、HLA-B22、HLA-B40、HLA-BW42 也被发现和强直性脊柱炎有弱关联性。

2. 感染　有些细菌，如 Klebsiella、Yersinia、Shigella，有片段结构和 HLA-B27 上的凹槽有相似之处。当细菌进到人体时，体内的免疫细胞误认自身的 B27 为细菌，而攻击自身的细胞，造成疾病的发生。临床上确实可以见到，有些患者是在肠道感染或是泌尿道感染后发病，或是已发病者的病情恶化，这个学说也称"分子相似学说"。另外，当细菌进入人体后，在关节处产生一些抗原，这些抗原和 B27 结合后成为 B27- 抗原复合体，成为免疫系统攻击的对象，因而发生疾病。

三、临床表现

16 岁以前发病的幼年型强直性脊柱炎，常起始于周边关节炎，尤其是膝关节、髋关节等，数年后才渐渐出现典型的脊椎关节炎的症状。女性的强直性脊柱炎通常脊柱关节和骶髂关节的症状较轻微，但会有早期侵犯周边关节或颈椎。

大部分患者可以控制良好，病情进展缓慢，病情控制不佳的患者，可以渐渐出现脊椎黏合，造成驼背，有时会因为轻微的撞击就发生骨折，常见的位置是颈、胸椎交界处，或胸、腰椎交界处，引起四肢瘫痪或下半身瘫痪、大小便功能失常。

1. 腰背部疼痛　下背痛通常是最早的表现，特点为隐匿性发作、疼痛超过 3 个月、休息后加重、运动后改善，患者常会有晨间僵硬的情况，甚至在半夜因僵硬疼痛而醒来。

2. 关节痛及关节炎　通常最早发病的位置是在骶髂关节，疼痛可放射到臀部及大腿后侧，有时可至大腿外侧或前侧，通常不会到达膝盖以下，随着疾病的进展，发炎渐渐向腰椎、胸椎进行，最后可影响颈椎，脊椎的活动范围变差，初期为后弯、侧弯受限，晚期时前弯亦受限。关节炎以髋关节最多，其他常见的是肩关节、膝关节、踝关节等，有 25% 的患者有髋关节炎，严重时会造成关节活动受限、下蹲困难、跛行、两脚不等长。

3. 肌腱韧带病变　附着于骨头处的接骨点病变，常见于脚跟的阿基里斯腱炎，脚底的足底筋膜炎，会有红肿热痛的情况，甚至影响走路，骨盆附近的肌腱附着点也常发炎，有局部的压痛。肋骨与胸骨、椎骨的附着点炎症，感觉类似肋膜的疼痛，吸气时疼痛增加，局部会有压痛，需与肋膜炎做鉴别诊断，这种发炎最终可导致胸腔扩张能力下降，使得患者的呼吸主要靠横膈膜的升降来完成。

4. 骨关节以外的症状　通常有微热、疲劳、体重减轻等全身症状；葡萄膜炎。内脏器官也可以受累，出现限制性呼吸功能障碍、肺间质纤维化、IgA 肾病、胃肠道病变、皮肤干癣等。

5. 体格检查　可发现骶髂关节的压痛或敲击痛，任何肌腱附着点的肿痛，包括脚跟、脚底、骨盆附近、肱骨结节、胸肋关节、肋椎关节附近的肌腱等，周边关节的红肿热痛，活动范围的限制，以及下蹲、行走、站立等动作受限。

四、评估与诊断

1. 评估　强直性脊柱炎与其他脊柱关节炎症在表现上非常接近，难以从临床区分，重要的是提高临床医生的警惕性。当年轻人，特别是好发年龄的女性，出现脊柱关节疼痛，夜间和休息时加重，活动减轻的情况，或出现难以解释的关节病变，应考虑 AS 的可能性。

2. 诊断　目前最常被采用的诊断标准，是 1984 年的修正后纽约诊断标准。

（1）下背疼痛僵硬 3 个月以上，休息无法改善。

（2）腰椎的前弯、后仰、侧弯等 3 个方向的活动范围受限。

（3）胸部扩张受限，最大呼气与吸气相差 < 2.5cm。

（4）X 线显示骶髂关节炎，双侧二级或单侧三级以上。

如有第 4 项加上 1 ~ 3 项之一，可以确定诊断强直性脊柱炎。

以这个诊断标准，常会因为在疾病的早期，X 线还未显示骶髂关节炎，而延迟诊断，因此对于有强直性脊柱炎家族史的患者，只要有 45 岁以前发生的发炎性下背痛、反复无法解释的胸痛或僵硬、葡萄膜炎、接骨点病变或外围关节炎，都应怀疑有强直性脊柱炎的可能性。

五、社区处理与治疗

1. 药物治疗　已经确诊的 AS 患者，在疼痛时首选非甾体类抗炎药，可快速改善患者腰背部疼痛和发僵，减轻关节肿胀、疼痛及提高关节活动性。针对性治疗需要遵从上级医院的医嘱。

2. 物理治疗　急性期患者需要休息，并可以采用冰敷，也可采用按摩或理疗等缓解肌肉痉挛。非急性期患者可采取热敷垫、热水疗、湿热电毯或石蜡浴、超声波、短波，维持深层的肌腱与关节的功能。

3. 运动治疗　因为 AS 患者个体差异相当大，建议患者按照病情和疾病的阶段，按照综合医院医生的建议开展运动。

六、转诊及预后

1. 转诊　当患者长期腰背疼痛无法控制或诊断不明，应转至综合医院风湿免疫科进行进一步检查，明确诊断。对于明确 AS 的患者，如果常规治疗未见好转，或表现出脊柱关节意外的症状，也需要转至上级医院进行复诊。

2. 预后　强直性脊柱炎病程进展缓慢，虽然是反复的过程，但大多预后良好，有 90% 的患者可以接近正常人的生活。因此，只要充分了解此疾病，与医师充分合作，接受适当的药物治疗和复健运动，会有较好的疗效。

思考题

1. 强直性脊柱炎的临床表现是什么？

2. 强直性脊柱炎的诊断标准是什么？

第四节　干燥综合征

一、定义

干燥综合征（SS）是一种主要累及外分泌腺体的慢性炎症性自身免疫病。由于其免疫性炎症反应主要表现在外分泌腺体的上皮细胞，故又名自身免疫性外分泌腺体上皮细胞炎或自身免疫性外分泌病。临床除有涎腺和泪腺受损功能下降而出现口干、眼干外，尚有其他外分泌腺及腺体外其他器官受累，而出现多系统损害的症状。

二、病因及发病机制

SS血清中存在多种自身抗体和高免疫球蛋白。本病分为原发性和继发性两类，前者指不具另一诊断明确的结缔组织病（CTD）的SS。后者是指发生于另一诊断明确的CTD，如系统性红斑狼疮（SLE）、类风湿关节炎（RA）等的SS。原发性干燥综合征（PSS）病因不清，用不同的诊断标准在我国人群的患病率为0.29%～0.77%。在老年人群中患病率为3%～4%。本病女性多见，男女之比为1：（9～20）。发病年龄多在40～50岁，也可见于儿童。

三、临床表现

本病起病多隐匿。大多数患者很难说出明确的起病时间，临床表现多样，病情轻重差异较大。

（一）局部表现

1. 口干燥症　因涎腺病变，使涎液黏蛋白缺少而引起症状，包括：①口干，占70%～80%，但不一定都是首发症状；②龋齿，是本病的特征之一。约50%的患者出现多个难以控制发展的龋齿，表现为牙齿逐渐变黑，继而小片脱落，最终只留残根；③腮腺炎，50%患者表现有间歇性、交替性腮腺肿痛，累及单侧或双侧。大部分腮腺炎在10天左右可以自行消退，但有时也可以持续肿大。少数有颌下腺肿大，舌下腺肿大较少；④舌痛，舌面干、裂，舌乳头萎缩而光滑；⑤口腔溃疡，口腔黏膜可出现溃疡或继发感染。

2. 干燥性角结膜炎　因泪腺分泌的黏蛋白减少而出现眼干涩、异物感、泪少等症状，严重者痛哭无泪。部分患者有眼睑缘反复化脓性感染、结膜炎、角膜炎等。

3. 其他浅表部位表现　如鼻、硬腭、气管及其分支、消化道黏膜、阴道黏膜的外分泌腺体均可受累，使其分泌较少而出现相应症状。

（二）系统表现

除口、眼干燥等局部表现外，患者还可出现全身症状如乏力、发热等。有 67% 患者出现系统损害。包括皮肤、骨骼肌以及内脏损害。

国内报道有 30%～50% 患者有肾损害，主要累及远端肾小管，表现为因 I 型肾小管酸中毒而引起的低血钾性肌肉麻痹，严重者出现肾钙化、肾结石及软骨病。患者可有多饮、多尿的肾性尿崩，亦常出现于肾小管酸中毒患者。

肺脏损害表现为干咳，重者出现气短。肺部的主要病理为间质性病变，部分出现弥漫性肺间质纤维化。少数患者可因此导致呼吸功能衰竭而死亡。早期肺间质病变在肺 X 线片上并不明显，只有高分辨率肺 CT 检查方可发现。另有小部分患者出现肺动脉高压，有肺纤维化及重度肺动脉高压者预后不佳。

四、评估与诊断

（一）干燥评估

1. 口腔症状　①持续 3 个月以上的、每日感到口干，需频频饮水、半夜起床饮水等；②成人有腮腺反复或持续性肿大；③吞咽干性食物有困难，必须用水辅助；④有猖獗性龋齿，舌干裂，口腔往往继发有真菌感染。

2. 眼部症状　①持续 3 个月以上的、每日不能忍受的眼干；②感到反复的"沙子"吹进眼内的感觉或磨砂感；③每日需用人工泪液 3 次或 3 次以上；④其他有阴道干涩、皮肤干痒、临床或亚临床型肾小管酸中毒或上述其他系统症状。

（二）器官损害评估

1. 尿　尿 pH 值多次＞6，则有必要进一步检查肾小管酸中毒相关指标。
2. 周围血检测　可以发现血小板计数减少，或偶有的溶血性贫血。
3. 其他　如肺影像学，肝肾功能测定可以发现有相应系统损害的患者。

（三）诊断标准

干燥综合征分类标准项目，见表 2-38，表 2-39。

表 2-38 干燥综合征分类标准项目

Ⅰ、口腔症状：3 项中有 1 项或 1 项以上

1. 每日感口干持续 3 个月以上

2. 成年后腮腺反复或持续肿大

3. 吞咽干性食物时需用水帮助

Ⅱ、眼部症状：3 项中有 1 项或 1 项以上

1. 每日感到不能忍受的眼干持续 3 个月以上

2. 有反复的沙子进眼或磨砂感觉

3. 每日需用人工泪液 3 次或 3 次以上

Ⅲ、眼部体征：下述检查有 1 项或 1 项以上阳性

1. Schirmer I 试验（＋）（＜ 5mm/5min）

2. 角膜染色（＋）

Ⅳ、组织学检查：下唇腺病理示，淋巴细胞灶 ≥ 1（指 4mm^2 组织内，
至少有 50 个淋巴细胞聚集于唇腺间质者为 1 灶）

Ⅴ、涎腺受损：下述检查有 1 项或 1 项以上阳性

1. 涎液流率（＋）（≤ 1.5ml/15min）

2. 腮腺造影（＋）

3. 涎腺同位素检查（＋）

Ⅵ、自身抗体：抗 SSA 抗体或抗 SSB 抗体（＋）（双扩散法）

表 2-39 分类标准项目的具体分类

1. 原发性干燥综合征：无任何潜在疾病的情况下，有下述 2 条则可诊断。

a. 符合表 2-38 中 4 条或 4 条以上，但必须含有条目Ⅳ（组织学检查）和 / 或条目Ⅵ（自身抗体）

b. 条目Ⅲ、Ⅳ、Ⅴ、Ⅵ 4 条中任 3 条阳性

2. 继发性干燥综合征：患者有潜在的疾病（如任一结缔组织病），而符合表 2-38 的 Ⅰ 和Ⅱ中任 1 条，
同时符合条目Ⅲ、Ⅳ、Ⅴ中任 2 条

3. 必须除外：颈、头、面部放疗史，丙型肝炎病毒感染，艾滋病，淋巴瘤，结节病，格雷夫斯病，抗乙
酰胆碱药的应用（如阿托品、东莨菪碱、溴丙胺太林、颠茄等）

五、社区处理与治疗

（一）社区处理

对确诊的 PSS 主要依照综合医院的医嘱进行药物治疗。目前，PSS 的主要治疗措施还是缓解患者症状，阻止疾病的发展和延长患者的生存期。尚无可以根治疾病的方法。

1. 口干燥症 减轻口干较为困难，人工涎液的效果很不理想，实用的措施是保持口腔清洁，勤漱口，减少龋齿和口腔继发感染的可能，并且停止吸烟、饮酒及避免服用引起口

干的药物如阿托品等。另外，患者还可以使用含氟的漱口液漱口，以减少龋齿的发生。

2. 干燥性角结膜炎　予人工泪液滴眼，可以减轻眼干症状，预防角膜损伤，减少眼部并发症。应鼓励患者根据自己的情况使用人工泪液，最大限度地缓解症状。另外，在夜间患者还可以使用含甲基纤维素的润滑眼膏，以保护角、结膜。

（二）临床治疗

对 PSS 的理想治疗不但要缓解患者口、眼干燥的症状，更重要的是终止或抑制患者体内发生的异常免疫反应，保护患者脏器功能，并减少淋巴瘤的发生。PSS 的治疗包括 3 个层次：①涎液和泪液的替代治疗，以改善症状；②增强 PSS 外分泌腺的残余功能，刺激涎液和泪液分泌；③系统用药改变 PSS（表 2-38）的免疫病理过程，最终保护患者的外分泌腺体和脏器功能。

所有自身免疫病的治疗措施应由上级医院确定，并经过一段试验性治疗。基层医疗机构医务人员可以进行慢性期的维护，需积极观察治疗中的疗效和不良反应，发现问题及时转诊。

六、转诊指征

1. 任何新出现症状，并且怀疑 SS 的患者，均需要转至上级医院风湿免疫科进行确诊。
2. 任何可能合并有系统损害的患者，应转诊至专科医院进一步评估治疗。

思考题

1. 干燥综合征的临床表现有哪些？
2. 干燥综合征的诊断标准是什么？

第五节　系统性红斑狼疮

一、定义

系统性红斑狼疮（SLE）是自身免疫介导的，以免疫性炎症为突出表现的弥漫性结缔组织病。血清中出现以抗核抗体为代表的，多种自身抗体和多系统受累是 SLE 的两个主要临床特征。

SLE 好发于生育年龄女性，女：男为（7~9）：1，我国大样本的一次性调查（＞3万人）显示，SLE 的患病率为 70/10 万人，妇女中则高达 113/10 万人。SLE 多数呈隐匿起病，表现多样，开始仅表现为轻度的关节炎、皮疹、隐匿性肾炎、血小板减少性紫癜等，部分患者长期稳定在亚临床状态或轻型狼疮，部分患者可由轻型突然变为重症狼疮，更多的则由轻型逐渐出现多系统损害；也有一些患者起病时就累及多个系统，甚至表现为狼疮危象。SLE 的自然病程多表现为病情的加重与缓解交替。

二、临床表现

（一）常见临床表现

鼻背部和双颧颊部呈蝶形分布的红斑是 SLE 特征性表现之一。此外 SLE 患者还表现为皮肤损害，包括光敏感、脱发、手足掌面和甲周红斑、盘状红斑、结节性红斑、脂膜炎、网状青斑、雷诺现象等。口或鼻黏膜溃疡常见。对称性多关节疼痛、肿胀，通常不引起骨质破坏。发热、疲乏是 SLE 常见的全身症状。

（二）重要脏器累积表现

1. 狼疮肾炎（LN） 50%~70% 的 SLE 患者病程中会出现临床肾脏受累，肾活检显示几乎所有 SLE 患者均有肾脏病理学改变。肾功能衰竭是 SLE 患者的主要死亡原因之一。

2. 神经精神狼疮 轻者仅有偏头痛、性格改变、记忆力减退或轻度认知障碍；重者可表现为脑血管意外、昏迷、癫痫持续状态等。在除外感染、药物等继发因素的情况下，结合影像学、脑脊液、脑电图等检查，可诊断神经精神狼疮。

3. 血液系统表现 贫血、白细胞计数减少和血小板计数减少都很常见。贫血既可能是本病所致的慢性病贫血，也可以是肾脏损害导致的肾性贫血。短期内出现重度贫血常是自身免疫性溶血所致，多有网织红细胞升高，Coomb's 试验阳性。SLE 可出现白细胞计数减少，但治疗 SLE 的细胞毒药物也常引起白细胞减少，需要鉴别。血小板计数减少与血清中存在抗血小板抗体、抗磷脂抗体，以及骨髓巨核细胞成熟障碍有关。部分患者在起病初期或疾病活动期，伴有淋巴结肿大和 / 或脾肿大。

4. 心肺表现 SLE 常引起浆膜腔积液，出现心包炎、胸膜炎，但心脏压塞少见。此外，SLE 还可引起心肌炎、心律失常，重症 SLE 可伴有心功能不全。狼疮性肺炎的放射学特征是阴影分布较广、易变；SLE 所引起的肺脏间质性病变主要是处于急性和亚急性期的肺间质磨玻璃样改变和慢性肺间质纤维化，表现为活动后气促、干咳、低氧血症。

5. 消化系统表现 SLE 可出现肠系膜血管炎、急性胰腺炎、蛋白丢失性肠炎、肝脏损害等。

6. 其他表现 还包括眼部受累，如结膜炎、葡萄膜炎、眼底改变、视神经病变等。SLE 常伴有继发性干燥综合征，有外分泌腺受累，表现为口干、眼干，常有血清抗 SSB、抗 SSA 抗体阳性。

三、社区评估与诊断

（一）社区评估

1. 对于任何慢性发热、皮疹、关节痛的患者，都需要评估存在 SLE 的可能性。

2. 对于已经诊断 SLE 的患者，当出现发热时，需要评估是 SLE 控制不良引发的活动，还是合并感染。

SLE 活动的主要表现见表 2-40。

表 2-40 基层评估 SLE 活动的表现

受累系统	发病表现	注意事项
中枢神经系统	癫痫、精神病、器质性脑病、视觉异常、颅神经病变、狼疮性头痛、脑血管意外等	但需排除中枢神经系统感染
肾脏	管型尿、血尿、蛋白尿、白细胞尿	
皮肤黏膜	新发红斑、脱发、黏膜溃疡	
发热（中枢）	发热	排除感染
血管（炎），关节（炎），肌（炎）	关节痛、肌肉痛	排除老年性骨关节炎
多浆膜腔积液	胸膜炎、心包炎	排除结核

3. 对于任何已经诊断的 SLE 患者，在社区复诊时，都应该评估尿蛋白、肾功能、呼吸功能、心功能等可能出现病变器官的状况。

（二）诊断要点

SLE 的最终诊断依靠实验室检测，因此必须到上级医院专科实现确诊。但在基层医疗机构，需要帮助判断患者是否有 SLE 的可能性。

SLE 早期表现不典型，包括原因不明的反复发热，多发和反复发作的关节痛和关节炎，不能用其他原因解释的皮疹、网状青紫、雷诺现象，不明原因的蛋白尿，血小板减少性紫癜或溶血性贫血。

临床诊断标准，目前仍然采用美国风湿病学会指导的 SLE 分类诊断标准（表 2-41）。

表 2-41 美国风湿病学会 1997 年推荐的 SLE 分类标准

1. 颊部红斑 固定红斑，扁平或高起，在两颊突出部位
2. 盘状红斑 片状高起于皮肤的红斑，黏附有角质脱屑和毛囊栓，陈旧病变可发生萎缩性瘢痕
3. 光过敏 对日光有明显的反应，引起皮疹，从病史中得知或医生观察到
4. 口腔溃疡 经医生观察到的口腔或鼻咽部溃疡，一般为无痛性
5. 关节炎 非侵蚀性关节炎，累及 2 个或更多的外周关节，有压痛、肿胀或积液
6. 浆膜炎 胸膜炎或心包炎
7. 肾脏病变 尿蛋白定量（24h）＞ 0.5g 或 +++，或管型（红细胞、血红蛋白、颗粒或混合管型）
8. 神经病变 癫痫发作或精神病，除外药物或已知的代谢紊乱
9. 血液学疾病 溶血性贫血，或白细胞计数减少，或淋巴细胞计数减少，或血小板计数减少
10. 免疫学异常 抗 dsDNA 抗体阳性，或抗 Sm 抗体阳性或抗磷脂抗体阳性（包括抗心磷脂抗体、狼疮抗凝物，至少持续 6 个月的血清试验假阳性三者中具备 1 项阳性）
11. 抗核抗体 在任何时候和未用药物诱发"药物性狼疮"的情况下，抗核抗体效价异常

该分类标准的 11 项中，符合 4 项或 4 项以上者，在除外感染、肿瘤和其他结缔组织病后，可诊断 SLE。需强调的是，患者病情的初始或许不具备分类标准中的 4 条，随着病情的进展出现其他项目的表现。11 条分类标准中，免疫学异常和高效价抗核抗体更具有诊断意义。一旦患者免疫学异常，即使临床诊断不够条件，也应密切随访，以便尽早做出诊断和及时治疗。

病情轻重程度判断：

轻型 SLE 指诊断明确或高度怀疑者，但临床稳定且无明显内脏损害。所有系统 BILAG 评分为 C 或 D 类，SLEDAI 积分＜ 10 分。

中度活动型狼疮是指有明显重要脏器累及且需要治疗的患者，BILAG 评分 B 类（≤ 2 系统），或 SLEDAI 积分在 10～14 分。

重型 SLE 是指狼疮累及重要脏器，任何系统 BILAG 评分至少 1 个系统为 A 类和 / 或＞ 2 系统达到 B 类者，或 SLEDAI ≥ 15 分。

四、社区处理及治疗

（一）社区处理

1. 健康宣教 使患者正确认识疾病，消除恐惧心理（特别是"狼疮"二字），明白规律用药的意义，学会自我认识疾病活动的征象；避免过多的紫外线暴露，使用防紫外线用品，避免过度疲劳，配合治疗；遵从医嘱，定期随诊，避免自行调整激素类药物，了解长期随访的必要性。

2. 对症治疗和祛除各种影响疾病预后的因素，如控制高血压，防治各种感染等。

3．妊娠生育　是 SLE 患者最关心的问题之一，曾经被列为 SLE 的禁忌证。而今大多数 SLE 患者在疾病控制后，可以安全地妊娠生育。一般在无重要脏器损害、病情稳定 1 年或 1 年以上，细胞毒免疫抑制剂（环磷酰胺、甲氨蝶呤等）停药 6 个月，激素仅用小剂量维持时（≤ 10mg/d）方可怀孕。非缓解期的 SLE 妊娠生育，存在流产、早产、死胎和诱发母体病情恶化的危险。因此，病情不稳定时不应怀孕。总之，SLE 患者如果希望怀孕，必须咨询上级医院风湿免疫科医生及产科医生。

（二）SLE 治疗

SLE 的治疗原则一定是上级医院专科医生确定，基层医生通常无法确定患者的诊断和治疗原则。当上级医院治疗原则确定后，基层医生应该督促患者坚持治疗，密切观察，定期随诊。

1．轻型 SLE 的药物治疗　患者虽有疾病活动，但症状轻微，仅表现光过敏、皮疹、关节炎或轻度浆膜炎，而无明显内脏损害。药物治疗包括：

（1）非甾体类抗炎药（NSAIDs）：可用于控制关节炎。应注意消化道溃疡、出血、肾和肝功能等方面的不良反应。

（2）抗疟药：可控制皮疹和减轻光敏感，常用氯喹 0.25g，1 次 / 天，或羟氯喹 0.2 ~ 0.4g/d。主要不良反应是眼底病变。用药超过 6 个月者，应每 6 个月检查眼底。有心动过缓或有传导阻滞者，禁用抗疟药。

（3）沙利度胺：对抗疟药不敏感的顽固性皮损，可选择常用量 50 ~ 100mg/d，1 年内有生育意向的患者忌用。

（4）可短期局部应用激素治疗皮疹，但脸部应尽量避免使用强效激素类外用药，一旦使用，不应超过 1 周。

（5）小剂量激素（泼尼松 ≤ 10mg/d）有助于控制病情。

（6）权衡利弊，必要时可用硫唑嘌呤、甲氨蝶呤等免疫抑制剂。

2．对中度活动型 SLE 的治疗

（1）需要个体化糖皮质激素治疗，通常泼尼松剂量 0.5 ~ 1mg/d。

（2）其他免疫抑制剂，如：①甲氨蝶呤：剂量 7.5 ~ 15mg，每周 1 次。主要用于关节炎、肌炎、浆膜炎和皮肤损害为主的 SLE；②硫唑嘌呤：用法 1 ~ 2.5mg/d。

3．重型 SLE 的治疗

（1）糖皮质激素：通常重型 SLE 的激素标准剂量是泼尼松 1mg/d，1 次 / 天，病情稳定后 2 周或疗程 8 周内，开始以每 1 ~ 2 周减 10% 的速度缓慢减量，减至泼尼松 0.5mg/d 后，减药速度按病情适当调慢；如果病情允许，泼尼松维持治疗的剂量尽量 < 10mg。

（2）环磷酰胺：抑制作用较持久，是治疗重症 SLE 的有效药物之一，尤其是在 LN 和血管炎的患者中，环磷酰胺与激素联合治疗，能有效地诱导疾病缓解，阻止和逆转病变的发展，改善远期预后。目前，普遍采用的标准环磷酰胺冲击疗法：$0.5 \sim 1.0 \text{g/m}^2$ 体表面积，加入生理盐水 250ml 中静脉滴注，每 $3 \sim 4$ 周治疗 1 次。多数患者 $6 \sim 12$ 个月后病情缓解，而在巩固治疗阶段，常需要继续环磷酰胺冲击治疗，延长用药间歇期至约 3 个月 1 次维持 $1 \sim 2$ 年。

（3）环孢素：对 LN（特别是 V 型 LN）有效，环孢素剂量 $3 \sim 5 \text{mg/d}$，分 2 次口服。用药期间注意肝、肾功能及高血压、高尿酸血症、高血钾等，有条件者应测血药浓度，调整剂量，血肌酐较用药前升高 30%，需要减药或停药。环孢素对 LN 的总体疗效低于环磷酰胺冲击疗法，对血液系统累及的治疗有其优势。

五、转诊指征

（一）急诊转诊

SLE 患者出现意识障碍，严重贫血、出血，心肺功能不全等紧急情况，必须立即转诊至上级医院急诊科进行处理。

（二）门诊转诊

1. 高度怀疑 SLE，但尚未确诊的患者。
2. 确诊患者用药期间出现活动可能性的患者。
3. 出现药物不良反应的患者。
4. 可疑出现新的器官功能病变的患者。
5. 治疗期间希望怀孕或发现怀孕的患者。

思考题

1. SLE 的临床表现是什么？
2. SLE 的诊断标准是什么？
3. SLE 急诊转诊指征是什么？

第七章 常见变态反应性疾病

第一节 荨 麻 疹

一、定义

荨麻疹是由于皮肤、黏膜小血管扩张及渗透性增加出现的一种局限性水肿反应。临床上特征性表现为大小不等的风团伴瘙痒，可伴有血管性水肿。慢性荨麻疹是指风团每周至少发作 2 次，持续 ≥ 6 周者。少数慢性荨麻疹患者也可表现为间歇性发作。

二、病因与发病机制

急性荨麻疹常可找到病因，但慢性荨麻疹的病因多，且难以明确。

通常将引起荨麻疹的病因分为外源性和内源性因素：①外源性因素多为暂时性，包括物理刺激（如摩擦、压力、冷、热、日光照射等）、食物（如鱼、虾、蟹、贝类、蛋类等）、药物（如抗生素、血清制剂、各种疫苗等）、植入物（人工关节、吻合器、心脏瓣膜、骨科的钢板、钢钉及妇科的节育器等）以及运动等；②内源性因素多持续存在，不宜消除，包括慢性隐匿性感染、各种慢性疾病（如风湿热、系统性红斑狼疮、甲状腺疾病、淋巴瘤、白血病、炎症性肠病）等。

荨麻疹的发病机制至今尚不十分清楚，可能涉及感染、变态反应等。肥大细胞在发病中起核心作用，其活化并脱颗粒，导致组胺、白三烯、前列腺素等释放，是影响荨麻疹发生、发展、预后和治疗反应的关键。

三、临床表现及分类

荨麻疹临床表现是皮肤上散在或集中出现的风团，其发作形式多样，多伴有瘙痒，少数患者可合并血管性水肿。按照发病模式和临床表现，可将荨麻疹进行分类。不同类型荨麻疹其临床表现有一定的差异，见表 2-42。

表 2-42　荨麻疹的分类及其定义

类别	类型	定义
自发性	急性自发性荨麻疹	自发性风团和 / 或血管性水肿发作 < 6 周
	慢性自发性荨麻疹	自发性风团和 / 或血管性水肿发作 ≥ 6 周
诱导性		
1. 物理性	人工荨麻疹（皮肤划痕症）	机械性切力后 1 ~ 5min 内局部形成条状风团
	冷接触性荨麻疹	遇到冷的物体、风、液体、空气等在接触部位形成风团
	延迟压力性荨麻疹	垂直受压后 30min 至 24h 局部形成深在性红斑样水肿，可持续数天
	热接触性荨麻疹	皮肤局部受热后形成风团
	日光性荨麻疹	暴露于紫外线或可见光后，诱发风团
	振动性荨麻疹或血管性水肿	皮肤被震动刺激后数分钟出现局部红斑和水肿
2. 非物理性	胆碱能性荨麻疹	皮肤受产热刺激如运动、进辛辣食物、情绪激动时诱发的直径 2 ~ 3mm 风团，周边有红晕
	水源性荨麻疹	接触水后诱发风团
	接触性荨麻疹	皮肤接触一定物质后诱发瘙痒、红斑或风团
	运动诱导性荨麻疹	运动后数分钟进食或 4h 内暴食，发生血管性水肿、风团，常伴有其他过敏症状，与某些特异食物有关

四、评估与诊断

（一）荨麻疹评估

1. 对于任何出现荨麻疹的患者，应确定其过敏的紧急程度。慢性荨麻疹的患者常常对自己的疾病已经有所了解，清楚处理原则。但急性荨麻疹患者可能比较紧张，也因为瘙痒等症状需要尽快求医。

2. 任何急性荨麻疹的患者都需要判断是否伴有严重过敏的表现，其中重点需要关注过敏性休克和喉头水肿。

（1）过敏性休克：患者表现为表情淡漠、心率增快和血压下降。

（2）过敏性喉头水肿：患者表现为呼吸困难和构音困难（声音嘶哑或无法发声），是过敏最严重的并发症之一，应时刻关注。

（二）诊断

荨麻疹的诊断并不难。通过仔细询问病史，也可以大致确定引起过敏的原因。应详尽采集病史和全面体检，包括可能的诱发因素及缓解因素，病程，发作频率，皮损持续时间，昼夜发作规律，风团大小、数目，风团形状及分布，是否合并血管性水肿，伴随瘙痒或疼痛程度，消褪后是否有色素沉着，既往个人或家族中的过敏史、感染病史、内脏疾病史、外伤史、手术史、用药史，心理及精神状况，月经史，生活习惯，工作及生活环境以及既往治疗反应等。

五、基层处理及治疗

（一）基层处理

1. 症状处理　荨麻疹的治疗原则应当遵循安全、有效和规则使用，首选第二代非镇静或低镇静抗组胺药，治疗有效后逐渐减少剂量，以达到有效控制风团发作为标准。第一代抗组胺药治疗荨麻疹的疗效确切，但因中枢镇静、抗胆碱能作用等不良反应，限制其临床应用。常用的第一代抗组胺药包括氯苯那敏、苯海拉明、多塞平、异丙嗪、酮替芬等，二代抗组胺药包括西替利嗪、左西替利嗪、氯雷他定、地氯雷他定、非索非那定、阿伐斯汀、依巴斯汀、依匹斯汀、咪唑斯汀、奥洛他定等。

2. 病因治疗　祛除过敏原，消除诱因或可疑病因，有利于荨麻疹自然消退。

（二）病因治疗

在荨麻疹治疗上主要从以下几方面考虑。

1. 寻找可能的病因或诱因。

2. 当怀疑药物诱导的荨麻疹，特别是非甾体类抗炎药和血管紧张素转换酶抑制剂时，可考虑避免（包括化学结构相似的药物）或用其他药物替代。

3. 临床上怀疑与各种感染和／或慢性炎症相关的慢性荨麻疹，在其他治疗抵抗或无效时，可酌情考虑抗感染或控制炎症等治疗，部分患者可能会受益。

4. 对疑为与食物相关的荨麻疹患者，鼓励患者记录食物日记，寻找可能的食物并加以避免，特别是一些天然食物成分或某些食品添加剂，可引起非变态反应性荨麻疹。

（三）免疫调节

慢性荨麻疹发生发展与细胞免疫功能异常密切相关，如 Th1/Th2 比例的失衡。当患者病情进展时，Th2 亚群占据优势，可导致 IL-4、IL-10 等细胞因子水平的增加，进而诱导

IgM 向 IgE 转化而加重患者体内的过敏反应。慢性荨麻疹患者体内普遍存在全身性的炎性反应，其体内炎症因子 TNF-α、白细胞介素水平均可显著升高，进而刺激患者肝脏合成 C 反应蛋白、降钙素等相关因子。复可托可有效恢复 Th1/Th2 细胞因子平衡，降低 IgE 水平，降低体内炎症因子 TNF-α、白细胞介素水平，从而降低全身炎性反应。使用方法：4mg 1 次 / 天，疗程 60 天。

六、转诊原则

1. 急诊转诊　任何伴有心率增快、血压降低或呼吸困难的患者，都应尽快转至上级医院急诊科进行诊治。如果患者已经出现明显的症状和表现，可以在转诊前皮下注射肾上腺素 0.3 ~ 0.5mg，并安排急救车转诊。

2. 任何经过社区处理未好转，或伴有发热、腹泻等症状的皮疹，都应转至上级医院进行进一步的病因检查。

3. 任何慢性荨麻疹患者可以建议到医院进行过敏原检测。

七、健康教育

对有过敏倾向的患者应指导如何确定可能出现过敏性休克以及喉头水肿，使患者能够在出现上述情况时及时就医，避免延误。此外，还应教育患者，荨麻疹可能反复发作，病程迁延，除极少数并发呼吸道或其他系统症状，绝大多数呈良性经过，如果可能应尽可能避免接触过敏原。

思考题

1. 荨麻疹的治疗原则是什么？
2. 荨麻疹使用局部激素，通常不超过多长时间？
3. 荨麻疹的一线用药是什么？

第二节　花粉过敏

一、定义

花粉过敏在生活中属于一种比较常见的现象，特别是在春天花开时，花粉过敏的现象尤为常见。花粉过敏是过敏的一种现象，是很多过敏体质的人面临的一个共同问题，但过敏原是花粉。

花粉过敏极其普遍，全世界的花粉过敏患病率已达到 5% ~ 10%，我国的患者也在逐年增多，原因来自多方面。

二、发病机制

花粉过敏与花粉容易接触人体黏膜有关。花粉直径一般在 30 ~ 50μm，在空气中飘散时，极易被人吸进呼吸道内。有花粉过敏的人吸入这些花粉后，会产生过敏反应，这就是花粉过敏症。花粉之所以会引起人体过敏，是由于花粉内含有丰富的蛋白质，其中某些蛋白质成分是产生过敏的主要致敏原。

三、临床表现

过敏症的主要症状是在花开的季节以及接触花粉后出现打喷嚏、流鼻涕、流眼泪，鼻、眼及外耳道奇痒，严重者还会诱发气管炎、支气管哮喘。

皮肤接触花粉过敏的症状是皮肤出现红斑、丘疹、细小鳞屑，有瘙痒感或灼热感，多为在野外皮肤接触花粉后受阳光照射引起。

四、基层处理

1. 脱离花粉　在花开的季节或到花卉繁茂的地方，可以戴口罩、纱巾等阻挡花粉的接触。如果出现皮肤红斑、丘疹，并且感觉瘙痒、灼热，可以用清水冲洗。但清洗时应避免使用洗面奶或者香皂等洗脸用品。用温水清洗后，将干净纱布浸入晾凉的白开水中，用纱布来湿敷面部，纱布以 6 ~ 8 层为宜，可缓解症状。

2. 药物治疗　参见荨麻疹相关内容。

五、转诊指征

对任何出现严重过敏反应，包括可疑过敏性休克、过敏性哮喘或喉头水肿的患者，应该立即转至综合医院急诊科；基层处理无效的反复发作的花粉过敏患者，应转入上级医院皮肤科或变态反应科进行诊疗。

1. 花粉过敏的表现是什么?
2. 在生活中如何避免花粉过敏?

第三节 变应性鼻炎

一、定义

变应性鼻炎又称过敏性鼻炎,是易感个体接触过敏原(变应原)而引起的 1 型变态反应性鼻黏膜炎症。临床上以阵发性喷嚏发作、鼻痒、流清涕和鼻阻塞为主要特征,其发病与机体特异性免疫机制的紊乱有关。按变应原的性质可将变应性鼻炎分为两类:常年性变应性鼻炎和季节性变应性鼻炎,前者由尘螨或蟑螂等引起,后者常由各种季节性花粉孢子引发。根据临床症状分类见表 2-43。

表 2-43　过敏性鼻炎的分类(2001 版 ARIR 指南)

类别	表现
间歇性过敏性鼻炎	发作频率 < 4 次 / 周或持续时间 < 4 周
持续性过敏性鼻炎	发作频率 ≥ 4 次 / 周或持续时间 ≥ 4 周
轻度过敏性鼻炎	不存在以下事件
	睡眠障碍
	影响日常活动、休闲和 / 或运动
	影响工作 / 学习
	苦恼表现
中重度过敏性鼻炎	存在 1 项或多项以下事件
	睡眠障碍
	影响日常活动、休闲和 / 或运动
	影响工作 / 学习
	苦恼表现

二、临床表现

（一）临床症状

1. 鼻痒　部分患者可同时伴有眼痒和咽喉部痒感及咳嗽。
2. 阵发性喷嚏　呈阵发性发作，过敏发作时出现。连续喷嚏数个到数十个不等。
3. 流清涕　量通常较大。
4. 鼻塞　轻重程度不一。
5. 其他症状　可出现嗅觉减退、流泪等间接症状以及鼻窦炎、分泌性中耳炎和支气管哮喘等并发症。

（二）体征

无症状期间的鼻黏膜大多正常。发作期间可见双侧鼻腔内大量水样分泌物，鼻黏膜色泽可呈苍白色、充血样或淡蓝色。鼻黏膜通常高度水肿，以下鼻甲更为明显，对麻黄碱类药物反应良好，但严重水肿者反应较差。眼部可出现结膜水肿、充血或可见乳头状水肿。

三、诊断标准

阵发性喷嚏、流清水样涕、鼻痒和鼻塞等症状出现 2 个或 2 个以上，每天症状持续或累计在 1 小时以上。查体可见鼻黏膜苍白、水肿、鼻腔水样分泌物。至少一种变应原 SPT 和 / 或血清学特异性 IgE 检测阳性。

四、病情评估

应从环境和社会因素层面尽可能提供过敏性鼻炎患者一个正常的生活作息，对于持续性过敏性鼻炎应进行哮喘的评估，包括病史、体格检查和肺功能检查。同理，对于哮喘患者要进行过敏性鼻炎的相关评估，联合控制上、下气道慢性炎症是有效而安全的治疗措施。

五、社区处理和治疗

变应性鼻炎的治疗策略见图 2-14。

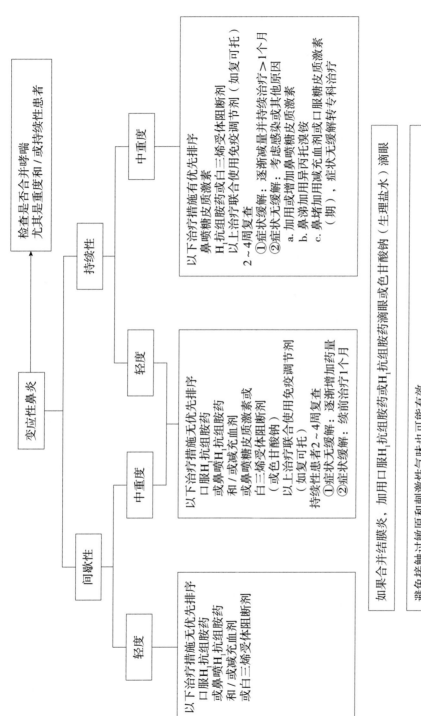

图 2-14 变应性鼻炎的治疗策略（2008 版 ARIR 指南）

六、转诊

1. 出现各种并发症者需转诊。

2. 需进行变应原筛查或脱敏治疗者需转诊。

3. 诊断存在疑问，需进行特殊的专科检查（如内镜检查等）以助鉴别者需转诊。

4. 保守治疗无效，患者有手术治疗的强烈愿望者需转诊。

七、健康教育

1. 减少与过敏原接触，应尽可能限制踏青活动，尤其是接触花草或者腐烂的树叶。减少外出，尽量使室内通风，可减少发病。对皮毛过敏者不要饲养宠物等。避免与致敏原接触。

2. 增强抗病能力，加强体育锻炼，坚持冷水洗脸，经常作保健操，其方法是：用双手拇指掌侧缘，在鼻背两侧，做上下交替摩擦运动，每次擦至局部皮肤温热为止，早晚各1次，持之以恒，必有收益。

3. 室内陈设力求简单干净，尽量不放非生活用品，如地毯、壁毯、花草盆景等，室内避免放异味物品，如新油漆的家具、杀虫剂、消毒剂、烟草。房屋应向阳，地板以木制、水泥为佳，保持室内干净，空气新鲜。清扫时尽量用湿布，避免尘土飞扬且相对干燥，室温不宜过高。

4. 避免使用羽绒类制成的床上用品，棉织品要经常拍打暴晒，有过敏性鼻炎的儿童应避免使用棉布羽绒制的玩具，避免参与踏青一类的活动。对易引起过敏的食物应避免食入，避免过食生冷、油炸食物，鱼虾等荤腥之物。

思考题

1. 请简述过敏性鼻炎的临床表现？

2. 请简述过敏性鼻炎的治疗？

3. 请简述过敏性鼻炎的健康教育内容？

（孙蓓蓓）

第四节　过敏性咽炎

一、定义

过敏性咽炎是过敏原沿鼻腔、口腔到达咽部后，反复刺激咽黏膜而诱发的炎症性病变，是人体对外界过敏原（抗原）的免疫应答反应。可出现咽部不适、流鼻涕、咳嗽、眼痒等症状。

二、临床表现

咽部不适，咳嗽难止，流涕，打喷嚏，眼痒等。咽喉红肿、疼痛，午后或劳累后加重，严重者声音嘶哑，咽喉灼热感，胸部胀闷，头晕，头痛等。

三、诊断标准

具有咽部异物感、咽喉发痒、咽部肿胀感、干咳，4 个症状中的 1 个以上；咽部黏膜肿胀、色淡（或）咽后壁淋巴增生，变应原皮肤试验有 1 种以上变应原存在可确诊。

四、社区处理及治疗

治疗原则：抗过敏治疗同时抗炎治疗，必要时可脱敏治疗。

1. 药物治疗　主要是全身应用抗组胺药物，成人可用氯雷他定，儿童可用孟鲁司特钠咀嚼片。鼻咽部可用小剂量糖皮质激素喷剂。

2. 其他治疗　若已明确过敏原，尽量避免接触是最有效的防治方法，亦可采用脱敏疗法。可用漱口液反复漱口，使抗原脱离黏膜。

五、转诊

1. 需进行变应原筛查或脱敏治疗者需转诊。
2. 诊断存在疑问，需进行特殊的专科检查（如内镜检查等）以助鉴别者需转诊。

六、健康教育

1. 养成良好的卫生习惯，避免过度劳累，保证足够睡眠。
2. 加强身体锻炼，提高机体抵抗力。
3. 保持室内空气新鲜、湿润，多饮水，避免口腔干燥。
4. 若已确定过敏原，尽量避免接触它。

思考题

1. 简述过敏性咽炎的定义？
2. 简述过敏性咽炎的临床表现？
3. 简述过敏性咽炎的治疗？

（孙蓓蓓）

第三部分

儿科常见疾病

第一节 小儿发热

发热的定义和病因见本书第一部分"症状学"相关内容。

一、诊断思路

对于小儿发热,在诊治过程中应注意详细询问病史,进行体格检查,并结合辅助检查,同时注意季节特点和流行病学趋势及特点,减少误诊、漏诊。作为基层医生,应尽早判断引起发热的疾病严重程度,警惕严重疾病,如流行性脑脊髓膜炎、脑膜炎、化脓性关节炎、重症手足口病、败血症、中毒性痢疾、流行性感冒重症病例以及川崎病等。对于长期发热患儿,要注意警惕结缔组织病和恶性肿瘤。诊断思路见图 3-1。

二、基层处理

小儿高热可引起惊厥,因此控制体温在治疗中要比成人更重要。通常采用的降温方法包括退热剂降温和物理降温。

(一)退热剂降温方法

1. 推荐应用的药物 体温 ≥ 38.5℃和 / 或出现明显不适时,建议采用退热剂退热治疗。布洛芬与对乙酰氨基酚为儿童最常用退热剂。儿童使用剂量为:布洛芬 5 ~ 10mg/kg 口服,间隔 ≥ 6h,每天最多 4 次;对乙酰氨基酚 10 ~ 15mg/kg 口服,间隔 ≥ 4h,每天最多 4 次。对严重持续高热者,建议采用退热剂交替使用的方法。

2. 不推荐及反对应用药物 阿司匹林、安乃近、尼美舒利在儿童中不推荐应用,特别需要提出的是,反对将糖皮质激素作为退热剂使用。

(二)物理降温方法

急性发热时推荐首选温水擦浴及减少衣物等物理降温方法。除非临床出现超高热,不推荐冰水灌肠退热。

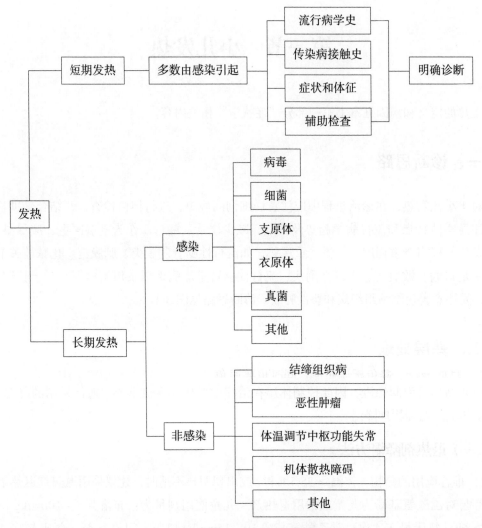

图 3-1 小儿发热的诊断思路

三、转诊指征

各种急性发热性疾病都需要到上级医院进行诊治，有些还需要考虑传染的可能性，因此均需及时转诊。

此外，发热患儿的常规评估指标有体温、心率、呼吸、血压和毛细血管充盈时间，当出现与体温不符的心率增快、减慢或心律不齐，以及毛细血管充盈时间延长时，注意警惕严重疾病，及时转诊。

（晁　爽）

第二节　小儿急性上呼吸道感染

小儿急性上呼吸道感染简称上感,是指喉部以上呼吸道的急性感染,可由各种病原引起,是儿童最常见的疾病,可发生于任何年龄,年均每人患病次数可达 5~7 次,尤以年幼儿为多。小儿急性上呼吸道感染全年可发生,季节交替之际发生较多,尤其是冬春季,起病较急,症状轻重不一。致病病原体一般通过飞沫或接触传播,偶尔通过肠道传播。该病主要侵犯鼻咽部,导致急性鼻咽炎、急性咽炎、急性扁桃体炎等。急性上呼吸道感染如治疗不及时,可能并发鼻窦炎、中耳炎、支气管炎甚至肺炎等。小儿肝肾功能发育不完善,用药不当或过度治疗又可能引起不良反应。因此,基层医师应加强对该病诊疗的认识,早期诊断,早期治疗,避免延误病情,同时也要避免过度或不当治疗,如滥用抗菌药物或抗病毒药物所致危害。

一、病因

各种病毒、细菌均可引起急性上呼吸道感染,其中以病毒多见。病毒性上呼吸道感染俗称"感冒",主要有鼻病毒、冠状病毒、呼吸道合胞病毒、副流感病毒、腺病毒和肠道病毒等。细菌感染最常见的是溶血性链球菌,其次为肺炎链球菌、流感嗜血杆菌等。肺炎支原体、衣原体等亦可引起急性上呼吸道感染。

二、临床表现

小儿急性上呼吸道感染临床表现以鼻咽部卡他症状为主,可有打喷嚏、鼻塞、流涕、咽痛等症状。

（一）一般类型上感

年长儿症状较轻,常于受寒后发生,受寒后 1~3 天出现鼻塞、打喷嚏、流涕、咳嗽、咽痛、发热；婴幼儿全身症状明显，骤然起病，高热、咳嗽、食欲缺乏，可伴吐泻、烦躁，甚至热性惊厥。有些患儿在发热时可有阵发性脐周疼痛，与肠痉挛或肠系膜淋巴结炎有关。

查体可见咽部充血，扁桃体肿大，颌下淋巴结肿大、触痛，肺部呼吸音正常，通常病程约 3 ~ 5 天。

（二）特殊类型上感

1. 疱疹性咽峡炎　主要由柯萨奇病毒感染所致，好发于夏秋季。起病急，临床表现为高热、咽痛、流涎、畏食；查体可见咽部充血，咽腭弓、腭垂、软腭等处有直径 2 ~ 4mm 的疱疹，周围有红晕，破溃后形成小溃疡。病程在 1 周左右。

2. 咽结合膜热　由腺病毒所致，常发生于夏秋季，可在托幼机构流行，以发热、咽炎、结合膜炎为主要表现。表现为高热、咽痛、眼部刺痛，查体见咽部充血，一侧或两侧滤泡性眼结合膜炎。颈部、耳后淋巴结肿大，有时伴胃肠道症状，病程 1 ~ 2 周。

三、并发症

急性上呼吸道感染后，若小儿体温持续不退或病情加重，应考虑感染可能侵袭其他部位，需引起基层医生重视，能够及时发现并转诊。

（一）邻近器官感染

较为常见的有急性结膜炎、鼻窦炎、喉炎、中耳炎，其他如支气管炎和肺炎亦不少见。

（二）全身感染

细菌感染并发败血症时，可导致化脓性病灶，如脓胸、心包炎、腹膜炎、脑膜炎等。

（三）变态反应性疾病

由于感染和变态反应对机体的影响，可发生风湿热、肾炎、心肌炎等。

四、辅助检查

（一）血常规

病毒感染者白细胞计数正常或偏低，细菌感染者白细胞及中性粒细胞计数可增多。

（二）病原学检查

鼻咽分泌物、病毒分离抗原及血清学检测可明确病原，咽培养可有病原菌生长。

（三）其他检查

链球菌感染者 ASO 效价增高。

五、诊断和鉴别诊断

小儿急性上呼吸道感染根据临床表现不难诊断，但需与以下疾病鉴别：

（一）流行性感冒

有明显的流行病学史，由流感病毒感染引起。起病急骤，有高热、畏寒、头痛、四肢酸痛、乏力等，一般鼻咽部症状如流涕、咳嗽等较全身中毒症状轻。

（二）变应性鼻炎

学龄前和学龄儿多见，为非感染性疾病。表现为鼻塞、鼻及咽部发痒、流清水样鼻涕、打喷嚏、鼻黏膜苍白水肿。鼻分泌物涂片可见嗜酸性粒细胞增多。

六、治疗

（一）一般治疗

休息，多饮水，注意呼吸道隔离，预防并发症。

（二）病因治疗

目前尚无针对急性上呼吸道感染的特异性抗病毒药物。如明确细菌感染，则给予抗菌药物治疗。

（三）对症治疗

1. 减充血剂　能缓解鼻塞、流涕、打喷嚏等症状。给药方法有鼻腔局部给药和全身口服给药。鼻腔长期使用减充血剂，有可能导致药物性鼻炎。伪麻黄碱是儿科最常见的口服鼻减充血剂。

2. 抗组胺药　可消除或减轻打喷嚏和流涕等症状。

3. 解热镇痛药　该类药物包括对乙酰氨基酚和布洛芬等，缓解发热、咽痛和全身酸痛症状。诊断不明者应慎用，以免掩盖病情而影响诊断。

4. 镇咳药　分为依赖性和非依赖性两类。依赖性镇咳药如可待因等，可直接抑制延髓中枢，镇咳作用强而迅速，并具有镇痛和镇静作用，但具有成瘾性。《2009 年儿童呼吸安全用药专家共识：感冒和退热用药》建议儿童禁用具有成瘾性的中枢镇咳药。非依赖性镇咳药如右美沙芬，在治疗剂量内对呼吸中枢无抑制作用，也无成瘾性。

5. 祛痰药　包括愈创木酚甘油醚、氨溴索等。

6. 中医治疗　中医治疗的原则是辨证施治，急性上呼吸道感染有风热型、风寒型、内伤型等，可以选用金莲清热泡腾片、小儿肺热咳喘口服液、金振口服液、养阴清肺口服液等。应用中药时应注意对其组分充分了解，选择最适宜的中药方剂，避免错误用药。

七、预防

小儿应加强体格锻炼，增强抵抗力，提高对环境的适应性；母亲、小儿都需要勤洗手；提倡母乳喂养，保证膳食均衡，防治营养不良；避免去人多拥挤的公共场所。

思考题

1. 小儿急性上呼吸道感染的治疗方法有哪些？
2. 小儿有哪两种特殊类型的上呼吸道感染？

（晁　爽）

第三节　小儿肺炎

肺炎是小儿的常见病之一，多见于婴幼儿。小儿肺炎是发展中国家 5 岁以下儿童死亡的主要原因，也是威胁我国儿童健康的严重疾病，无论是发病率还是病死率均高于发达国家，因此需引起基层医生的高度重视。小儿肺炎以发热、咳嗽、气促、呼吸困难及肺部固定的湿啰音为共同临床表现。小儿肺炎分类图 3-2。

小儿肺炎中最常见的是支气管肺炎，又称小叶肺炎。本节以支气管肺炎为例，论述肺炎的病因、临床表现、诊断、治疗和预防等方面的问题。

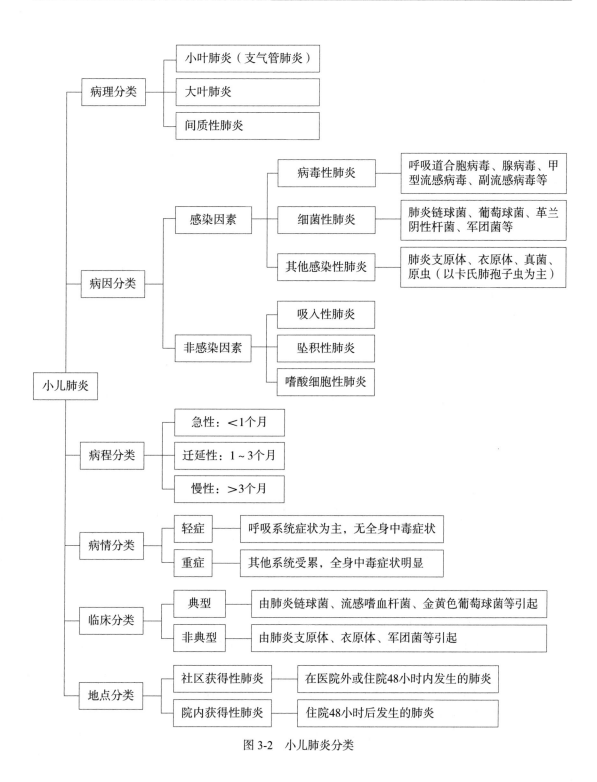

图 3-2 小儿肺炎分类

一、病因

小儿肺炎的病原微生物主要为细菌和病毒，近年来，肺炎支原体也成为儿童社区获得性肺炎的重要病原之一。病原体常由呼吸道侵入，少数经血行入肺。

二、临床表现

（一）一般症状

发病前可有上呼吸道感染数日。主要症状为发热，早期体温多在 38～39℃，亦可达40℃，大多数为弛张型或不规则发热。在总的病程中热型不定，多为不规则发热，亦可为弛张热、稽留热，小婴儿、重度营养不良患儿可不发热或体温不升。小婴儿肺炎多起病缓慢，发热不高，其他表现可有拒食、呕吐、呛奶或呼吸困难。

（二）呼吸系统表现

大多起病较急，主要表现为咳嗽、气促。咳嗽较频繁，开始为刺激性干咳，逐渐出痰。新生儿、小婴儿可表现为口吐白沫。呼吸加快，可达 40～80 次/分，并有鼻翼扇动，重者呈点头状呼吸、三凹征明显、口周发绀。WHO 儿童急性呼吸道感染防治规划特别强调，呼吸增快是肺炎的主要表现，呼吸增快标准如下：＜2 个月龄，呼吸频率≥60 次/分；2～12 个月龄，呼吸频率≥50 次/分；1～5 岁，呼吸频率≥40 次/分。这为基层医务人员提供了简单可行的诊断依据，建议掌握。

小儿患肺炎时，肺部体征早期不明显或仅呼吸音粗糙，后可闻固定的中、细湿啰音，叩诊多正常。若病灶融合扩大累及部分或整个肺叶，则出现相应的肺实变体征，如语颤增强、叩诊浊音，听诊呼吸音减弱或出现支气管呼吸音。

（三）其他系统表现

重症肺炎除呼吸系统外，还可累及循环、神经和消化系统，出现相应临床表现。

重症肺炎合并心力衰竭表现为：①呼吸突然加快＞60 次/分；②心率突然＞180 次/分；③骤发极度烦躁不安，明显发绀，面色发灰，指（趾）甲微血管充盈时间延长；④心音低钝，奔马律，颈静脉怒张；⑤肝脏迅速增大；⑥尿少或无尿，颜面、眼睑或双下肢水肿。具有前 5 项即可诊断为心力衰竭。

神经系统症状常表现为烦躁不安、嗜睡。脑水肿时出现意识障碍、惊厥、呼吸不规则，查体前囟隆起，有时有脑膜刺激征，瞳孔对光反应迟钝或消失。

消化系统症状常有食欲缺乏、吐泻、腹胀等表现；重症可引起中毒性肠麻痹，肠鸣音消失。

三、并发症

在治疗过程中，中毒症状或呼吸困难突然加重，体温持续不退或退而复升，应考虑有并发症可能。小儿肺炎常见并发症有脓胸、脓气胸和肺大疱，表现为呼吸困难加重、面色青紫、烦躁不安。

四、辅助检查

（一）血常规及C反应蛋白（CRP）

1. 细菌性肺炎白细胞总数和中性粒细胞计数常增多。病毒性肺炎白细胞总数正常或减少。

2. 细菌感染时，血清CRP浓度上升比较明显。

（二）病原学检查

1. 病原微生物分离和鉴定 可采集血、痰、气管吸出物等进行细菌培养，可明确病原菌，但常规培养需要时间较长。取鼻咽或气管分泌物标本可作病毒分离，阳性率高，但需时亦长，不能用作早期诊断。肺炎支原体、沙眼衣原体、真菌等均可通过特殊分离培养方法进行。

2. 病原特异性抗原、抗体检测 检测到某种病原体的特异抗原即可作为相应病原体感染的证据。急性期特异性IgM测定有早期诊断价值。急性期与恢复期双份血清特异性IgG有4倍升高，对诊断有重要意义。聚合酶链反应（PCR）或特异性基因探针检测病原体DNA方法特异性、敏感性均强，但检查费用较高，目前难以普及。

（三）血气分析

对重症肺炎有呼吸衰竭者，通过血气分析了解患儿氧合及酸碱平衡情况。

（四）X线检查

早期肺纹理增粗，后出现小斑片状阴影，以双肺下野、中内带及心膈区居多，可伴肺不张或肺气肿。斑片状阴影亦可融合成大片。并发脓胸、脓气胸、肺大疱时胸部X线片可见相应改变。

五、诊断和鉴别诊断

（一）诊断

根据临床上发热、咳嗽、气促等表现，肺部听诊可闻及固定中、细湿啰音，结合 X 线检查结果不难做出临床诊断。有条件情况下，建议做病原学检测，确定感染的病原体。确诊后，需判断病情轻重，有无并发症，作为基层医生，一旦发现重症肺炎或出现并发症，应立即积极救治和转诊。

（二）鉴别诊断

1. 急性支气管炎　急性支气管炎肺部亦可闻及湿啰音，但湿啰音不固定。

2. 肺结核　肺结核病人肺部啰音常不明显。鉴别的关键是结核接触史、典型的临床表现、结核菌素试验及长期临床观察。

3. 支气管异物　支气管异物是最常见的儿童严重意外伤害之一，可以造成生命危险。病儿多在健康情况下（多数在玩耍或进食情况下）突然出现呛咳，很快出现面部青紫，剧烈咳嗽，胸部 X 线检查（尤其是透视）可协助鉴别，需立即处理（海姆立克式法），并需要立即安排转诊至专科医院行支气管镜检查。

六、治疗

小儿肺炎治疗主要为抗炎、镇咳、化痰、平喘、维持内环境稳定，根据需要给予氧疗，防治并发症等综合治疗。

（一）一般治疗

患儿的居住环境应该保持空气流通。注意保证患儿呼吸道通畅，经常翻身、拍背，帮助排痰。患儿常常进食不佳，应当注意加强营养，供给富含蛋白质和维生素且易于消化的食物。

（二）病原治疗

临床可以根据经验诊断，判断患儿的感染病原体，并采取经验性治疗。进一步的治疗需要实验室资料确定病原，并选用敏感抗生素。若考虑为细菌性肺炎，目前多选用头孢菌素类抗生素。若为支原体肺炎，选用大环内酯类药物。病毒性肺炎尚无理想用药。

（三）对症治疗

可适当口服祛痰药物，若痰液黏稠，不易咳出，也可加用雾化疗法。有呼吸困难的患儿应立即给予合理氧疗。纠正水、电解质及酸碱平衡紊乱是治疗中的一个重要环节。对有心力衰竭表现者，注意增加心肌收缩力、减轻体内水钠潴留治疗，并及时转诊。

七、预防

平时加强锻炼，适当增减衣物，避免过热或受凉。有呼吸道病毒流行时，减少带小儿去公共场所。家中成员患感冒时，不要与儿童接触。

小儿肺炎诊疗流程图见图 3-3。

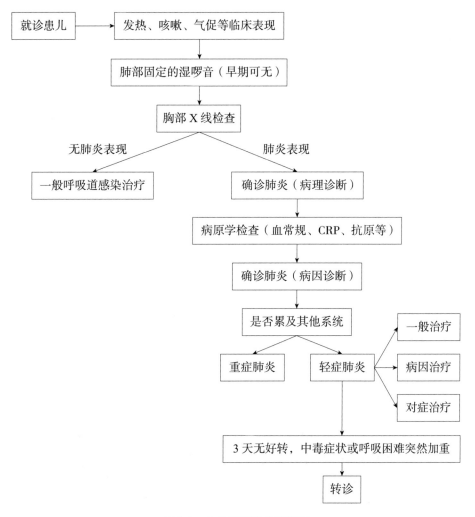

图 3-3　小儿肺炎诊疗流程图

1. 小儿肺炎按病程如何划分？
2. 支原体肺炎选用什么药物？
3. 简述小儿肺炎合并心力衰竭的诊断标准？

（晁　爽）

第四节　小儿腹泻病

一、定义

小儿腹泻病是一组多病原多因素引起的，以大便次数增多和大便性状改变为特点的消化道综合征。当今急性腹泻病仍为发展中国家小儿死亡的主要原因。在我国，腹泻病属小儿第二常见多发病（仅次于呼吸道感染），是造成儿童营养不良和生长发育障碍的主要原因之一，因此需引起基层医生的高度重视。

小儿腹泻病分类见图 3-4。

二、临床表现

（一）急性腹泻病

急性腹泻病是一组以腹泻为主要表现的疾病。腹泻时长在两周以内，可以伴有其他部位或全身症状。主要原因包括病毒、细菌感染，过敏或环境因素。

1. 急性腹泻的分型

（1）轻型：多由饮食因素及肠道外感染引起。表现为食欲缺乏，偶有溢乳或呕吐，大便次数增多，但每次大便量不多，稀薄或带水，呈黄色或黄绿色，有酸味，常见奶瓣和泡沫。无脱水及全身中毒症状，多在数日内痊愈。

（2）重型：多由肠道内感染引起。常急性起病，除有较重的胃肠道症状外，还有较明显的脱水、电解质紊乱和全身感染中毒症状，如发热或体温不升、面色苍白、精神烦躁或萎靡、嗜睡、意识模糊甚至昏迷、休克。

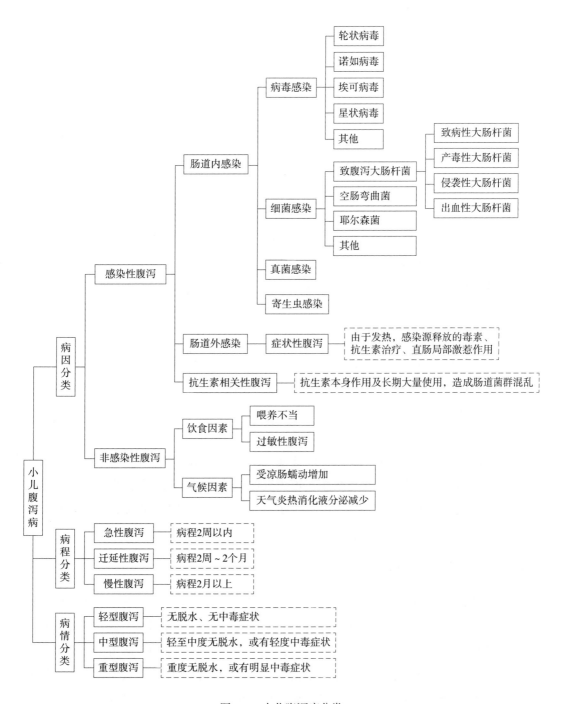

图 3-4　小儿腹泻病分类

2. 几种常见病原体肠炎的临床特点

（1）轮状病毒肠炎：主要发生在婴幼儿，发病高峰在秋季，故名秋季腹泻。呈散发或流行，经粪－口传播，也可以气溶胶形式经呼吸道传播。多发生于 6～24 个月婴幼儿。潜伏期 1～3 天，起病急，常伴发热和上呼吸道感染症状，多数无明显感染中毒症状。病初 1～2 天常有呕吐，随后出现腹泻。大便次数一般 5～10 次／天，重者超过 20 次／天。大便水分多，呈黄色水样或蛋花样，带少量黏液，无腥臭味。常并发脱水、酸中毒及电解质紊乱。轮状病毒感染可侵犯多个脏器，可产生神经系统症状，如惊厥等；有的小儿可出现心肌受累。本病为自限性疾病，自然病程约 3～8 天。便常规检查偶有少量白细胞。临床可检测病毒抗原。

（2）诺如病毒性肠炎：全年散发，无明显季节性，暴发易见冬季和冬春季。该病毒是托儿所和幼儿园等集体机构急性暴发性胃肠炎的首要致病原。潜伏期 1～2 天，急性起病。多表现为阵发痉挛性腹痛、恶心、呕吐和腹泻，全身症状有畏寒、发热、头痛、乏力和肌痛等。可有呼吸道症状。吐泻频繁者，可出现脱水及酸中毒、低钾。本病为自限性疾病，病程 1～3 天。粪便及血常规检查一般无特殊发现。

（3）大肠杆菌肠炎：引起腹泻的大肠杆菌有几种，常见的包括产毒性大肠杆菌、侵袭性大肠杆菌和出血性大肠杆菌。每种大肠杆菌引起的肠炎有其特点。①产毒性大肠杆菌肠炎：潜伏期为 1～2 天，起病较急。一般无发热或低热，腹泻多为水样便，量多，有腥臭味，大便镜检无白细胞和红细胞，常伴脱水。这种腹泻是自限性疾病，病程 4～7 天；②侵袭性大肠杆菌肠炎：潜伏期 18～24 小时，起病急，腹泻频繁，大便呈黏冻状，带脓血，常伴恶心、呕吐、高热、腹痛和里急后重，可出现严重的中毒症状甚至休克；③出血性大肠杆菌肠炎：大便次数增多，伴腹痛，开始为黄色水样便，后转为血水便，有特殊臭味，大便镜检有大量红细胞，常无白细胞。

（二）迁延性和慢性腹泻病

迁延性和慢性腹泻病病因复杂，包括感染、过敏、酶缺陷、免疫缺陷、药物因素等均可引起。人工喂养、营养不良儿患病率高。对于迁延性、慢性腹泻病的病因诊断，必须详细询问病史，全面体格检查，正确选用有效的辅助检查，如便常规、肠道菌群分析、大便酸度、还原糖和细菌培养；食物过敏方面的检查，如双盲食物回避－激发试验、过敏原筛查、皮肤点刺试验等。必要时可做小肠黏膜活检了解慢性腹泻病理生理变化，还可做蛋白质、碳水化合物和脂肪的吸收功能试验、影像学检查、结肠镜等检查综合分析判断。

三、诊断和鉴别诊断

可根据发病季节、病史、临床表现和大便性状做出临床诊断。在诊断时，必须对患儿有无脱水以及脱水程度和性质、电解质和酸碱平衡紊乱同时做出诊断。

（一）病因分析

1. 便常规无或偶见少量白细胞，多为病毒感染、非侵袭性细菌感染或喂养不当引起的腹泻。

2. 便常规可见较多白细胞，表明结肠和回肠末端有侵袭性炎症病变，常由各种侵袭性细菌感染所致。在这种情况下，必要时应进行大便细菌培养，细菌血清型检测。

（二）脱水程度和性质判断

1. 脱水程度　是指累积的体液丢失量占体重的百分比。脱水按其严重程度分为轻、中、重度脱水。①轻度脱水：体内水分丢失相当于体重的 5%，临床表现不明显，稍有精神不振，轻微口渴，四肢暖，皮肤弹性正常，尿稍减少；②中度脱水：体内水分丢失相当于体重的 5% ~ 10%。临床表现较明显，精神不振或躁动不安，口渴明显，口唇干，眼窝凹陷，四肢稍凉，皮肤弹性差，尿少；③重度脱水：体内水分丢失相当体重的 10% 以上。临床表现非常明显，反应差，淡漠或昏迷，烦渴，四肢凉，脉细弱，皮肤弹性消失，四肢厥冷，尿极少或无尿、血压下降。

2. 脱水性质　①等渗性脱水：水与电解质成比例丢失，血清钠浓度在 130 ~ 150mmol/L 范围之内；②低渗性脱水：电解质的丢失量比水多，血清钠浓度 < 130mmol/L；③高渗性脱水：水的丢失量比电解质多，血清钠浓度 > 150mmol/L。

四、治疗

腹泻的治疗原则首先是调整饮食，预防和纠正水、电解质、酸碱平衡紊乱，合理用药，加强护理，预防并发症。对于迁延性和慢性腹泻的患儿，在常规治疗的基础上积极寻找病因，并根据病因进行治疗。具体治疗方案根据小儿病情不同而调整，见图 3-5。

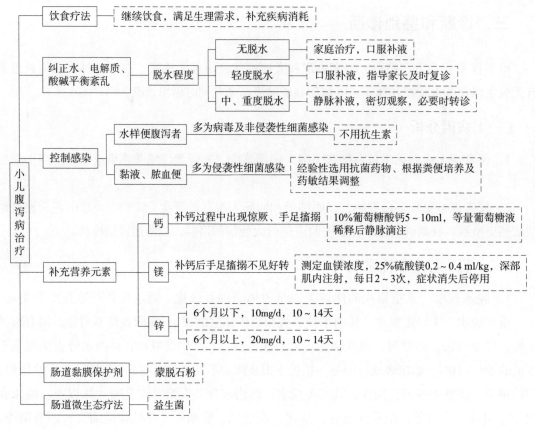

图 3-5　具体治疗方案

思考题

1. 小儿腹泻脱水程度如何判断?

2. 轮状病毒肠炎有何特点?

（晁　爽）

第五节　小儿出疹性疾病

一、幼儿急疹

幼儿急疹又称婴儿玫瑰疹。是婴幼儿常见的一种急性发热伴出疹性疾病,是很多婴儿的第一次发热经历。

（一）病因

幼儿急疹由人类疱疹病毒 6、7 型感染引起。

（二）临床表现

幼儿急疹发病多在 2 岁以内，尤以 1 岁以内最多。临床表现包括：

1. 骤起高热　多无前驱症状，突然发生高热，体温 39℃以上。精神状态较好，除发热外无其他不适表现，少数患儿有呕吐、腹泻、咳嗽表现。

2. 热退疹出　发热 3～5 天后热退，热退同时或稍后出疹，皮疹为红色斑丘疹，直径 2～5mm 不等，压之褪色。皮疹通常先发生于面颈部及躯干，以后渐渐蔓延到四肢近端。持续 1～2 天后皮疹消退，疹退后不留任何痕迹。皮疹无需特殊处理，可自行消退。

（三）辅助检查

确定诊断主要依据是血清抗 HHV-6 和抗 HHV-7 抗体的检测，也可进行病毒分离或 PCR（聚合酶链反应）检测病毒 DNA。在一般基层医疗机构建议行血常规检查即可。血常规常见白细胞计数减少，淋巴细胞计数增多。

（四）诊断

结合年龄及临床表现，一般不难诊断。

（五）治疗和预后

对症退热，无需特殊治疗，预后良好。

二、水痘

水痘是由水痘 – 带状疱疹病毒初次感染引起的急性出疹性传染病。

（一）病因

由水痘 – 带状疱疹病毒感染引起，接触或飞沫吸入均可传染。

（二）临床表现

1. 典型水痘　前驱症状可有发热、不适和厌食等。24～48 小时出现皮疹。皮疹呈向心性分布，伴明显痒感。首发于头、面和躯干，而后扩展到四肢；最初的皮疹为红色斑疹和丘疹，继之变为透明水疱，数小时后水疱混浊并呈中央凹陷，水疱易破溃，2～3天迅速结痂；皮疹陆续分批出现，可见到斑疹、丘疹、疱疹和结痂同时存在，即"四代同堂"。口腔、眼结膜、生殖器等处可出现黏膜皮疹，易破溃形成浅溃疡。皮疹结痂后多不留瘢痕。

2. 重症水痘　多发生在恶性疾病或免疫功能低下患儿。持续高热和全身中毒症状明显。皮疹易融合成大疱型或呈出血性，可继发感染或因伴血小板计数减少而发生暴发性紫癜。

（三）辅助检查

血常规白细胞总数正常或稍减低，淋巴细胞计数增高。一般基层医院不能开展病毒分离及血清学检查。

（四）诊断

根据发热当日或次日出疹，多种皮疹共存等临床特征，水痘的诊断并不难。

（五）治疗

该病无特效治疗方法，主要是对症退热处理及预防皮肤继发感染，保持清洁，避免搔抓。水疱未破溃时可外用炉甘石洗剂，疱疹破溃或继发感染者可外用1%甲紫或抗生素软膏。

（六）转诊

对免疫能力低下的播散性水痘患者、新生儿水痘或水痘性肺炎、脑炎等严重病例，应及早发现并转诊至上级医院。

（七）预防

避免与患儿接触。自家孩子患病，应早期隔离，直到全部皮疹结痂为止，避免传染其他孩子。对已接触的易感儿，应检疫3周。水痘减毒活疫苗对接种者具有较好的保护率，应倡导预防接种。

三、麻疹

麻疹是由麻疹病毒引起的一种具有高度传染性的出疹性疾病。

（一）病因

由麻疹病毒感染引起，通过呼吸道分泌物飞沫传播。

（二）临床表现

1. 潜伏期　约 10 天（6 ~ 18 天）。

2. 前驱期　也称出疹前期，一般为 3 ~ 4 天。表现为类似上呼吸道感染症状：①发热。②咳嗽、流涕、流泪、畏光、咽部充血、结合膜充血。③ Stimson 线和 Koplik 斑。下眼睑边缘有 1 条明显充血横线（Stimson 线）。出疹前 24 ~ 48 小时在颊黏膜出现麻疹黏膜斑（Koplik 斑），为直径约 1.0mm 灰白色小点，外有红色晕圈，黏膜斑在皮疹出现后即逐渐消失。二者对诊断麻疹极有帮助。④其他表现可见全身不适、食欲减退、精神不振，并偶见皮肤荨麻疹，隐约斑疹或猩红热样皮疹。

3. 出疹期　多在发热后 3 ~ 4 天出现皮疹。体温可突然升高至 40℃，皮疹为稀疏不规则的红色充血性斑丘疹，疹间皮肤正常，不伴痒感，出疹顺序也有特点：始见于耳后、颈部、沿着发际边缘，24 小时内向下发展，遍及面部、躯干及四肢，最后累及手掌及足底。大部分皮疹压之褪色，但亦有出现淤点者。此期肺部可闻及干湿性啰音，胸片检查可见肺纹理增多。

4. 恢复期　出疹 3 ~ 4 天后体温渐降至正常，皮疹开始消退，消退顺序与出疹时相同。在无合并症发生的情况下，食欲、精神等其他症状也随之好转。疹退后，皮肤留有糠麸状脱屑及棕色色素沉着，7 ~ 10 天消退。

（三）其他类型麻疹

1. 轻型麻疹　多见于有部分免疫者，如潜伏期内接受过丙种球蛋白或生后 8 个月以内体内尚有母亲抗体的婴儿。表现为一过性低热，轻微流涕，全身情况良好，可无麻疹黏膜斑，皮疹稀疏、色淡，消失快，疹退后无色素沉着或脱屑，无并发症。

2. 重型麻疹　主要见于营养不良、免疫力低下继发严重感染者。表现为高热，中毒症状重，可伴惊厥、昏迷。皮疹色深、融合，呈出血性，常伴有黏膜和消化道出血、咯血及血尿。病死率高。

3. 异型麻疹　发生于接种麻疹疫苗后。前驱期短，常无口腔黏膜斑。表现为高热、头痛、肌痛。皮疹不典型，可从四肢远端开始延及躯干、面部，呈多形性。易发生肺炎。

（四）辅助检查

血常规白细胞总数正常或稍减低，淋巴细胞计数增高。一般基层医院不能开展病毒分离及血清学检查。

（五）诊断

诊断主要依据流行病学、接触史，发热及皮疹出现时间、皮疹特点和临床表现。

（六）治疗

该病无特效治疗方法，主要是对症处理和预防并发症。对症退热止咳，继发细菌感染可给抗生素。麻疹患儿对维生素 A 需要量大，世界卫生组织推荐，在维生素 A 缺乏区的麻疹患儿应补充维生素 A。

（七）转诊

免疫能力低下的重型麻疹患儿，发生肺炎、喉炎、心肌炎等麻疹严重并发症的患儿，应立即转诊。

（八）预防

患儿应隔离。倡导预防接种主动免疫。在接触麻疹后 5 天内立即给予免疫球蛋白被动免疫，可预防发病或减轻症状。

四、手足口病

手足口病是由肠道病毒引起的急性传染病，多发生于学龄前儿童，尤以 3 岁以下年龄组发病率最高。

（一）病因

由肠道病毒（以柯萨奇 A 组 16 型、肠道病毒 71 型多见）引起。传染源为现症患者和隐性感染者，主要通过消化道、呼吸道和分泌物密切接触等途径传播。

（二）临床表现

1. 潜伏期 2~10 天，一般 3~5 天。

2. 多数病人症状典型，表现为急性起病，发热及手、足、口腔等部位的斑丘疹、疱疹。口腔黏膜可见疱疹和溃疡，主要位于舌、颊黏膜及硬腭等处，也可波及软腭、牙龈、扁桃体和咽部，伴口痛、畏食。手、足、臀部、腿部可见疱疹，疱内液体较少，周围可有炎性红晕。皮疹消退后不留痕迹，无色素沉着。部分病例仅表现为皮疹或疱疹性咽峡炎。多在 1 周内痊愈，预后良好。

3. 少数重症病例（尤其是小于 3 岁者）病情进展迅速，在发病 1~5 天左右出现脑膜炎、脑炎、脑脊髓炎、肺水肿、心肌炎等。极少数病例病情危重，可致死亡，存活病例可留有后遗症。

（三）辅助检查

血常规白细胞总数正常或减低。一般基层医院不能开展病毒分离及血清学检查。

（四）诊断

根据临床症状及体征，流行病史及口腔、手足部位的典型皮疹分布特点，诊断不困难。

（五）治疗

注意隔离，避免交叉感染。适当休息，清淡饮食，做好口腔和皮肤护理。发热等症状可采用中西医结合治疗。

（六）转诊

对于重症病例，早发现、早转诊及早治疗最为关键。年龄 3 岁以下，病程 3 天以内和 EV-A71 感染为重症高危因素。

在基层医院，发现以下问题需立即转诊。

1. 患儿持续高热，体温大于 39℃，常规退热效果不佳。

2. 出现精神萎靡、头痛、眼球震颤、呕吐、易惊、肢体抖动、站立不稳等。

3. 呼吸增快、减慢或节律不整；安静状态下呼吸频率超过 30～40 次 / 分。

4. 心率增快（＞160 次 / 分）、四肢末梢发凉、皮肤发花、血压升高、毛细血管再充盈时间延长（＞2 秒）。

5. 外周血白细胞计数增多、血糖升高。

（七）预防

患儿应隔离。家长应对患儿的衣物进行晾晒或消毒。手足口病流行期间不宜带儿童到人群聚集、空气流通差的公共场所，注意保持家庭环境卫生，居室要经常通风，勤晒衣被。

五、猩红热

猩红热为 A 组溶血性链球菌感染引起的急性呼吸道传染病。其临床特征为发热、咽峡炎、全身弥漫性鲜红色皮疹和疹退后明显的脱屑。

（一）病因

由 A 组溶血性链球菌感染引起。患者和带菌者是主要传染源，经由空气飞沫传播，也可经由皮肤伤口或产道感染。

（二）临床表现

1. 潜伏期 1～7 天，平均 3 天。

2．特征性表现　包括"发热、咽峡炎和皮疹"三主症。其他表现还包括患儿舌苔厚白，舌乳头红肿，称为"草莓舌"。

（1）发热：一般为高热。

（2）咽峡炎：咽部明显充血、水肿、扁桃腺充血肿胀，腺窝覆盖有点片状黄白色渗出物。

（3）皮疹：发病24小时内出现全身弥漫性细小鲜红色斑丘疹，压之皮肤变白。口鼻周围不充血，形成"口周苍白圈"。在腋下、肘部及腹股沟的皮肤皱褶处，皮疹密集呈横线，称之为"帕氏线"。皮疹多在1周内消退，疹后脱屑。

（三）辅助检查

血常规白细胞总数及中性粒细胞总数均增高，核左移。细菌培养及抗原检测可协助寻找病原学证据。抗链球菌溶血素（抗链"O"）在感染后2~3周可显著增高。

（四）诊断

具有猩红热特征性临床表现，周围血象白细胞及中性粒细胞计数增高，有与猩红热或咽峡炎患者接触史等，可诊断该病。注意与麻疹、风疹、药疹等出疹性疾病相鉴别。

（五）治疗

可选择青霉素或头孢菌素控制感染。对青霉素和头孢霉素过敏者可选大环内酯类药物。该病疗程推荐10天。个别病人在病程的第2~3周时可能会出现变态反应性疾病，如急性肾小球肾炎，故建议在疾病过程中以及病程第2~3周期间行尿常规检查。

（六）转诊

考虑猩红热的病人均应转上级医院诊断治疗，因为如细菌经血行传播，可并发脑膜炎、骨髓炎、化脓性关节炎和心内膜炎等。

（七）预防

患儿应隔离6天。对密切接触患儿的易感儿童需检疫1周，体弱者可予青霉素或头孢菌素预防。流行期间不宜带儿童到拥挤的公共场所。

六、川崎病

（一）定义

川崎病，又称皮肤黏膜淋巴结综合征。本病是一种以全身血管炎为主要病变的急性发热出疹性小儿疾病。高发年龄为 5 岁以下婴幼儿，男多于女。由于本病可发生严重心血管并发症，因此需要引起基层医生的重视，及时发现和转诊。

（二）川崎病的诊断标准

发热 5 天以上，伴下列 5 项临床表现中 4 项者，排除其他疾病后，即可诊断川崎病。

1. 双侧眼结合膜充血，非化脓性。
2. 口腔及咽部黏膜充血，口唇干燥皲裂，舌乳头突起、充血，呈"草莓舌"。
3. 急性期掌跖红斑、手足硬性水肿，恢复期指（趾）端脱皮。
4. 出疹主要在躯干部，斑丘疹，多形红斑样或猩红样。
5. 颈部淋巴结肿大。

如 5 项临床表现中不足 4 项，但超声心动图有冠状动脉损害，亦可确诊川崎病。

（三）处理与转诊

作为基层医生，对于发热 4~5 天的患儿，需认真查体，观察皮肤、黏膜、淋巴结变化，怀疑川崎病立即转诊至上级医院。

思考题

1. 典型麻疹的出疹顺序是什么？
2. 水痘需隔离多长时间？
3. 请简述幼儿急疹的特点？

（晁　爽）

第六节　小儿单纯性肥胖症

小儿超重和肥胖已成为全球性的问题，其发病率呈逐年上升趋势，发病人群日趋年轻化。小儿单纯性肥胖症是由于小儿能量摄入长期超过人体的消耗，使体内脂肪过度积聚，体重超过了一定范围的一种慢性营养障碍性疾病。肥胖不仅影响小儿健康，并且增加了成年时期肥胖及心血管疾病、2 型糖尿病、高脂血症等症以及一些心理、精神方便疾病的患病和死亡的风险。因此，预防和控制肥胖在小儿期非常重要，是基层医生在儿童营养性疾病方面的工作重点。

一、病因

小儿肥胖是多因素引起的能量代谢失衡，对其病因的研究可为预防和控制提供依据。

（一）遗传因素

小儿肥胖与遗传因素的关系密切。父母均肥胖者其子女有 70%~80% 可以出现肥胖，双亲之一尤其是母亲肥胖者其子女约有 40% 出现肥胖，双亲均不肥胖者其子女出现肥胖的可能性只有 10%~14%。近年研究发现，ob/ob 基因、β3 肾上腺素能受体基因（β3-AR）、MC4R 基因及 INS 基因的多态性在肥胖发病中可能均起到一定作用。

（二）环境及行为因素

遗传因素能调节营养物质的摄取和储存，同时营养物质和环境因素也能调节能量相关基因的表达。由于儿童不良的饮食习惯和行为直接受父母的影响，因此，肥胖是遗传因素和环境因素相互作用的结果。随着经济的发展和人们生活方式的改变，环境及行为因素在肥胖的发病中起着越来越重要的作用。

（三）出生体重过大或小于胎龄儿

研究显示母亲孕期营养状况、新生儿出生体重过大（尤其糖尿病母亲所生的巨大儿）或小于胎龄儿等生命早期发育状况与成年期肥胖和其他代谢性疾病相关，也是儿童期肥胖的重要危险因素之一。

二、临床表现

肥胖可发生于任何年龄，但最常见于婴儿期、5~6 岁和青春期，出现严重症状的时间多在青少年期。明显肥胖的儿童常有疲乏感。重度肥胖症中，1/3 患儿可出现睡眠性呼吸暂停，造成认知能力下降，甚至猝死。有极少数的严重肥胖儿心肺负担加重，肺换气量减少，造成低氧血症、红细胞计数增多、心脏扩大或出现充血性心力衰竭，称肥胖 - 换氧不良综合征。由于心理上的压抑，肥胖对小儿个性、气质、性格及潜能发育、人际交往都有消极影响。

体格检查可见小儿皮下脂肪丰满，但分布均匀。乳房部位脂肪细胞积聚，腹部膨隆下垂，严重肥胖者胸腹、臀部及大腿皮肤可出现白纹或紫纹。男孩儿因大腿内侧和会阴部脂肪过多，阴茎隐匿在阴阜脂肪垫中。因体重过重，走路时下肢负荷过度可致膝外翻和扁平足。肥胖症小儿性发育较早，骨龄常超前，女孩月经初潮常提前，故最终身高常略低于正常儿童。

三、辅助检查

患儿大多有三酰甘油、胆固醇增高，并常有高胰岛素血症，血清生长激素水平低下。肝脏超声常可见脂肪肝。

四、诊断及鉴别诊断

（一）诊断

虽然许多国家和地区对儿童肥胖发生的现状做了大量的研究，但目前尚缺乏统一的诊断标准。

1. 身高标准体重法（又称身高别体重）　为 WHO 推荐的方法之一，在我国被广泛使用。本法以身高为基准，采用同一身高人群的第 80 百分位数作为该身高人群的标准体重（表 3-1）。

表 3-1　身高标准体重法

组别		超过标准体重（%）
超重		≥ 10 ~ 19
肥胖	轻度	≥ 20 ~ 29
	中度	≥ 30 ~ 49
	重度	≥ 50

2. 体重指数法（BMI）　即体重（kg）除以身高的平方（m^2）。该指标是评价成人肥胖普遍采用的指标。但成人的 BMI 标准不适合于儿童。儿童的 BMI 指数范围需要考虑不同性别、不同年龄身体脂肪的差异。美国疾病控制与预防中心（CDC）定义：BMI ≥同龄人的 95 百分位数为超重，BMI 在 85 百分位数和 95 百分位数之间有超重的风险。欧洲儿童肥胖组分类：BMI ≥同龄人的 85 百分位数为超重，≥同龄人的 95 百分位数为肥胖。

3. 皮褶厚度　是直接测量局部体脂的一个方法。皮下脂肪厚度与全身脂肪含量的关系与年龄、性别、脂肪堆积量以及测量技术有关。该方法很少单独用于判断儿童肥胖，多数与 BMI 或身高标准体重结合判断。

4. 体脂含量测量　目前普遍认为双能 X 线吸收法是测量体脂含量的较理想的方法。但在临床中尚未普遍开展。

（二）鉴别诊断

单纯性肥胖确诊时需与各种由遗传、内分泌、代谢性疾病引起的继发性肥胖鉴别。如 Prader-Willi 综合征、Bardet-Biedl 综合征等，但此类患儿除肥胖外，还伴有外观畸形、智力低下等特征，一般不难鉴别。其他内分泌疾病如肾上腺皮质增生症、甲状腺功能减低症等虽有体脂增多的表现，但均有其特点，亦不难鉴别。基层医生一旦发现，均应及时转至上级医院确诊。

五、治疗

小儿单纯性肥胖症不仅需要长期治疗，而且需要多学科联合处理，获取全科医生、专科医生、营养师、心理医生和理疗医生的支持。

（一）运动

儿童天性爱玩、好动，鼓励孩子每天至少 60 分钟中等强度以上的运动，对于已经超重的儿童还需进一步增加运动时间。

（二）饮食

对于肥胖小儿，不推荐单一的饮食模式，饮食建议要符合其年龄和健康需求。应采取低脂肪、低碳水化合物和高蛋白膳食方案，每日供应优质蛋白质 1.5 ~ 2.5g/kg，以保证在减轻体重的同时，肌肉组织不萎缩。为满足小儿食欲，避免饥饿感，应选择体积大、饱腹感强而热能低的蔬菜和水果，同时保证适量的维生素、矿物质和水供应。

（三）药物

对于肥胖症儿童，常规不推荐应用药物治疗，除非特殊情况下（如已经存在严重并发症），由专业的儿科机构开具相关处方，全程应当由专业儿科机构中有丰富治疗经验的多学科小组进行药物监测、心理支持、饮食、运动及行为干预等。基层医生可协助规律随访以评估其疗效、副作用以及治疗依从性。

六、预防

母孕期应注意围生期保健，防止胎儿过重或宫内生长迟缓。应坚持母乳喂养，自婴儿期就建立良好的饮食习惯，多参加户外活动。父母肥胖者，基层医生应给予儿童定期营养监测及指导。

小儿单纯性肥胖症诊疗流程图见图 3-6。

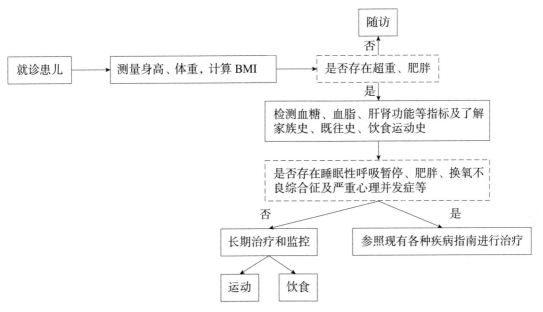

图 3-6 小儿单纯性肥胖症诊疗流程图

思 考 题

1. 小儿单纯性肥胖症的诊断方法有哪些？
2. 简述小儿单纯性肥胖症的治疗方法？

（晁　爽）

第四部分

妇产科常见疾病

第一节　痛　经

一、定义

痛经是指月经前后或月经期出现下腹部疼痛、坠胀，伴有腰酸或其他不适，是最常见的妇科症状，症状严重者需服镇痛药，可影响生活质量者。痛经分为原发性痛经和继发性两类，原发性痛经指生殖器官无器质性病变的痛经；继发性痛经指由盆腔器质性疾病，如子宫内膜异位症、子宫腺肌病等引起的痛经。

二、临床表现

1. 原发性痛经在青春期多见，常在初潮即开始出现，常有家族遗传性。伴随月经周期规律性发作的以小腹疼痛为主要症状。疼痛多自月经来潮后开始，最早出现在经前 12 小时，以行经第一天疼痛最剧烈，持续 2~3 天后缓解。疼痛常呈痉挛性。一般不伴有腹肌紧张或反跳痛。可伴有恶心、呕吐、腹泻、头晕、乏力等症状，严重时面色发白、出冷汗。

2. 继发性痛经症状同原发性痛经，由于内膜异位、盆腔炎等疾病引起的继发性痛经常常进行性加重。

三、诊断标准

根据规律性的月经期下腹坠痛症状即可诊断。

四、鉴别诊断

需与子宫内膜异位症、子宫肌腺病、盆腔炎性疾病引起的继发性痛经相鉴别。

1. 子宫内膜异位症，可表现为痛经、不孕。盆腔检查发现后穹隆有触痛结节或可触及内膜异位症病灶；影像学检查（盆腔超声、盆腔 CT 及 MRI）发现内异症病灶，血清 CA125 水平轻、中度升高。在腹腔镜下见到大体病理所述典型病灶或对可疑病变进行活组织检查即可确诊。

2. 子宫腺肌病，可表现为痛经和月经异常（月经过多、经期延长及不规则出血），妇科及辅助检查可见子宫增大、压痛阳性等；影像学检查（盆腔 B 超）、血清 CA125 等提示。

五、治疗

部分原发痛经女性待年长后，特别是婚后生育过后，痛经自然会消失，可不予治疗。但是疼痛时间长达 3 天者，严重影响生活者应当予以治疗。痛经的治疗，主要是对症治疗，以镇痛、镇静为主。

1. 一般治疗

（1）规律而适度的锻炼，戒烟，注意保暖。

（2）重视心理治疗，消除紧张和顾虑。

（3）疼痛不能忍受时辅以药物治疗。

2. 药物治疗

（1）非甾体类抗炎药：对乙酰氨基酚、阿司匹林、布洛芬、吲哚美辛、塞来昔布等，镇痛作用比较弱，没有成瘾性，使用广泛，疗效确切。

（2）口服避孕药：适用于要求避孕的痛经妇女，口服避孕药可以明显降低疼痛程度，有效率达 90% 以上。

（3）对于无生育要求的子宫内膜异位症引起的痛经，可以推荐曼月乐宫内放置，持续孕激素释放可以减少月经量和痛经程度。

六、社区处理及治疗

痛经是妇科常见症状之一，多数女性经保暖、休息后可自行缓解，严重者社区可给予对症镇痛治疗，大多数患者可缓解症状。

七、转诊

对于疼痛严重的患者，在痛经对症治疗时要排除宫外孕破裂、黄体破裂、卵巢扭转、盆腔炎等急腹症，对可疑急腹症患者不能轻易给予镇痛治疗，以防掩盖病情，贻误治疗。如有盆腔内出血、生命体征不平稳的情况，需及时转诊上级医院进一步救治。

八、健康教育

1. 经期保暖，禁食冷饮及寒凉食物，避免受寒及经期感冒。

2. 经期禁游泳、盆浴、冷水浴。

3. 保持阴道清洁，经期卫生。

4. 保持心情舒畅，消除恐惧心理。

5. 定期体检，积极治疗妇科病。

思考题

1. 痛经的分类是什么？

2. 痛经的转诊指征是什么？

第二节　阴道出血

阴道出血指除正常月经以外的生殖系统出血，是妇科疾病中较常见的症状之一。阴道出血原因多种多样，包含多种疾病，接诊时需仔细询问患者病史、出血特征、诱发原因、出血量色和持续时间以及既往病史和肿瘤家族史，并对患者进行全面的体格检查和必要的辅助检查。

一、病因

1. 卵巢内分泌功能失调　青春期或更年期内分泌失调，可致异常子宫出血，另外，月经期卵泡破裂致雌激素水平短暂下降也可致子宫出血，称为排卵期出血。

2. 生殖器肿瘤　如子宫肌瘤、子宫颈癌、子宫内膜息肉、子宫内膜癌和输卵管癌等，均可致阴道出血或阴道异常排液。

3. 与妊娠有关的子宫出血　如异位妊娠、先兆流产、早产、流产等。育龄期女性出现阴道出血时，应警惕与妊娠有关疾病。

4. 生殖器炎症及创伤导致阴道出血　如老年性阴道炎、重度真菌性阴道炎、放置节育器导致的内膜炎性出血。

5. 全身性疾病　如血小板异常，凝血功能障碍包括血小板减少性紫癜、再生障碍性贫血、肝功能损害等均可引起阴道出血。

6. 外源性激素　如雌激素、孕激素药物，可引起"突破性出血"或"撤退性出血"。

二、检查

1. 妇科检查　有阴道出血症状时，一定进行完整的妇科查体，明确出血的部位是外阴、阴道、宫颈，还是子宫，了解出血部位是判断出血原因的重要部分。

2．辅助检查

（1）实验室检查：生育年龄患者常需行 HCG 检测，以排除妊娠或与妊娠有关的疾病。根据情况有的需进行性激素、甲状腺功能、肝功能、肾功能、凝血功能测定。出血多者需检查血常规，了解贫血情况。

（2）宫颈细胞学检查（TCT）及 HPV 检查：有性交出血或宫颈有炎症、息肉者，需行此项检查，可协助诊断早期宫颈癌。

（3）超声检查（经腹或经阴道）：子宫出血者，常需行盆腔 B 超检查，以了解子宫大小、形状、子宫内膜厚度、宫腔有无异常回声，附件有无包块及包块的性状，有无腹腔积液等。腹腔有积液者，需警惕宫外孕或者黄体破裂。

（4）活组织检查：外阴、阴道和宫颈的病灶，可直接取活检，以明确诊断。子宫出血者，为明确诊断或止血，常需行诊断性刮宫，刮出组织送病理检查，以协助诊断子宫内膜癌。

（5）内镜检查：①宫腔镜检查：当 B 超显示宫腔回声异常，或需除外宫内病变时，需行宫腔镜检查。以明确宫腔有无病变，如黏膜下肌瘤、内膜息肉、内膜癌等。②腹腔镜检查：妇检或 B 超发现盆腔包块，或子宫内膜异位症者，行腹腔镜检查可明确诊断。

三、治疗原则

1．病因治疗，针对具体病因治疗

（1）宫颈息肉：可行宫颈息肉摘除术，息肉送病理，除外恶性肿瘤。

（2）妊娠相关问题：先兆流产可给予休息、保胎治疗；难免流产或胎停育出血多时，可以清宫尽快结束妊娠，减少出血；异位妊娠应积极转诊，警惕破裂出血。

（3）生殖道炎症：宫颈炎、阴道炎可以抗炎治疗，先进行经验性治疗，有条件时尽量进行病原体检查，针对病原体进行抗生素的选择。

（4）生殖道肿瘤：积极识别早期肿瘤，减少漏诊、误诊，发现后积极转诊上级医院。

（5）全身凝血系统疾病：积极询问患者的病史和家族史，在怀疑有全身凝血系统异常时，要积极转诊血液科，减少不必要的失血。

2．对症治疗，主要是止血治疗　在排除妊娠和血液系统疾病的前提下，可以适当使用止血药物，如云南白药、氨甲环酸等促凝血治疗。对于出血量多患者需紧急转诊时，可以使用压迫止血的方法，为转运赢得时间。

四、基层转诊指征

如果出血量较多，患者出现面色苍白、出虚汗、心悸、口干等表现，应尽快送入医院诊治，同时开放静脉通路补液、抗休克治疗。

思考题

1. 常见阴道出血的原因分类有哪些？
2. 阴道出血的基层转诊指征是什么？

第三节　外阴色素减退性疾病

一、定义

外阴色素减退性疾病是一组中老年女性常见的、以瘙痒为主要症状，伴有女性外阴皮肤及黏膜组织发生变性及色素改变为主要体征的疾病。迄今为止病因不明确、病种多样、病程较长，是一种难治愈、易复发的顽固性疾病，曾称外阴白斑、外阴营养不良等。依据2011年ISSVD分类，外阴色素减退性疾病临床表现分类属于白色病变，但病理组织学分类包括棘层细胞增生型、苔藓样型、均质化或硬化型等，为外阴部位的非肿瘤性皮肤病变之一，在临床上主要需与外阴恶性病变相鉴别。

二、分类及临床表现

外阴色素减退性疾病在临床常见的为以下几种类型：

1. 外阴硬化性苔藓　是最常见的外阴色素减退性疾病，以外阴肛周皮肤变薄、色素减退呈白色病变为主要特征的疾病。病因不明，可能与遗传、自身免疫、性激素及其受体缺乏、细胞凋亡及细胞代谢功能紊乱等因素相关。可发生于任何年龄，但以40岁左右妇女多见，其次为幼女。主要症状为外阴瘙痒、性交痛，晚期可出现性交困难。病损区常位于大小阴唇、阴蒂包皮、后联合及肛周，多呈对称性，一般不累及阴道黏膜。早期病变较轻，皮肤红肿，出现粉红、小丘疹，丘疹融合成片后呈紫癜状；若病变发展可出现外阴萎缩，表现为大阴唇变薄，小阴唇变小、甚至消失，阴蒂萎缩，皮肤颜色变白、发亮、皱缩、弹性差，常伴有皲裂及脱皮，并可累及会阴及肛周而呈蝴蝶状；晚期皮肤菲薄、皱缩似卷烟纸或羊皮纸，阴道口挛缩狭窄。

2. 外阴慢性单纯性苔藓　可能与外阴潮湿、分泌物长期刺激导致外阴瘙痒而反复搔抓有关，也可能与局部维A酸受体α含量减少有关。一般可分为原发性和继发性，前者又称特发性，后者可继发于硬化性苔藓、扁平苔藓或其他外阴疾病。多见于50岁以下的中年妇女，主要症状为外阴瘙痒程度重，患者难以耐受而搔抓，反复搔抓造成皮肤进一步损害，以致瘙痒加剧。病损早期表现为皮肤暗红或粉红色，角化过度部位呈白色病变；后期表现为皮肤增厚如皮革样，明显隆起，表面有皱襞、鳞屑或湿疹样改变，色素沉着，皮肤纹理明显，呈苔藓样改变。病变严重者可呈边界清楚的白色斑块，甚至出现皲裂及溃疡。如果溃疡长期不愈合，特别是有结节隆起时，应警惕局部癌变可能。

3. 外阴恶性肿瘤　约占女性生殖道恶性肿瘤的 5%，其中以鳞状上皮癌为主，继发性恶性肿瘤少见。最常发生在大阴唇，局部结节或肿块，并逐渐增大、坏死、破溃及感染，分泌物增多，伴有瘙痒疼痛感。其次是小阴唇、阴道前庭及阴蒂等处。肿物可呈乳头状或菜花样，并可迅速扩大，累及肛门、直肠和膀胱等。

三、诊断和鉴别诊断

根据临床表现可做出初步诊断，病理检查是唯一的确诊依据。在局部皲裂、溃疡、挛缩或粗糙处取多点活检，确定非典型增生或外阴癌。需与老年生理性萎缩、外阴白癜风、外阴神经性皮炎、外阴炎等外阴疾病相鉴别。

四、治疗

外阴疾病的治疗方法可分为非手术治疗和手术治疗，前者包括生活习惯的改善，药物治疗和物理治疗，临床常用的为非手术治疗。

（一）非手术治疗

1. 生活习惯改善　保持外阴清洁干燥，禁用刺激性大的药物或肥皂清洗外阴，忌穿不透气的化纤内裤，不食辛辣和过敏食物。口服多种维生素可以改善全身营养状况，精神紧张、瘙痒症状明显伴失眠者，口服镇静、安眠、脱敏药物。

2. 物理治疗　局部物理治疗可以缓解症状，但远期复发率仍较高。通过去除局部异常上皮组织和破坏真皮层神经末梢，从而阻断痛痒症状，适用于症状严重或药物治疗无效者。常用方法包括聚焦超声，CO_2 激光或氦氖激光、液氮冷冻等，因副作用问题，需慎重选择。

3. 药物治疗

（1）皮质类固醇激素局部治疗：为目前最常用的治疗方法，可控制症状。常用药物有 0.025% 氟轻松软膏、0.1% 倍他米松软膏等，每天局部涂搽 3 ~ 4 次，可缓解局部瘙痒症状。

（2）中药治疗：可用中药外洗，如蛇床子 15g、苦参 15g、蚤休 30g、鹤虱 30g、地肤子 15g、苍耳子 15g、紫花地 30g，每日 1 剂，煎水外洗，常能减轻局部瘙痒症状。

（二）手术治疗

手术治疗仅适用于：①反复药物、物理治疗无效；②出现不典型增生、怀疑有恶变可能者。手术方式有局部病灶切除及单纯外阴切除术。手术切除标本行病理检查时应注意观察切缘有无残留非典型增生病变，术后需定期随访。

五、转诊

外阴色素减退性疾病多数需要非手术治疗，长期随访，如怀疑外阴恶性病变需要转诊上级医院做活检和病理确诊。

思考题

1. 外阴色素减退性疾病需要与哪些疾病鉴别？
2. 外阴色素减退性疾病的主要治疗方式？

第四节　阴　道　炎

外阴及阴道炎症是妇科最常见的疾病，约占门诊就诊的 50%。正常阴道内有多种微生物寄居共生，形成阴道正常菌群。正常阴道中以产生 H_2O_2 的乳杆菌占优势，生理情况下，雌激素使阴道上皮增生变厚并富含糖原，糖原在阴道乳杆菌作用下分解为乳酸，维持阴道正常的酸性环境，乳杆菌产生的 H_2O_2 及其他抗微生物因子，可抑制或杀灭其他细菌，包括厌氧菌，在维持阴道正常菌群中起关键作用。阴道生态平衡一旦被打破或外源病原体侵入，即可导致炎症发生。

一、滴虫性阴道炎

滴虫阴道炎由阴道毛滴虫引起，是常见的阴道炎之一。阴道毛滴虫适宜在潮湿、温暖的环境中生长，pH 值在 5 以下或 7.5 以上的环境中不生长。滴虫不仅寄生于阴道，还常侵入尿道或尿道旁腺，甚至膀胱、肾盂以及男方的包皮皱褶、尿道或前列腺中。因此，滴虫阴道炎属性传播感染，与沙眼衣原体感染、淋病奈瑟菌感染、盆腔炎性疾病、宫颈上皮内瘤样病变、人获得性免疫缺陷病毒感染以及胎膜早破、早产、低出生体重儿存在相关性。

1. 传播方式

（1）经性交直接传播：成人滴虫阴道炎 90% 由性交传播。由于男性感染滴虫后常无症状，易成为感染源。

（2）间接传播：因为滴虫离体后很快死亡，所以间接传播较少见。成人极少数可以间接传播。

2. 临床表现 主要症状是阴道分泌物的增多及外阴瘙痒，间或有灼热、疼痛、性交痛等。分泌物的典型特点为稀薄脓性、黄绿色、泡沫状、可有臭味。瘙痒部位主要为阴道口及外阴，阴道检查见阴道黏膜充血，严重者有散在出血点，甚至宫颈有出血斑点，形成"草莓样"宫颈，后穹隆有多量白带，呈灰黄色、黄白色稀薄液体或黄绿色脓性分泌物，常呈泡沫状。患者可伴有尿频、尿痛，有时可见血尿。阴道毛滴虫能吞噬精子，影响精子在阴道内存活，可致不孕。

3. 诊断 最简便的方法是生理盐水悬滴法，显微镜下可见呈螺旋状运动的滴虫及增多的白细胞。分泌物取出后应及时送检并注意保暖，否则滴虫活动力减弱，造成辨认困难。若多次悬滴法未能发现滴虫时，可用培养法和聚合酶链反应（PCR）辅助诊断。

4. 治疗 治疗滴虫阴道炎主要采用硝基咪唑类药物。滴虫阴道炎经常合并其他部位的滴虫感染，故不推荐局部用药。①推荐方案：全身用药，甲硝唑 2g，单次口服；或替硝唑 2g，单次口服；②替代方案：全身用药，甲硝唑 400mg 口服，2 次 / 天，连续治疗 7 天。对于不能耐受口服药物或不适宜全身用药者，可选择阴道局部用药，但疗效低于口服用药；③注意事项：患者服用甲硝唑 24h 内或在服用替硝唑 72h 内应禁酒。特别强调在治疗时应性伴同治，性伴治愈后再进行性生活。

二、外阴阴道假丝酵母菌病

外阴阴道假丝酵母菌病（vulvovaginal candidiasis，VVC）是一种由假丝酵母菌引起的机会性真菌感染，是常见的生殖道感染性疾病，发病率约为 10%。80% ~ 90% 的 VVC 由白假丝酵母菌引起，少数由非白假丝酵母菌，主要为内源性感染，常见发病诱因包括妊娠、免疫力下降、抗生素使用、糖尿病、使用免疫抑制剂等。

1. 临床表现 主要表现为外阴瘙痒、灼痛，严重时坐卧不安，还可伴有尿频、尿痛及性交痛。部分患者阴道分泌物增多，分泌物特征是白色稠厚呈凝乳或豆腐渣样。外阴受分泌物刺激，妇科检查外阴可见地图样红斑，甚至可见皮肤抓痕，阴道黏膜可见水肿、红斑，小阴唇内侧及阴道黏膜上附有白色块状物，擦除后露出红肿黏膜面，急性期还可能见到糜烂及浅表溃疡。

2. 诊断 典型病例不难诊断。若在分泌物显微镜检查中，观察到假丝酵母菌菌丝或芽生孢子即可确诊。

（1）悬滴法：取少许凝乳状分泌物，加入到溶于生理盐水或 10% 氢氧化钾的玻片上，混匀后在显微镜下找到孢子和假菌丝。由于 10% 氢氧化钾可溶解其他细胞成分，使假丝酵母菌检出率提高。

（2）涂片法：取少许凝乳状分泌物，均匀涂在玻片上，革兰染色后在显微镜下找到芽胞和假菌丝。

（3）培养法：若有症状而多次涂片检查为阴性，或为顽固病例，为确诊是否为非白假丝酵母菌感染，可采用培养法，应同时进行药物敏感试验。

3. 治疗原则　积极祛除VVC的诱因。规范化应用抗真菌药物，首次发作或首次就诊是规范化治疗的关键时期。性伴侣无需常规治疗，复发性VVC患者的性伴侣应同时检查，必要时给予治疗，急性期间避免性生活或性交时使用安全套，强调治疗的个体化。

抗真菌治疗包括阴道用药和口服用药两种。

（1）单纯性VVC：采用单疗程方案即可。阴道使用咪康唑软胶囊400mg，每晚1次，连续3天；克霉唑栓500mg阴道单次用药；制霉素片50万单位每晚1次，阴道用药，共14天；口服氟康唑150mg顿服，共1次。

（2）重度VVC：应在治疗单纯性VVC方案基础上，延长疗程。症状严重者，局部应用低浓度糖皮质激素软膏或唑类霜剂。

（3）妊娠期VVC：早孕期权衡利弊慎用药物。选择对胎儿无害的唑类阴道用药，而不选用口服抗真菌药物治疗。具体方案同单纯性VVC，但长疗程方案疗效会优于短疗程方案。

（4）复发性VVC：治疗原则包括强化治疗和巩固治疗。根据培养和药物敏感试验选择药物，在强化治疗达到真菌学治愈后，给予巩固治疗至半年。

三、细菌性阴道病

细菌性阴道病（bacterial vaginosis，BV）是以阴道乳杆菌减少或消失，阴道加德纳菌、普雷沃菌属和人型支原体等相关微生物增多为特征的临床症候群。与盆腔炎、不孕、不育、流产、妇科和产科手术后感染、早产、胎膜早破、新生儿感染和产褥感染等发生有关。

1. 临床表现　大约50%BV患者无临床症状，有症状者可表现为白带增多伴腥臭味，体检见外阴阴道黏膜无明显充血等炎性反应，阴道分泌物呈灰白色，均匀一致，稀薄。

2. 诊断　20世纪80年代，临床上常以AMSEL标准诊断BV，即下列4项中有3项阳性即可临床诊断为细菌性阴道病：①线索细胞阳性；②氨试验阳性；③阴道pH＞4.5；④阴道均质、稀薄分泌物。其中①必备。有实验室条件者，尽量采用阴道分泌物革兰染色涂片进行Nugent评分，≥7分诊断BV。

3. 治疗　有症状患者、妇科和产科手术前患者、无症状孕妇需要进行治疗，性伴侣不需常规治疗。可选用抗厌氧菌药物，首选甲硝唑400mg，口服，2次/天，共7天；或甲硝唑阴道栓（片）200mg，1次/天，共5~7天；或2%克林霉素膏5g，阴道给药，每晚1次，共7天。可加用恢复阴道正常菌群的制剂。

四、混合性阴道炎

两种或两种以上阴道炎同时发生称为混合性阴道炎，在临床中单纯某一种病原感染的很少，多数是混合感染，可以是滴虫、真菌、细菌的混合感染，也可以是继发于细菌感染或治疗之后的病毒感染。混合感染临床表现各异，轻重各异，确诊主要依据实验室的培养和鉴定。阴道炎治疗原则主要是：消除诱因，根据患者情况选择局部或全身的联合用药，同时避免进食刺激性食物。但这些药物在杀死致病菌的同时，也杀死了起自洁作用的正常阴道菌群，所以只能取得暂时缓解。由于失去正常菌群的保护，新一轮感染很快出现，导致迁延反复，所以杀菌的同时恢复阴道微生态环节也是非常重要的环节。

思考题

1. 滴虫性阴道炎的治疗方法是什么？
2. 细菌性阴道病的治疗方法是什么？
3. 外阴阴道假丝酵母菌病的治疗方法是什么？

第五节　宫　颈　炎

宫颈是女性内生殖器的一部分，宫颈疾病包括炎症、损伤、肿瘤以及癌前病变等，是女性最常见的疾病之一，其最严重的疾病是子宫颈癌。

一、宫颈炎

1. 临床表现　宫颈炎有急性和慢性两种，临床上以慢性宫颈炎多见。宫颈由于炎症的刺激程度不同，表现也不相同。急性宫颈炎主要表现为白带增多，呈黏稠的液体或脓性黏液，有时可伴有血丝或夹有血丝，由于分娩、流产或手术损伤宫颈后发生。慢性宫颈炎临床表现为宫颈息肉、宫颈肥大、宫颈囊肿。老年人由于黏膜萎缩，可以形成宫颈口粘连、梗阻，导致宫腔积液。

既往认为"宫颈糜烂"是慢性宫颈炎的一种，但现在认为，糜烂只是宫颈柱状上皮外移造成的现象，并不代表疾病状态，也不需要特殊处理。如果宫颈有分泌物增多、充血、红肿等炎性表现，需要进一步行检查和治疗。

妇科检查可见宫颈充血、红肿，伴颈管黏膜水肿和宫颈黏膜外翻，宫颈触痛明显。宫颈管有脓性分泌物，检查宫颈管分泌物或阴道分泌物中的白细胞，急性宫颈炎患者宫颈管脓性分泌物中性粒细胞计数＞30个／高倍视野，阴道分泌物白细胞计数＞10个／高倍视野。

2. 治疗 急性宫颈炎常见的病原体主要为抗生素治疗，以全身治疗为主，以免转变为慢性宫颈炎。对于有性传播疾病高危因素的患者（如年龄＜25岁，多性伴或新性伴，并且为无保护性性交），在未获得病原体检测结果前，采用针对衣原体的经验性抗生素治疗。对于获得病原体者，选择针对病原体的抗生素。由于淋病奈瑟菌感染常伴有衣原体感染，因此，若为淋菌性子宫颈炎，治疗时除选用抗淋病奈瑟菌药物外，同时应用抗衣原体感染药物，如红霉素、三代头孢菌素等。若子宫颈炎患者的病原体为沙眼衣原体及淋病奈瑟菌，应对其性伴进行相应的检查及治疗。

慢性宫颈炎中，子宫颈息肉需行息肉摘除术，术后将切除息肉送病理组织学检查，宫颈囊肿和宫颈肥大无需治疗。

二、宫颈癌和癌前病变

宫颈癌前病变是指有癌变倾向，但又未发展成宫颈癌的宫颈上皮异常增殖性病变，具有发展成为恶性肿瘤的潜能，长期存在即有可能转变为宫颈癌。宫颈癌的发生和发展有一个渐进的演变过程，分为几个阶段：宫颈上皮内病变（CIN）Ⅰ、Ⅱ、Ⅲ级、早期浸润癌、浸润癌。其中CIN1称为低级别病变（LSIL），CINⅡ、Ⅲ称为高级别病变（HSIL）。同房后出血是宫颈癌前病变的典型表现，要引起注意。

HPV是人乳头瘤病毒，能引起人体皮肤黏膜的鳞状上皮增殖。低危型HPV表现为寻常疣、生殖器疣（尖锐湿疣）等症状。高危型HPV可引起宫颈癌、肛门癌、阴茎癌等恶性肿瘤。

1. 宫颈癌筛查方法 宫颈癌筛查分为3个阶梯。

第一阶梯：TCT薄层液基细胞学检测和HPV检测，采用TCT在显微镜下观测宫颈脱落细胞，查看宫颈细胞是否有异常。也可以同时进行HPV检测，了解是否有高危型HPV感染，TCT和HPV联合筛查可以提高筛查效率，减少漏诊。

第二阶梯：电子阴道镜检查，如TCT发现宫颈细胞有异常，或HPV高危型（16.18）感染则需要进行阴道镜检查。在电子阴道镜高倍放大下结合宫颈染色的方法，观察宫颈转化区的细微变化，对于宫颈癌及癌前病变的早期发现、早期诊断具有重要价值。

第三阶梯：组织病理学检测，如果阴道镜检查中发现异常，应在特殊染色指导下取活检。在阴道镜检提示下，对可疑病变部位多点活检，分别进行组织病理学检查，可确诊宫颈病变。

经过以上3个阶梯的检查，可以确定宫颈病变，发现早期宫颈癌。

2. 治疗 宫颈癌和癌前病变多数需要手术治疗，单纯HPV感染或LSIL时可以随访观察。HSIL需行宫颈锥形切除术（LEEP），明确是否有早期浸润癌。早期宫颈癌患者常用手术治疗，年轻患者卵巢正常可保留，晚期宫颈癌需放疗或者化疗。

HPV 的治疗目前尚缺乏有效的治疗手段，干扰素、中药治疗有一定效果，患者提高机体免疫力，锻炼、积极治疗阴道炎症，有利于病毒的清除，80% 患者可以在 2 年内靠自身免疫力清除高危型 HPV 病毒。

3．基层医生转诊指征　基层医生应该积极开展宫颈癌筛查工作，能够正确认识和解读 TCT 和 HPV 报告。对于宫颈高级别病变和宫颈癌患者，应该积极转诊到有条件手术的上级医疗机构进一步诊治。

思 考 题

1. 宫颈癌的 3 个阶梯筛查包含什么内容？
2. LSIL 和 HSIL 是什么含义？如何进一步治疗？
3. 宫颈病变的转诊指征是什么？

第六节　盆　腔　炎

女性内生殖器及其周围的结缔组织、盆腔腹膜发生炎症时，称为盆腔炎症性疾病（pelvic inflammatory disease，PID）。主要包括子宫内膜炎、输卵管炎、输卵管卵巢脓肿、盆腔腹膜炎。炎症可局限于 1 个部位，也可同时累及几个部位。延误对 PID 的诊断和有效治疗，都可能导致上生殖道感染后遗症，引起输卵管粘连梗阻和不孕症等。常继发于不洁性交、流产或产后、宫腔手术操作后，或邻近器官的炎症，直接蔓延而来。

一、临床表现

1．急性盆腔炎的典型症状是下腹痛、发热、阴道分泌物增多，腹痛为持续性，活动或性交后加重。若病情严重，可有寒战、高热、头痛、食欲不振。月经期发病者，可出现经量增多，经期延长，若盆腔炎包裹形成盆腔脓肿，可引起局部压迫症状，压迫膀胱可出现尿频、尿痛、排尿困难；压迫直肠，可出现里急后重等直肠症状。急性盆腔炎进一步发展，可引起弥漫性腹膜炎、败血症、感染性休克，严重者可危及生命。

2．盆腔炎性疾病后遗症是急性盆腔炎未能彻底治疗或患者体质较差，病程迁延所致，症状是下腹部坠胀、疼痛及腰骶部酸痛，常在劳累、性交后及月经前后加剧。其次是月经异常，月经不规则。病程长时，部分妇女可出现精神不振、周身不适、失眠等神经衰弱症状。往往经久不愈，反复发作，导致不孕、输卵管妊娠，严重影响妇女的健康。

3．妇科查体　阴道可有大量脓性臭味分泌物，将宫颈表面分泌物拭净，可见脓性分泌物从宫颈口流出；宫颈举痛；宫体稍大，有压痛，活动受限；子宫两侧压痛明显，宫旁结缔组织炎时，可扪及宫旁一侧或两侧片状增厚，或两侧宫骶韧带高度水肿、增粗、压痛明显；若有盆腔脓肿形成且位置较低时，可扪及后穹隆或侧穹隆有肿块且有波动感，三合诊常能协助进一步了解盆腔情况。

二、诊断

根据病史、症状和体征，可做出初步诊断。由于急性盆腔炎的临床表现变异较大，临床诊断准确性不高，尚需做必要的辅助检查，如血常规、尿常规、宫颈管分泌物检查等。

1．最低诊断标准（有下列症状之一者，即可确诊）：

（1）子宫压痛。

（2）附件压痛。

（3）宫颈举痛。

下腹压痛同时伴有下生殖道感染征象的患者，诊断 PID 的可能性大大增加。生育期女性或 STI 门诊人群，可按最低诊断标准。

2．支持 PID 诊断的附加标准

（1）口腔温度 ≥ 38.3℃。

（2）宫颈或阴道黏液脓性分泌物。

（3）阴道分泌物显微镜检查有白细胞计数增多。

（4）红细胞沉降率加快。

（5）C 反应蛋白水平升高。

（6）实验室检查证实有宫颈淋病奈瑟菌或沙眼衣原体感染。

大多数 PID 患者都有宫颈黏液脓性分泌物，或阴道分泌物镜检有白细胞增多。如果宫颈分泌物外观正常并且阴道分泌物镜检无白细胞，则 PID 诊断成立的可能性不大，需要考虑其他可能引起下腹痛的病因。

如有条件应积极寻找致病微生物。

3．PID 的特异标准包括

（1）子宫内膜活检显示有子宫内膜炎的病理组织学证据。

（2）经阴道超声检查或磁共振显像技术显示输卵管管壁增厚、管腔积液，可伴有盆腔游离液体或输卵管卵巢包块。

（3）腹腔镜检查结果符合 PID 表现。

盆腔炎应与急性阑尾炎、输卵管妊娠流产或破裂、卵巢囊肿蒂扭转或破裂等急症相鉴别，具体详见相应章节。

三、治疗

1. 药物治疗 广谱抗生素是急性盆腔炎的主要治疗措施，包括静脉输液、肌内注射或口服等多种给药途径，选择抗生素时应注意覆盖需氧菌并联合抗厌氧菌药物，注意足量足疗程，疗程至少 14 天，14 天后症状未完全缓解，可以考虑延长治疗时间或者更换治疗措施。

2. 手术治疗 有肿块如输卵管积水或输卵管卵巢囊肿可行手术治疗，或合并盆腔脓肿保守治疗控制不佳的，需考虑手术治疗以彻底治愈为原则，避免遗留病灶再有复发的机会，行附件切除术或输卵管切除术。对年轻女性，应尽量保留卵巢功能。慢性盆腔炎单一疗法效果较差，采用综合治疗为宜。

3. 物理疗法 温热的良性刺激，可促进盆腔局部血液循环。改善组织营养状态，提高新陈代谢，以利炎症吸收和消退。常用的有短波、超短波、离子透入（可加入各种药物如青霉素、链霉素等）、蜡疗等。中医上也有中药包塌渍治疗的方法。

4. 心理治疗 一般治疗解除患者思想顾虑，增强治疗的信心，增加营养，锻炼身体，注意劳逸结合，提高机体抵抗力。

四、基层医生转诊指征

盆腔炎性疾病患者多数症状体征较轻，治疗后有明显好转。如有高热、伴有全身败血症、血压下降、休克者，应尽快转诊上级医院。

> **思考题**
>
> 1. 急性盆腔炎的转诊指征是什么？
> 2. 急性盆腔炎的抗生素选择方法是什么？
> 3. 盆腔炎的诊断标准是什么？

第七节　子宫肌瘤

一、定义

子宫肌瘤为女性生殖器中最常见的一种良性肿瘤，是一种雌激素依赖性肿瘤，由子宫平滑肌组织或血管平滑肌组织增生而成。其发病率为 4%~11%，在生育年龄妇女中其发病率为 30% ~ 40%，肌瘤患者中 20% ~ 50% 有症状，症状轻重程度与肌瘤的大小和位置有关。

二、临床表现

子宫肌瘤体积小时可无明显症状，仅于妇科检查或超声时被发现。临床症状与肌瘤部位、大小、生长速度、有无变性有关。肌瘤常见症状如下：

1. 月经量增多　是子宫肌瘤最常见的临床症状，30% ~ 50% 的患者有此症状。引起出血增多的原因有：子宫增大使宫腔内膜面积增大，月经期内膜脱落时间长，由于子宫肌瘤的存在，影响子宫收缩。肌壁间肌瘤多表现为月经周期尚规律，持续时间长，可以有轻度贫血。黏膜下肌瘤，主要表现为阴道不规则流血，月经失去周期性，持续时间长，量过多。当肌瘤表面坏死、感染时，可有阴道持续性出血和脓血性白带，患者常合并重度贫血。浆膜下肌瘤多数不会引起月经周期改变。

2. 继发贫血　由于月经过多可引起继发贫血。

3. 腹部肿块　肌瘤长大至 3 个月妊娠大小时，患者可于下腹部可扪及质硬肿块。

4. 腹痛　肌瘤压迫盆腔器官可使盆腔淤血，出现腰酸、下腹胀痛，肌瘤增长过快时可出现下腹隐痛。此时应注意有无恶性变。

5. 压迫症状　子宫前壁下段肌瘤或宫颈肌瘤压迫膀胱可引起尿频、夜尿多、排尿困难；压迫输尿管可致肾盂积水，后壁肌瘤压迫直肠可引起便秘、大便不畅。

三、诊断标准

1. 根据病史特点、症状及体征可以诊断。但对症状不明显的肌瘤、阔韧带肌瘤、囊性变肌瘤诊断有一定困难。

2. B 超检查　超声通过影响表现可以充分了解肌瘤的生长部位、数目、有无变性，并可与卵巢肿物鉴别。应用彩色多普勒检查，还可以观察到血流变化、血流丰富程度和血流阻力，对于判断是否有恶变有一定诊断价值。

四、鉴别诊断

1. 卵巢肿瘤　卵巢肿瘤患者一般无月经改变，妇科检查时肿瘤偏向一侧附件，与子宫无直接联系。通过 B 超、磁共振等影像学检查可鉴别，主要与带蒂浆膜下肌瘤、阔韧带肌瘤和肌瘤囊性变相鉴别。

2. 子宫腺肌症和腺肌瘤　子宫腺肌症常伴有继发进行性痛经、经量增多和不孕史，子宫呈均匀增大，B 超下无肌瘤的影像，子宫弥漫均匀增大，子宫腺肌瘤时，仅看到子宫局部有突起，突起内部有短线结构，周围无环形低回声线。腺肌瘤与肌瘤不易鉴别，常需要病理证实。

3. 妊娠子宫　妊娠子宫增大明显，但患者有停经史，宫颈着色，子宫随停经月份增大、质软；通过血、尿 HCG 测定及 B 超检查可与子宫肌瘤鉴别。

4. 子宫恶性肿瘤　当患者有不规则流血及恶臭排液时，需注意与子宫恶性肿瘤相之鉴别。

（1）子宫肉瘤：临床症状及妇科检查与子宫肌瘤不易鉴别，子宫肉瘤有时增长迅速，术前超声提示血流丰富，血流阻力低。手术切除子宫时应仔细检查肌瘤剖面，肉瘤时与周围肌层界限不清，剖面松软，呈生鱼肉样，黄白色或多彩性，病理检查可确诊。

（2）子宫内膜癌：多发于绝经后妇女，肥胖、高血压是高危因素，表现为绝经后阴道排液或不规则阴道出血，宫腔镜加诊断性刮宫和病理检查可确诊。

（3）子宫颈癌：黏膜下肌瘤有时可位于阴道内，表面变性、坏死，但可于肌瘤周边清楚可见或触及宫颈，并于宫颈管内触及蒂部。宫颈癌晚期时可以出现不规则流血及恶臭排液，宫颈增大，质脆，易出血，阴道内可见宫颈肿物呈菜花状，表面溃疡、坏死。宫颈刮片、组织活检可协助诊断。

五、病情评估

子宫肌瘤的治疗原则需根据患者年龄、婚育情况，子宫肌瘤大小、部位、数目，有无症状及症状轻重，有无合并症等，个性化全面考虑。对有生育要求者应尽力保留生育功能，采取肌瘤切除术；对已无生育要求者，子宫肌瘤大，贫血、有压迫症状时，应行手术切除子宫；对近绝经期患者，肌瘤不大，无症状时，可采取观察，定期随访，待绝经后自然消退。

（一）随诊观察

子宫小于 10 周妊娠大小，肌瘤小且无症状，无明显贫血，患者近绝经期，可等待绝经后卵巢功能减退，肌瘤会逐渐萎缩或消失。可每 3~6 个月随访 1 次，随访期间若发现肌瘤增大或症状明显时可以随时就诊。

（二）药物治疗

适用于子宫小于 2 个月妊娠子宫大小，月经过多和贫血等症状不明显者，有严重内科合并症不宜手术者以及术前为纠正贫血、避免术中出血和由此产生的并发症者。目前常用的药物多为可减少出血，缩小肌瘤，缓解症状，保留生育功能，但不能治愈。

1. 促性腺激素释放激素激动剂（gonadotropin releasing hormone agonist，GnRH-a）药物性垂体卵巢去势，术前使用可使肌瘤缩小，减少出血，便于手术；围绝经期患者使用可使肌瘤缩小，进入绝经状态，避免手术。其副作用主要是出现更年期症状及骨质疏松，一般用药 3~6 个月，但因 GnRH-a 价格昂贵，应用时需根据患者负担能力。

2. 他莫昔芬（tamoxifen，TAM，三苯氧胺）为非甾体类抗雌激素药物，可使月经量减少，体征一般无明显改善，目前应用不多。10mg 每日口服 2 次，连服 3 ~ 6 个月。

3. 米非司酮（mifepristone，RU486）是 19- 去甲睾酮的衍生物，具有拮抗孕激素受体作用，抑制孕激素活性，诱发闭经，使子宫肌瘤退缩。每日口服 10mg，连续服用 3 ~ 6 个月，不良反应有轻微的低雌激素血症症状，如潮热、小关节轻微不适等。个别患者有肝功能暂时升高，停药后降至正常。

（三）手术治疗

1. 手术适应证出现以下情况之一者应考虑手术治疗。
（1）子宫或肌瘤体积大于 10 周妊娠子宫大小。
（2）肌瘤增长迅速，超声提示血流丰富，可疑肉瘤样变。
（3）肌瘤引起月经量多，继发贫血，保守治疗无效，尤其是黏膜下肌瘤引起严重贫血。
（4）肌瘤压迫膀胱和直肠引起尿频、排尿困难、大便困难、盆腔疼痛等。
（5）特殊部位的子宫肌瘤，如宫颈肌瘤或阔韧带肌瘤。
2. 术式分为肌瘤切除术、子宫次全切术、子宫全切术，手术途径分为开腹、腹腔镜下与经阴道切除等。可根据患者情况选择合适的手术方式和路径。

六、社区处理及治疗

对肌瘤不大无症状患者，可在社区进行观察，定期随访，待绝经后肌瘤自然消退。

七、转诊

对于需要手术的子宫肌瘤患者需转诊上级医院，怀疑恶性肿瘤者更应积极转诊，避免漏诊误诊。

八、健康教育

1. 定期做妇科健康检查。
2. 发现子宫肌瘤小者应每 3 ~ 6 个月定期复查，根据病情个性化治疗。
3. 子宫肌瘤切除者，后续妊娠时应警惕子宫破裂风险，一般主张肌瘤剔除术后避孕 1 年可妊娠。

思考题

1. 子宫肌瘤的手术指征是什么？
2. 子宫肌瘤常见症状是什么？

第八节 妊娠期常见不适症状处理

临床将妊娠分为 3 个阶段，妊娠 13 周末以前称为早期妊娠；第 14～27 周末称为中期妊娠；第 28 周及以后称为晚期妊娠。随着子宫和胎儿的增长，妊娠不同时期会出现多种不适症状，多数较轻微不需要特殊治疗，但是也要注意鉴别危重症状及时治疗和转诊。

一、呕吐

恶心、呕吐是早孕期常见的不适症状，俗称早孕反应，早孕反应的原因可能与体内人绒毛膜促性腺激素（HCG）增多、胃肠功能紊乱、胃酸分泌减少和胃排空时间延长有关。0.3%～1% 的孕妇会发生妊娠剧吐，葡萄胎、多胎妊娠孕妇血 HCG 值明显升高，呕吐程度也更加剧烈。精神过度紧张、焦急、低体重的孕妇，更容易发生妊娠剧吐，提示此病可能与精神、社会因素有关。

1. 临床表现　早孕反应一般在停经 40 天左右出现，逐渐加重，直至频繁呕吐，不能进食。呕吐物中有胆汁或咖啡样物质，严重呕吐可引起失水及电解质紊乱，并动用体内脂肪，使其中间产物丙酮聚积，引起代谢性酸中毒。患者体重明显减轻、面色苍白、皮肤干燥、脉搏弱、尿量减少，严重时出现血压下降，引起肾前性急性肾衰竭。持续到 12 周以后逐渐减轻，极少部分孕妇可以一直呕吐到分娩结束。

妊娠剧吐可导致两种严重的维生素缺乏症：①维生素 B_1 缺乏，可导致 Wernicke 综合征，临床表现为中枢神经系统症状，即眼球震颤、视力障碍、共济失调、急性期言语增多，后逐渐嗜睡、反应迟钝，个别发生昏迷，若不及时治疗，可以导致死亡；②维生素 K 缺乏，可导致凝血功能障碍，常伴血浆蛋白及纤维蛋白原减少，孕妇出血倾向增加，可发生鼻出血，甚至视网膜出血。在治疗时需要注意补充这两种维生素。

2. 鉴别诊断　妊娠剧吐主要应与葡萄胎、甲亢及可能引起呕吐的疾病，如肝炎、胃肠炎、胰腺炎、胆道疾病等相鉴别。有神经系统症状者应与脑膜炎和脑肿瘤等鉴别。

3. 治疗　多数的早孕反应均轻微，不需特殊处理，经过调整情绪、少量多餐、服用维生素 B_6 常可缓解。

妊娠剧吐不能进食患者应住院治疗，禁食 2～3 天，根据化验结果，纠正电解质紊乱情况和代谢性酸中毒，酌情补充水分和电解质。每日静脉滴注葡萄糖液和林格液，加入维生素 B_6、维生素 C、钾等。维持每日尿量在 1000ml 以上。营养不良者，可静脉给予脂肪乳和氨基酸等。一般经上述治疗 2～3 天后，病情多可好转。孕妇可在呕吐停止、症状缓解后，试进少量流质饮食，若无不良反应可逐渐增加进食量，同时调整补液量。

4. 基层转诊指征　多数妊娠剧吐的孕妇经治疗后病情好转，可以继续妊娠。如果常规治疗无效，出现持续黄疸、蛋白尿、体温升高，持续在 38℃以上、心动过速（≥ 120 次 / 分）、伴发 Wernicke 综合征等，应警惕甲亢、胃肠炎、胰腺炎、肿瘤等疾病，危及孕妇生命时，需考虑及时转诊，必要时终止妊娠。

二、尿频

尿频是孕期经常出现的不适症状，随着孕期子宫的逐渐增大，膀胱会受到挤压，膀胱容量明显受限，尤其是 12 周以后，逐渐出现尿频、夜尿增多症状，干扰夜间睡眠质量。多数孕妇症状轻，膀胱可以完全排空，不需要特殊处理。在分娩后，子宫恢复正常，对膀胱的压迫解除，排尿功能恢复正常。

有少部分孕妇，子宫对膀胱压迫严重，形成梗阻。在尿频同时伴有尿潴留，每次不能完全排空膀胱，膀胱长期充盈后容易滋生细菌，形成膀胱炎。细菌甚至可以上行感染造成肾盂肾炎。孕期持续对膀胱炎和尿潴留，容易造成排尿功能不可逆的影响，导致长期慢性的尿潴留。必要时可以导尿，协助排空膀胱。

三、便秘

便秘和排便困难在孕期非常常见，受激素影响，孕期肠道蠕动慢，食物存留时间长，增大的子宫占据了盆腔的空间，进一步影响乙状结肠和直肠的运动，导致孕妇的大便硬结和排便困难。妊娠晚期，便秘较严重，常常几天无大便，甚至 1 ~ 2 周都未能排便，从而导致孕妇腹痛、腹胀。严重者可导致肠梗阻，并发早产，危及母婴安危。盆腔充血和便秘，也容易诱发痔疮和肛周脓肿，严重时出现血便，用力排便甚至可以诱发子宫收缩，引起先兆流产或早产，应该引起注意。

多数孕妇通过改善饮食结构，多进食蔬菜、水果、粗纤维食物，多饮水可明显改善便秘症状，同时养成定时排便的习惯，减少大便存留时间过久，也可以改善便秘。如以上方法不能缓解，可以口服缓泻药物，如乳果糖，可以软化大便、促进肠蠕动、润滑肠道，也可以加用口服益生菌，改善便秘。在大便后还要注意清洗肛门，防止痔疮和肛周脓肿发生。

四、胸闷

孕妇胸闷气短是指孕妇在怀孕后有可能出现胸闷气短，感觉呼气不舒服，难受的现象。

随着孕周增大、循环中的血容量增加，横膈抬高，呼吸幅度受到限制，孕妇会逐渐出现胸闷的现象，32 周左右到达高峰。孕妇一般都能耐受，不需要特殊处理。

如果出现以下情况应积极转诊：

1. 伴随头晕、水肿、血压升高，应警惕妊娠期高血压或子痫前期。

2. 突发胸闷、憋气、呼吸急促、不能平卧，应警惕心脏疾病或肺栓塞。

3. 分娩时或分娩后突然出现胸闷、发绀，应警惕羊水栓塞。

五、阴道出血

在孕期不同时期，出血的原因不同。

1. 早孕期常见出血原因　宫颈息肉、先兆流产、胎停育、葡萄胎、异位妊娠。

2. 中孕期常见出血原因　前置胎盘、胎盘低置、宫颈息肉、先兆流产。

3. 晚孕期常见出血原因　先兆临产、前置胎盘、前置血管。

多数出血是少量的出血，可以通过查体或超声检查来鉴别出血原因。如孕中晚期大量的阴道出血，应警惕两种情况，积极转诊。

（一）前置胎盘

多为无痛性出血，妊娠 28 周后，胎盘附着于子宫下段，甚至胎盘下缘达到或覆盖宫颈内口，其位置低于胎先露部，称为前置胎盘。前置胎盘是妊娠晚期出血的主要原因之一，是妊娠期的严重并发症。多见于经产妇，尤其是多产妇。常为无痛性，反复性出血，患者可出现贫血，贫血程度与出血量成正比，出血严重者可发生休克，胎儿发生缺氧，甚至胎死宫内。

（二）胎盘早剥

多为伴有明显腹痛的出血，妊娠 20 周后或分娩期，正常位置的胎盘在胎儿娩出前，部分或全部从子宫壁剥离，称为胎盘早剥。轻型胎盘早剥主要症状为阴道流血，出血量一般较多，色暗红，可伴有轻度腹痛或腹痛不明显，贫血体征不显著。重型胎盘早剥主要症状为突然发生的持续性腹痛和 / 或腰酸、腰痛，其程度因剥离面大小及胎盘后积血多少而不同，积血越多疼痛越剧烈。

思考题

1. 孕期便秘应如何改善？

2. 孕晚期阴道大量出血应考虑何种疾病？

3. 妊娠剧吐的治疗方法是什么？

第九节　异位妊娠

一、定义

受精卵在子宫腔外着床的异常妊娠称为异位妊娠，也称"宫外孕"，以输卵管妊娠最常见。异位妊娠的病因常由于输卵管管腔或周围组织炎症，引起管腔通畅不佳，阻碍孕卵正常运行，使之在输卵管内停留、着床、发育，常在破裂时以急腹症就诊。输卵管破裂后表现为急性剧烈腹痛，以致休克。

二、临床表现

根据异位妊娠的部位，可分为输卵管妊娠、卵巢妊娠、腹腔妊娠、宫颈妊娠等，其中输卵管妊娠最为常见。输卵管妊娠按部位又分为输卵管峡部妊娠、间质部妊娠、壶腹部妊娠、输卵管伞端妊娠等。

异位妊娠的重要表现为：停经、腹痛、阴道出血三联征。

1. 停经　多数异位妊娠患者有明确的停经史，详细地追问月经史可以得到正确的停经信息，有 20%～30% 患者无明显停经史，或月经仅过期 2～3 天。多数患者在停经 6～8 周时出现阴道出血腹痛等临床症状，输卵管间质部妊娠停经时间较长，可达停经 8～10 周。

2. 阴道出血　异位妊娠者常有不规则阴道出血，色暗红，量少，一般少于月经量。少数患者阴道流血量较多，类似月经，阴道流血可伴有蜕膜碎片排出。宫颈妊娠时出血急剧，患者短时间内即出现休克症状。

3. 晕厥与休克　由于腹腔急性内出血及剧烈腹痛，轻者出现晕厥，严重者出现失血性休克。出血越多越快，症状出现也越迅速越严重，但与阴道流血量不成正比。

三、诊断

生殖年龄妇女在临床上有明确或可疑的"三联征"病史，应该高度怀疑异位妊娠。性生活史非常重要，但"无性生活史"的患者不能完全排除异位妊娠的可能。需要结合下属检查帮助诊断。

1. HCG 测定　对于可疑异位妊娠患者应立刻进行 HCG 检查，血清学检测最为可靠，对于休克患者抢救或条件有限时，也可查尿 HCG 协助诊断。

2. 孕酮测定　异位妊娠的血清 P 水平偏低，尽管正常和异常妊娠血清 P 水平存在交叉重叠，难以确定它们之间的绝对临界值，但血清 P 水平小于 10ng/ml 时常提示异常妊娠，其准确率在 90% 左右。

3. 超声诊断　B 型超声检查对异位妊娠的诊断尤为常用，阴道超声检查较腹部超声检查准确性更高。异位妊娠半内出血时超声提示盆腔内有游离液，子宫内未见明确孕囊，输卵管区域可见包块，伴有环状血流信号，典型的超声表现可见环形的输卵管增强回声，有些可在包块内见到孕囊样回声，内有卵黄囊和胎芽、胎心时可以明确诊断。

4. 诊断性刮宫　在不能排除异位妊娠时，可行诊断性刮宫术，获取子宫内膜进行病理检查。但单靠诊断性刮宫对异位妊娠的诊断有很大的局限性，诊断性刮宫后血 HCG 下降也能辅助诊断异位妊娠。

5. 后穹隆穿刺　后穹隆穿刺辅助诊断异位妊娠被广泛采用，常可抽出血液放置后不凝固，称为不凝血。若未抽出液体，也不能排除异位妊娠的诊断。

6. 腹腔镜检查　大多情况下，异位妊娠患者经病史、妇科检查、血 HCG 测定、B 超检查后即可对早期异位妊娠作出诊断，但对部分诊断比较困难的病例，在腹腔镜直视下进行检查，可及时明确诊断，并可同时手术治疗。

四、鉴别诊断

1. 先兆流产　先兆流产患者有停经、阴道出血、HCG 阳性，腹痛一般较轻，子宫大小与妊娠月份基本相符，阴道出血量少，无内出血表现。超声见到宫内孕囊可鉴别。

2. 卵巢黄体破裂出血　黄体破裂多发生在黄体期或月经早期。但有时也难与异位妊娠鉴别，特别是无明显停经史，阴道有不规则出血的患者，常需结合 HCG 检测进行鉴别诊断。

3. 卵巢巧克力囊肿破裂出血　患者有子宫内膜异位症病史，常发生在经期，疼痛比较剧烈，可伴明显的肛门坠胀。超声可协助诊断，如经阴道后穹隆穿刺抽出巧克力样液体可确诊，若破裂处伤及血管，可出现内出血征象。HCG 检测阴性可与异位妊娠鉴别诊断。

4. 急性盆腔炎　急性或亚急性炎症时，一般无停经史，腹痛常伴发热，血象、血沉多升高，B 超可探及附件包块或盆腔积液，尿 HCG 可协助诊断。

五、治疗

1. 保守治疗　对于 HCG 值较低（小于 2000），无内出血的输卵管妊娠患者可以考虑保守治疗，可以选择用 MTX 杀胚胎活性，持续监测 HCG 变化。也可用活血化瘀、止血为主的中药辅助治疗。

2. 手术治疗　对于保守治疗失败或内出血的患者，应该行手术治疗，输卵管切除术适用于内出血并发休克的急症患者，且没有生育要求。有生育要求的年轻妇女，可以行输卵管开窗术。

3. 血管介入治疗 宫颈妊娠等特殊部位的异位妊娠可以考虑先行子宫动脉栓塞，阻断血供后再行手术治疗可减少出血，有利于手术进行。

六、社区处理及转诊

宫外孕是妇产科的凶险急症，社区医生接诊停经，HCG 阳性伴有腹痛和阴道出血的患者要警惕异位妊娠，发现异位妊娠时立刻转诊上级医院。对于上级医院已经治疗后的异位妊娠患者，社区医生可协助持续随访至 HCG 转阴，警惕持续性异位妊娠。

七、健康教育

炎症是造成输卵管狭窄的首要因素，人工流产等宫腔操作增加了炎症的概率，进而导致输卵管粘连狭窄，增加了异位妊娠的可能性。注意避孕，减少非计划妊娠和宫腔操作的机会。注意经期、产期和产褥期的卫生，防止生殖系统的感染。停经后尽早明确妊娠位置，及时发现异位妊娠。

思考题

1. 如何鉴别异位妊娠？
2. 异位妊娠的社区处理是什么？

第十节　围绝经期综合征

一、定义

围绝经期综合征又称更年期综合征，指妇女绝经前后出现性激素减少所致的一系列以自主神经系统功能紊乱为主，伴有神经心理症状的一组症候群。绝经可分为自然绝经和人工绝经两种。自然绝经指随着人体自然衰老，卵巢内卵泡用尽，卵泡不再发育和分泌雌激素，平均年龄为多发生于 45~55 岁。人工绝经是指手术切除双侧卵巢或用其他方法停止卵巢功能，如放射治疗和化疗等。

二、临床表现

围绝经期综合征中最典型的症状是潮热、出汗，常伴有失眠、烦躁、社交障碍。大多数妇女可出现轻重不等的症状，有人在绝经过渡期症状已开始出现，持续到绝经后 2 ~ 3 年，少数人可持续到绝经后 5 ~ 10 年症状才有所减轻或消失。人工绝经者往往在手术后 2 周即可出现围绝经期综合征，术后 2 个月达高峰，可持续 2 年之久。

1. 潮热、出汗是血管舒缩功能不稳定的表现，是围绝经期综合征最突出的特征性症状。潮热起自前胸，涌向头颈部，然后波及全身。在潮红的区域患者常感到灼热，皮肤发红，紧接着爆发性出汗。持续数秒至数分钟不等，发作频率每天数次至 30 ~ 50 次，夜间或应激状态易促发。此种血管功能不稳定可历时 1 年，有时长达 5 年或更长。

2. 泌尿生殖道症状，随着绝经时间延长，多数女性可出现不同程度外阴及阴道萎缩，膀胱不稳定及尿道感染的症状，老年性阴道炎、性生活不适等症状增多。

3. 心血管症状

（1）部分患者有假性心绞痛，有时伴心悸、胸闷。

（2）少数患者出现轻度高血压，特点为收缩压升高、舒张压不高，阵发性发作，血压升高时出现头晕、头痛、胸闷、心悸。

4. 骨质疏松　妇女从围绝经期开始，骨质吸收速度大于骨质生成，促使骨质丢失而骨质疏松。

三、诊断

依据临床表现及绝经前后时间可以初步判断。激素水平测定提示促卵泡生成激素（FSH）和促黄体生成或激素（LH）升高，雌二醇（E_2）水平下降。

四、鉴别诊断

妇女在围绝经期容易发生高血压、冠心病、肿瘤等，必须除外心血管疾病、泌尿生殖器官的器质性病变，还应与神经衰弱、甲亢等鉴别。

五、治疗

（一）精神心理治疗

心理治疗是围绝经期综合征治疗的重要部分，患者对更年期症状的自我调节和家人朋友的支持理解，精神鼓励，解除疑虑，能够使患者建立信心，促使健康的恢复，延缓心理衰老。除了上述内容，还包括科学地安排生活均衡营养，适度锻炼，不间断地学习和思考，学习科学文化新知识，使心胸开阔，有利于顺利渡过围绝经期。

（二）饮食调整

多食用富含纤维的蔬菜，如豆芽、萝卜、芋头、海藻、叶菜类、土豆、黄瓜、青椒等，有助于消化液分泌，增加胃肠蠕动，促进胆固醇的排泄。增加钙铁摄入量，尽量多吃鱼虾和豆类，控制高脂肪和糖类摄入，避免肥胖和代谢综合征。过辣或刺激性的食物应该避免。

（三）激素替代疗法（HRT）

围绝经期综合征主要是卵巢功能衰退，雌激素减少引起，HRT 是为解决围绝经期综合征的各种症状而采取的治疗措施。科学、合理、规范的用药并定期监测管理，激素的有益作用将超过其潜在的害处。

1. 常用药物种类包括

（1）雌激素类：分为天然甾体类雌激素制剂和合成雌激素，如戊酸雌二醇、结合雌激素、雌三醇、炔雌醇、尼尔雌醇等，临床上越来越趋向于使用天然雌激素来做激素替代，减少副反应和肿瘤的发生。

（2）孕激素类：分为天然孕酮（如黄体酮注射液、微粒化黄体酮）、合成孕激素（19-去甲基睾酮衍生物，如炔诺酮）、高效孕酮（17-羟孕酮衍生物，如甲羟孕酮和甲地孕酮）。

（3）复方药物：复方药物便于患者服用，更加安全有效，是临床上目前主要使用的药物，如芬吗通（戊酸雌二醇＋地屈孕酮）、克龄蒙（戊酸雌二醇片＋环丙孕酮片）和替勃龙（7-甲基异炔诺酮），目前临床上最常用的是替勃龙，替勃龙进入体内的分解产物具有孕激素、雄激素和弱的雌激素活性，不刺激子宫内膜增生。

2. 用药途径　多数 HRT 药物为口服给药、局部使用的雌三醇可以经阴道给药改善泌尿生殖道萎缩症状、雌二醇透皮贴可以经皮肤给药吸收，具体的给药途径需要依据症状及病人意愿选用。

3. HRT 的最佳剂量　每个患者的临床剂量不同，需要个体化给药，总体原则是达到临床效应的最低有效量，能达到治疗目的、改善临床症状、阻止子宫内膜增生的最低剂量。

4. 用药时间

（1）短期用药：持续 HRT5 年以内，称为短期用药。主要目的是缓解围绝经期症状，通常 2 周内起效，4 个月达到稳定缓解。

（2）长期用药：用于防治骨质疏松，至少持续 3～5 年以上。

5. 副作用及危险性　子宫出血、性激素副作用、孕激素的副作用、子宫内膜癌、乳腺癌。

6. 伴随用药

（1）改善和防治骨质疏松：钙剂和维生素 D 作为各种药物治疗的辅助或基础用药。绝经后妇女的适当钙摄入量为 1000～1500mg/d，补钙方法首先是饮食补充和运动锻炼，不能补足的部分以钙剂补充，临床应用的钙剂有碳酸钙、磷酸钙、枸橼酸钙等制剂。维生素 D

适用于围绝经期妇女缺少户外活动者，每天口服 400～500U，与钙剂合用有利于钙的完全吸收。

（2）改善睡眠：白天增加运动量可以改善入睡困难，如果仍不能改善可以增加助眠药物。莉芙敏片为药用植物黑升麻中提取的标准提取物制成的制剂，可以有效缓解围绝经期综合征，特别是缓解潮热、出汗、睡眠障碍、情绪障碍等方面得到国内外临床医学研究广泛认同。

（3）改善潮热出汗：更年期潮热的症状是大多数更年期女性都会有的一种反应，它是因为女性体内的雌激素水平下降引起自主神经功能紊乱，血管舒缩功能障碍所致，同时伴有出汗、心悸、眩晕等，避免烟、酒精和尼古丁的刺激可以改善。补充 B 族维生素和轻度镇静剂，降血压药物或抗抑郁药都可以改善更年期潮热出汗症状，但需要在专业医生的诊断、指导和监督下进行。

六、社区处理及治疗

"更年期综合管理门诊"目前已经在许多医院开展，通过多学科整合，向更年期妇女进行更年期保健知识宣传、健康评估、用药指导、营养膳食指导和运动指导，同时提供防止老年疾病的保健治疗，搭建多学科诊治平台，是一种适用于社区的建系统规范的更年期综合征管理模式。

七、转诊

更年期患者尤其是使用激素替代的患者需要定期做全身的检查，尤其是要积极筛查乳腺和子宫内膜的恶性肿瘤，如可疑恶性肿瘤发生应立即停止激素类药物的使用，并转诊上级医院进一步诊疗。

思考题

1. 更年期的主要临床症状？
2. 更年期激素替代的主要使用药物？

第五部分

健康管理与急救技术

第一章 健康管理

第一节 疾病的预防

疾病的预防是保障健康的重要措施，包括传染性疾病的预防和非传染性慢性疾病的预防。后者在健康教育等内容中已经有所涉及，不是本节的重点。本节重点讨论各种感染性（包括传染性）疾病的预防措施。

一、预防接种的相关概念

1. 疫苗　是为控制传染病的发生或流行制备的生物制剂，是用病原微生物或其某些成分及其代谢产物为原料，经过人工减毒、脱毒、灭活或以生物工程等方法制成，用于预防疾病的自动免疫制剂。疫苗具有抗原性，接种后可以诱导机体产生特异性免疫反应。

2005 年国务院颁布了《疫苗流通和预防接种管理条例》，将疫苗分为两类：第一类疫苗是指政府免费向公民提供，公民应当依照政府的规定受种的疫苗；第二类疫苗，是指由公民自愿并且自费受种的疫苗。

2. 预防接种　是指利用疫苗或免疫蛋白通过适宜的途径，对个体进行接种，使机体获得对某种传染病的特异性免疫力，在群体中建立相应的免疫屏障，以预防和控制传染病在人群中的流行的措施。

3. 计划免疫　计划免疫是政府根据传染病疫情的流行状况，所确定的疫苗预防接种计划和免疫程序，其目的是通过有计划的预防接种，控制或消除乃至最终消灭对社会群体健康影响严重的传染病。

4. 常规接种　常规接种是指接种单位按照国家免疫规划和当地预防接种工作计划，为适龄人群所提供的预防接种服务。

5. 强化免疫　强化免疫是指国家或地区政府针对某种传染病的流行状况，针对该传染病的免疫水平，在短时间内对易感人群所开展的广泛性预防接种，旨在减少免疫空白人群，以加强常规免疫的效果。

6. 应急接种　应急接种指在传染病流行开始或呈现流行趋势时，为控制疫情蔓延，及时对易感人群所开展的预防接种活动。依照《中华人民共和国传染病防治法》和《突发公共卫生事件应急条例》，在传染病暴发、流行时，县级以上地方人民政府或者其卫生行政部门需要采取应急接种措施。

7. 群体性预防接种　群体性预防接种是指在特定范围和时间，对某种或者某些传染病的特定易感人群，有组织地集中实施预防接种的活动。需要在全国范围或者跨省、自治区、直辖市范围内，进行群体性预防接种的，需由国家卫生健康委员会决定；需要在省、自治区、直辖市范围内进行群体性预防接种的，需由省级卫生行政部门报经同级人民政府决定，并向国家卫生健康委员会备案；需要在县级或社区的市的区域内进行群体性预防接种的，需报经同级人民政府决定，并向省级卫生行政部门备案。

二、预防的免疫学基础

1. 抗原与抗体　抗原指能刺激机体免疫系统，并使之产生相应的抗体或致敏免疫活性细胞（淋巴细胞），并能与之发生特异性结合的物质的统称。凡同时具有上述两种特性的物质称为完全抗原；只具备反应原性而不具备免疫原性的物质称为半抗原。抗体指由抗原刺激机体免疫系统后所产生的能与相应抗原发生特异性结合的物质。

2. 免疫反应　免疫反应也称免疫应答，指机体对抗原刺激的应答过程，即免疫细胞识别、摄取、处理抗原，继而活化、增殖、分化、产生免疫效应的过程，分为特异性与非特异性免疫应答。通常免疫应答指特异性免应答，包括细胞免疫与体液免疫，其特征是具有针对特定抗原的特异性，在抗原刺激后的获得性，以及对免疫有一定的记忆性和可传递性。此外，免疫应答也常常具有自限性。

3. 自动免疫与被动免疫　机体接受抗原刺激后，产生对该抗原的免疫应答，称为主动免疫。按照获得方式的不同，可分为自然自动免疫和人工自动免疫。前者是人经自然感染所产生的免疫力，一般是在患某种传染病或隐性感染之后获得；后者是通过接种疫苗、类毒素等抗原，以刺激机体产生相应的免疫力。被动免疫指机体被直接输入免疫物质（如抗毒素、免疫球蛋白、抗菌血清、抗病毒血清）而获得免疫力。主动免疫通常被用于预防，而被动免疫一般用于治疗（或在特殊情况下用于紧急预防）。

三、疫苗及其分类

常用的疫苗中，除针对某种疾病的抗原，还有其他一些成分，包括：①防腐剂：防止疫苗使用中可能会污染疫苗并造成危害的细菌或真菌生长；②佐剂（非特异性免疫增强剂）：当与抗原一起注入机体时，可帮助机体增强免疫应答或改变免疫应答类型；③稳定剂：是疫苗在冻干过程（对冻干疫苗而言）或高温等环境下，为维持疫苗稳定作用的非抗原物质；④残留物：是指在疫苗生产制作过程中，人为加入的甲醛、抗生素和细菌内毒素等不能完全去除的物质。

疫苗按照其成分或制备方式的不同，可分为灭活疫苗、减毒活疫苗、重组亚单位疫苗（组分疫苗）、基因工程疫苗、结合疫苗以及联合疫苗。

1. 灭活疫苗 用物理或化学的方法，将病原微生物灭活制备而成的制剂，如伤寒、霍乱、百日咳、流脑、乙脑、斑疹伤寒及钩体等疫苗。其特点是免疫作用弱，需多次注射，但其安全性相对较好且易于保存。

2. 减毒活疫苗 是将病原微生物（细菌或病毒）在人工训育的条件下，促使产生定向变异，使其丧失大部分的致病性，但仍保留一定的剩余毒力、免疫原性和繁衍能力而制备的疫苗。其接种人体后，使机体产生一次亚临床感染而获得免疫力，如卡介苗、麻疹、脊髓灰质炎疫苗、风疹等疫苗。相对于灭活疫苗，其免疫作用强，接种量小，一般只需接种 1 次，但稳定性差，不易保存。

3. 重组亚单位疫苗（组分疫苗） 组分疫苗指从细菌或病毒培养物中，以生物化学和物理方法，提取纯化有效特异性抗原制成的疫苗，如亚单位流感疫苗。

4. 基因工程疫苗 将病原微生物中编码诱导保护性免疫的抗原基因（目的基因），与载体重组后导入宿主细胞目的基因的表达，产生大量相应抗原，由此制备的疫苗称为基因疫苗，如乙肝基因疫苗。

5. 结合疫苗 结合疫苗是通过化学方法，将两种以上的抗原相互偶联制成的疫苗，如肺炎结合疫苗、B 型流感嗜血杆菌疫苗。

6. 联合疫苗 联合疫苗是将两种以上的不同抗原物理混合后制成的混合制剂，包括多联疫苗和多价疫苗。多联疫苗可用于由不同病原体引起的传染病，如麻腮风疫苗等；多价疫苗仅用于由同一种病原微生物的不同亚型引起的传染病，如 7 价肺炎球菌结合疫苗、23 价肺炎多糖疫苗等。

四、疫苗使用的一般原则

（一）疫苗使用禁忌证

WHO 将以下情况列为疫苗使用禁忌。

1. 免疫异常者 先天性或获得性免疫缺陷、恶性肿瘤，以及应用皮质类固醇、烷化剂、抗代谢药物或放射治疗而免疫功能受到抑制者，一般不能使用活疫苗。

2. 急性传染病者 如果受种者正患有伴发热或明显全身不适的急性传染病时，应推迟接种。

3．既往接种疫苗后有严重不良反应者　不应继续接种同种疫苗。

4．神经系统疾病患儿　对进行性神经系统患病儿童，如未控制的癫痫、婴儿痉挛和进行性脑病，不应接种含有乙脑、流脑、百日咳等抗原的疫苗。

预防接种人员在接种时，应根据接种的具体情况来判定接种与否。在《中国药典》（三部，2010 版）及疫苗说明书中，明确规定的禁忌证不应接种疫苗。

（二）疫苗使用中一般注意事项

1．在疫苗的储存及使用过程中，尽量减少开启冷藏容器的次数，在接种前将疫苗从冷藏容器内取出。

2．严格核对接种疫苗的品种，检查疫苗外观质量。凡过期、变色、污染、发霉，有摇不散凝块或异物，无标签或标签不清，安瓿有裂纹的疫苗，一律不得使用。

3．不得使用冻结过的百白破疫苗、乙肝疫苗、白破疫苗等含吸附剂的疫苗。含吸附剂的疫苗是通过将一种物质附着于另一种物质表面的方法制成的。冻结以后，疫苗不再是均匀的絮状液体，在摇动安瓿后，开始形成片状物，逐渐沉于安瓿底部。

4．对于多剂量包装，打开后请立即使用。

（三）注射剂型疫苗的使用方法

1．将安瓿尖端疫苗弹至体部，用 75% 酒精棉球消毒安瓿颈部后，再用消毒干棉球 / 纱布包住颈部掰开。

2．将注射器针头斜面向下插入安瓿的液面下，吸取疫苗。

3．吸取疫苗后，将注射器的针头向上，排空注射器内的气泡，直至针头上有一小滴疫苗出现为止。

4．自毁型注射器的使用方法参见相关产品使用说明。

5．使用含有吸附剂的疫苗前，应充分播匀；使用冻干疫苗时，用注射器抽取稀释液，沿安瓿内壁缓慢注入，轻轻摇荡使疫苗充分溶解，避免出现泡沫。

6．安瓿启开后，未用完的疫苗盖上无菌干棉球冷藏。活疫苗超过 30min、灭活疫苗超过 1h 未用完，应废弃。

7．冷藏容器内的冰排融化后，应及时更换，接种结束后应及时将未开启的疫苗存入冰箱冷藏室内，于有效期内在下次接种时首先使用。

（四）注射区域的急救准备

在接种区域应当备有 1∶1000 的肾上腺素、地塞米松等急救药物，以及相应急救设备，以备偶有发生的严重过敏反应时急救用。接种疫苗后，受种者应在现场留观至少 30min。

五、免疫接种中疫苗的使用

（一）免疫起始月龄

确定免疫起始月龄，要考虑婴幼儿接种疫苗来自母传抗体的干扰、个体免疫系统发育、传染病暴露机会3个方面的因素。对于月龄较小的婴幼儿注射疫苗，可能受母体被动抗体干扰；同时月龄过小，免疫系统发育不完善，往往造成免疫不成功；免疫起始月龄过大，则会增加暴露传染病的机会。对免疫起始月龄的一般要求为，存在发病危险而又能对疫苗产生充分免疫应答能力的最小月（年）龄作为免疫起始月龄。一般规定，接种疫苗不允许早于免疫起始月龄。

（二）接种剂量

接种疫苗的剂量对免疫反应的形成有重要影响。接种疫苗的最佳剂量一般是由疫苗的性质决定的。接种剂量过小，不足以刺激机体免疫系统的应答；接种剂量过大，超过机体免疫反应能力时会产生免疫耐受，使机体在相当长时间内处于免疫抑制状态，不但影响免疫效果，且会加重免疫反应的临床过程，导致接种不良反应发生率增高。只有接种适宜的剂量，才能产生较高的特异性抗体，形成有效的免疫保护，达到防病目的。

（三）接种剂次

为使机体形成有效的免疫保护，接种疫苗必须有足够的剂次。减毒活疫苗的接种剂次一般较灭活疫苗少，有的减毒活疫苗1次免疫就可以产生理想的免疫保护，增加剂次可以提高血清阳转率。如麻疹疫苗接种1剂次，有95%左右的受种者血清阳转，再增加1剂次，几乎100%的受种者都可以获得保护性抗体。而灭活疫苗如百白破疫苗、乙肝疫苗完成基础免疫必须注射3剂次，接种1剂次仅能起到动员机体产生抗体的作用，但抗体水平较低，维持时间也短，常常需要接种第2剂次或第3剂次，才能使机体获得免疫保护。但如果接种剂次过多，一方面造成疫苗浪费，另一方面还会增加儿童的痛苦和增加疫苗接种不良反应发生率。

（四）接种间隔

大多数灭活疫苗需要接种2剂次或更多剂次，以刺激机体产生充分和持久的抗体反应。每次接种的间隔时间长短，对免疫应答有一定的影响。近年来的研究表明，延长各剂次疫苗的时间间隔，不会降低疫苗的保护效果，而缩短各剂次疫苗的时间间隔，能干扰抗体反应和降低保护作用。因此，中断的免疫程序无需重新开始接种或增加接种的剂次。但是间隔时间太长，势必推迟产生保护性抗体的时间，增加暴露的危险，短于规定的最小间隔，可减弱抗体应答。因此，短于规定最小间隔接种时，不作为1剂有效接种。

（五）接种途径

接种途径与免疫效果密切相关。一般认为，采取与自然感染相同的途径是最佳的接种途径，皮下注射和肌内注射是预防接种最常用的途径。

（六）加强免疫

在完成基础免疫后，随着时间的推移，抗体会逐渐衰减，尤其是接种灭活疫苗，抗体效价在几年后可降低到保护水平以下。因此，定期进行加强免疫很有必要，可使受种者保持较高的抗体水平，但并不是所有灭活疫苗都需要进行加强免疫。

（七）不同疫苗的同时接种

不同疫苗的同时接种时，主要考虑两方面因素：不同疫苗相互之间是否会干扰免疫应答；是否会增加接种不良反应发生率。从理论上讲，2 种灭活疫苗、1 种灭活疫苗与 1 种减毒活疫苗，1 种注射的减毒活疫苗与 1 种口服减毒活疫苗在同时接种时，一般不会产生免疫干扰或增加不良反应发生率，可以同时或任何时间在不同部位进行接种。按国家免疫规划，2 种不同注射的减毒活疫苗，可同时在不同部位接种。但在实际操作上，这种同时接种应尽量避免，因为接种后如果发生不良反应，难以界定是接种哪种疫苗引起的。

（八）国家免疫规划疫苗的免疫程序

1. 国家基础免疫规划疫苗见表 5-1。

表 5-1 国家免疫计划内容及次数

疫苗名称	剂次
卡介苗	1
乙型肝炎	3
脊髓灰质炎	4
百白破	5
麻疹	2
乙脑	1

2. 基础免疫要求在 12 月龄内完成。

3. 各种疫苗第 1 剂的接种时间，不能早于免疫程序所确定的最小免疫起始月龄。

4. 脊灰疫苗、百白破疫苗各剂次的间隔时间应 ≥ 28d。

5. 乙肝疫苗接种时间见表 5-2。

表 5-2 乙肝疫苗接种时间

剂次	时间	说明
第 1 剂	新生儿出生后 24h 内	
第 2 剂	第 1 剂接种后 1 个月	第 1 剂和第 2 剂的间隔应 ≥ 28d
第 3 剂	第 3 剂在第 1 剂接种后 6 个月（5~8 月龄）	第 2 剂和第 3 剂的间隔应 ≥ 60d

6. 麻疹疫苗复种可使用含麻疹疫苗成分的联合疫苗，如麻风联合疫苗、麻腮风疫苗等。

7. 如需同时接种 2 种以上国家免疫规划疫苗，应在不同部位接种。

8. 未完成基础免疫的 14 岁以内的儿童，应尽早进行补种。在补种时掌握以下原则：

（1）未接种国家免疫规划疫苗的儿童，按照免疫程序进行补种。

（2）未完成国家免疫规划疫苗免疫程序规定剂次的儿童，只需补种未完成的剂次，无需从零开始。

（3）未完成百白破疫苗免疫程序的儿童，3 月龄~6 岁儿童使用百白破疫苗；7~11 岁儿童使用白破联合疫苗；12 岁以上儿童使用成人及青少年用白破联合疫苗。

（4）未完成脊灰疫苗免疫程序的儿童，4 岁以下儿童未达到 3 剂（含强化免疫等），应补种完成 3 剂。4 岁以上儿童未达到 4 剂（含强化免疫等），应补种完成 4 剂。

（5）未完成麻疹疫苗免疫程序的儿童，未达到 2 剂（含强化免疫等），应补种完成 2 剂。

思 考 题

1. 简述疫苗的种类及特点。

2. 叙述乙肝疫苗的接种时间要求。

（孙蓓蓓）

第二节 健康教育

一、绪论

健康教育被定义为"在帮助对象人群或个体改善健康相关行为的系统的社会活动"。作为全科医生，健康教育是常规工作之一，也是工作的核心之一。"只有全民健康，才有全民小康"。当一个人能够把自己的吃、喝、拉、撒、动、心态等日常生活中的各方面调整好，安排得当，患病概率就会下降，就能保持健康。

（一）健康和健康促进

1946 年 6 月 19 日～7 月 22 日，在纽约召开的国际卫生会议对健康做出了定义，即："健康不仅为疾病或羸弱之消除，而系体格、精神与社会之完全健康状态"。这个定义将人的健康归为 3 个方面，即躯体健康、心理健康和社会适应性的健康。健康教育就是通过健康宣导，传播正确的生活理念，指导正确的生活方式，预防各种身心疾病的过程。

促进健康是任何一个国家、政府、社会都积极推动的一项工作，是一个国策。健康促进通常通过倡导理念、赋权实施以及协调促进 3 个策略开展。基层医生在这个过程中起着至关重要的作用。因此，基层医生被赋予"健康守门人"的称谓，是当之无愧的。在推动健康促进的工作中，通常由 5 个优先的领域，包括建立促进健康的公共政策，创建健康支持环境，加强社区行为，发展个人技能，调整卫生服务方向。每个领域的落地，都与基层卫生服务和基层医疗服务有关。健康教育是实现健康促进的关键环节之一，而健康促进必须通过健康教育实现。首先，健康教育的原则必须与健康促进的方向相一致，并得到相关机构的指导和支持；其次，健康教育应当贯穿健康管理和医疗服务的全过程，覆盖全方位。

（二）健康教育的意义

健康教育是人类社会调节社会成员的健康相关行为的手段。健康体现在日常生活中，不健康不一定有"病"。在日常生活中，发现很多人出现"现代病""慢性疲劳综合征"，也有些人把老化当成疾病，如绝经期反应、衰老表现等，这些都是健康观念带来的困扰。作为全科医生，有义务教导广大居民，认识人生的自然过程、健康与疾病、如何利用医疗资源。在某种意义上，"家庭医生是居民的人生导师"这话并不为过。我国在推行家庭医生制度，随着这个制度的普及和发展，每个居民将有自己的家庭医生。家庭医生不只是看病，更重要的是通过健康教育让居民少得病，少看病。这就是健康教育带来的实际意义－用最少的医疗资源，保障最适当的居民健康。

（三）健康教育的实施

健康教育可以有相关机构有意向的实施，也可以在医生诊疗过程中实施。无论采用哪种手段，全科医生都应该是健康教育实施的主体。健康教育需要依靠个体或群体相关数据，进行有针对性的宣导。近年来，体检中心的普及，使居民对自己的健康更加重视，通过企业、个人进行的定期体检，人们可以了解当时的身体指标。但是，这些指标如何解读，异常指标如何干预，都是面临的困境。通过诊断调查、收集信息、现场调查、专家咨询、文献复习等，还可以得到全社会健康水平。分析这些信息，得出相应诊断，制定干预方案并实施，也是健康教育实施的手段和步骤。

在现代社会的大背景下，教育手段已经有了非常大的变化，不再依靠现场培训、个别辅导等，网络、自媒体等现代化传播手段，可以让健康教育效率更高，传播更广。

（四）健康教育的目的

健康教育的目的是使居民保持健康生活行为，摒弃或改变不健康生活行为。

1. 行为及影响因素　心理学认为，人的行为指具有认知、思维能力、情感、意志等心理活动的人，对内外环境因素刺激所做出的能动反应，包括外显行为和内因行为。外显行为指人的言谈举止；内因行为指意识和情绪。

人类行为特点包括很多特性，有生物性、社会性、反射和调适等特性。行为习惯受很多因素影响，包括家庭教育、个人养成、自控能力、环境影响。这些行为包括思维方法、心理承受力、饮食喜好、起居时间、运动娱乐等。随着人的成长，行为和习惯都会发生变化。而这些因素恰恰是确定一个人生活质量的要素，甚至在某些意义上决定着患者生命的长度。

心态平和的人，患焦虑症的可能性比较小；大量吸烟的人，可能面临着肺癌的风险；喜欢剧烈运动的人，心脑血管疾病发生率低，但骨关节损伤的可能性却比较大。这些都是行为习惯对人的健康产生的影响。

行为的影响因素既包括自身因素，也包括环境因素和自然社会因素。对一件事的认知、态度、情感、需要、动机和动机冲动，是影响行为的个人因素，也是主要因素。未意识到肥胖与心脑血管有关，所以就不在意"控制饮食"。环境因素包括自然环境、社会环境。严寒的北国和温暖的海滨，每个人的运动、饮食等都不尽相同；经济发达的地区和贫穷的地区，夜生活一定不同。所有这些都会影响每一个人的行为，直接或间接地影响健康。除此之外，宗教、文化、风俗等也会影响每一个人的行为。

行为的构成要素有行为主体、行为客体、行为环境、行为手段和行为结果。谁做什么，在什么条件下，用什么样的方式方法，产生了什么样的后果。对于行为对健康的影响，关键在于后果。有些后果是直接、即时产生的，但更多的后果是延迟被发现的。如"口味重"的人老年后易患高血压，但是年轻时劝他吃的"清淡点"时，会因为"淡而无味"拒绝你的建议。这就是健康管理难以实现的重要因素中之———近期感受和远期效果的不平衡。

2. 健康相关行为　是指个体或团体与健康或疾病有关联的行为。健康相关行为受经济和教育（包括健康教育）影响非常大。经济发展快的地区，人们受教育水平常常较高，健康认知水平也相应提升。此外，经济发展为健康促进创造了物质条件。但是，不同的经济状况也产生不同的健康问题。

贫穷地区容易产生营养不良、感染及传染性疾病、创伤等健康问题；而富裕地区，则高血压、高脂血症、高尿酸、心脑血管疾病较多。此外，随着经济的发展，人们劳动强度在增加，心理压力在增大，声光污染、节奏紧张也都对健康产生着影响。在工作年龄，人们忙于各种事务、应酬，虽然生活内容"丰富"，但却常常忽视心理调整、娱乐以及运动；退休后，人们有时间享受自己的时光，压力消除，但突然发现又坠入"看孩子－做家务－看电视"的简单循环中。以健康相关行为的观点，这些都对健康不利。

健康的行为是从小养成的，可以简单比喻为年轻时的储蓄，到老了才能享用。培养一个音乐或美术的爱好，有一个钟爱的、到老还能参与的体育运动（如太极拳、乒乓球），养成一个平和的心态等，这些行为都与健康有益。

（五）健康教育促进健康行为

全科医生需要通过传授知识的活动，增进教育对象的科学知识和技能，提高其接受和理解应用健康信息与保健设施的能力。规律性和规范化的健康宣导，对社会和个人的行为都会有一定的影响，进而可以促进健康。健康教育可以在心理调整、饮食习惯、运动娱乐等方面，对个体或群体提出建议。全科医生需要全方位理解生命和生活，在日常工作中有意识地在社会传递正确的生命观和健康观。西医的鼻祖希波克拉底在《论医生》中，曾经描述了医生应该"有健康的体魄和沉稳的性格"，才能让患者对你心悦诚服地听从健康指导和医疗建议。

但是，目前在各种行为中，究竟如何做才是健康的，在不同的专家、不同的领域上有争议。每天"走一万步"是否得当？心脑血管专家从降低血脂，控制体重的角度出发，认为这是可取的。但是，在骨关节保护角度，也许并不被骨科医生认同。曾经的"城市登山"运动红极一时，但现在已经被彻底否定。降低血糖是否可以每天减少一餐饮食，但从胃病的角度，不按时吃饭很有可能罹患胃炎或溃疡。

因此，在开展"健康相关行为"宣导或教育时，全科医生应该有正确的健康观，有综合、全面的思考，对被宣导人因地、因人制宜的进行健康教育。

二、健康教育改变行为

健康教育通过知信行，即通过获取知识、产生信念、形成行为的模式达到促进健康的目的。不利于健康的行为常常是有短期"利益"的，也正因为如此，依从"坏习惯"比实现"好习惯"要困难得多。所有人都知道"吸烟有害健康"，但是尼古丁给大脑带来的兴奋性刺激，对有"烟瘾"的人是难以抵挡的诱惑；满足"口福"是肥胖者最重要的需求。在改变行为过程中，需要全科医生与被教育者共同的努力。改变行为是需要过程的，被教育者通常在开始时并无转变的打算，也许只是想听听而已。当他（她）意识到问题的严重性时才可能"打算转变"。此后，他（她）需要做出转变的准备，开始执行转变不健康行为，最后努力维持健康行为。

这个过程是教育者和被教育者共同努力并持续进行才能做到的。近几十年来实行的医疗服务模式（大医院模式），为什么健康问题越来越多？究其原因之一就是医生与患者的"一面"模式。医生坐在诊间应诊患者，不了解前面的健康问题，也无后续服务，只是"解决"患者此次的"主诉"。这样的模式基本上谈不到健康教育，更无法改变患者的不健康行为。通过家庭医生模式，需要与患者建立长久的健康促进关系，教育患者提高认识，开展自我评价，强化行为干预，达到行为调整和改变的目的。

行为层面：反思习惯；强化管理；控制刺激；求助关系。

三、健康教育的依托和手段

（一）健康教育的渠道

1. 就诊中的健康教育　健康教育不能脱离医疗服务，因为人们的健康与疾病只是一步之遥，特别是"亚健康状态"是被定义为健康或是疾病也是一个难以说清的问题。因此，医生（特别是基层医生）必然成为健康教育的主体。传统专科常常只针对患者的疾病进行"处置"，很少对后续对生活的影响以及干预措施给予实质性的健康指导。心脏内科、内分泌科等近年来比较注重日常疾病预防，但也常常是原则性的，例如"要少吃盐""管住嘴，迈开腿"。但在现实生活中入行而实施，常常难以有一个标准化、个性化的指导，其原因在于医生与患者黏合度低。大型医院的医生只是"一次性"地给患者看病，不会长期随访患者。专业分工的细化，也使得每一个专科医生难以对其他专科的注意事项给予生活建议。所以全科医生要在患者的诊疗、慢病复诊等过程中，加强健康教育的环节，不仅要对此次的疾病给予诊治，也要对未来的健康保障进行建议。

2. 健康教育讲座　健康讲座是比较容易实现的健康教育方式，要求的条件简单——教室和讲者。通常的讲者是大家公认的健康管理专家或医生。讲者通过理论讲解普及健康理念，宣导健康知识，推行健康行为。每次培训的人数可以比较多，从数十人到数千人。也可以涉及健康的各方面，从饮食、运动到慢性疾病的管理。但这种方式常常不能产生实际效果。此外，因为与医疗行为脱节，也无法对每一个有潜在风险的人进行系列观察和行为监督。

3. 网络与自媒体　形形色色的自媒体为健康教育提供了广阔的舞台。各种搜索引擎都可以查出成千上万条关于同一个问题的解答。针对健康教育的个人和团队APP，成为社会健康教育的主力。但是，由于缺少监管，这些健康教育的目的、内容都难以保证其科学性。常常同一个问题不同人给出不同的解答。更有甚者，有些建议充斥着商业气息，甚至有不良导向。因此，在开展健康教育时，网络信息是值得斟酌的，特别需要通过与经典理论加以对比，不能采取"拿来主义"，误导民众。

（二）健康教育示例

1. 高血压的健康教育　高血压的健康教育极其重要，主要因为高血压的发生和发展，与生活习惯有很大的相关性。此外，高血压的控制也有赖于患者对疾病的理解以及对治疗的依从性。对于高血压、糖尿病等疾病，提倡三级预防，即一级防病（发生高血压）、二级防并（发生并发症）、三级防衰（器官衰竭）。针对这三级预防，有很多健康教育的内容，但至今为止，预防工作并不令人满意，其原因就是不能有一个能够让公众理解和认可的健康教育手段。

（1）控制饮食：饮食应该如何控制，有人主张不吃"油"，有人主张不吃"晚餐"，更多的人只是笼统地要求"少吃"。这样不能量化的建议，常常听起来很有道理，但实施起来却有难度。更重要的是作为全科医生，与心血管医生不同，在注意高血压的发病时，还要注意胃的保护、营养的均衡以及生活质量的保证。因此，建议进行健康教育时，应全面指导。首先，一日三餐按时吃，避免长间隔造成的胃部疾病；五谷杂粮都要吃，避免营养不均衡，造成营养相关性疾病；高纤维食品要多吃，促进肠道益生菌生长；每顿按照七分（饱）吃，不要吃得过饱，造成能量蓄积；蔬菜水果保证吃，在无糖尿病的前提下，多吃蔬菜水果对补充维生素及纤维有益；闲暇零食要少吃，因为零食多为干果（榨油食品），多吃容易促进肥胖、高胆固醇血症，进而促进高血压。

（2）控制盐分：是公认的与高血压有关的饮食因素，并明确每日的进食食盐量不得多于6g。尽管采取很多办法普及这个观念，也提出"6g食盐相当于去除皮垫的一啤酒瓶盖"的量，但在日常生活中还是难以控制。可以建议患者尽可能降低自己的"口味"，以"粤菜""淮扬菜"的口味标准来调整自己的食盐量，最大程度地降低日盐摄取，已到达预防高血压的目的。

（3）增加运动："高质量生活的标志是有一个钟爱的体育运动"。运动并不只是为了预防血压，而是提高生活品位的一个措施。目前社会上推崇的运动就是走步，是最容易实施的一项运动，但并不一定是适合每一个人的运动，更不一定是最好的运动。在互联网高度发达的今天，很多人在网络上"晒"自己行走的步数，并努力争取得到最优异成绩。然而，在行走2万、3万步后，出现了膝关节的肿胀、疼痛、损伤。健康运动应长期进行，对全身都有益，而局部损伤最小。一般推荐的运动方式包括太极拳和乒乓球，这两项运动都是全身运动，乒乓球也被证实可以防止老年反应减退等（阿尔茨海默病）的预防。这些运动常常需要有对手或者配合音乐，对机体的内分泌也可以有一定的影响，更加有利于健康。

（4）药物使用：使用高血压药物的患者都被告知"血压应该控制在140/90mmHg以下，不能停药"。但是，很少有人被告知下线应当维持在多少水平以上。在临床工作中，常看到患者出现低血压的情况。还有一些患者使用控制心率的药物（如酒石酸美托洛尔），患者的心率应该控制在多少范围也常常不予明确。血压过高对人有损害，但血压、心率过低也有一定危险。因此，在使用药物的患者中，需要将安静时的血压、心率控制在合理的范围内：高压在 110～140mmHg，低压在 60～90mmHg，心率 50～80 次/分。如果多数数值高于上述范围，需要增加药物；多数低于下限就需要减药；在区间上下波动，需要调整用药时间。让患者理解用药目的是"未来使血压稳定在合理区间"，不是为了用药而用药。

2. 高尿酸血症　高尿酸血症究竟是一个疾病、还是一种身体状态是有争议的。但是，高尿酸引起了痛风、肾结石等就成为病态。对于痛风、肾结石，有精确的治疗。但是对于无痛性高尿酸血症，应如何进行健康教育，应注意以下几点：

（1）如何看待高尿酸血症：不能轻视，也不必恐慌。高尿酸血症是一个身体状态，到目前为止还没有人能够解释为什么有人尿酸高，有人尿酸不高。但众所周知，比其他动物高的尿酸让人能够直立起来，成为高智商动物。尿酸大部分在人正常代谢中产生，小部分是吃进来的。人体从肾脏排出大部分尿酸，小部分从胃肠道排出。所谓尿酸的正常值就是尿酸在血液中的溶解度 420μmol/L，当血液中的尿酸水平超过这个数值时，尿酸就会析出，引起损害。所以需要保持尿酸产生和排出的稳定，并保持尿酸在一定范围内。无痛性高尿酸血症者，尿酸水平可以维持在 360～420μmol/L；有痛风发作者，需要更低，但一定不能 < 180μmol/L。

（2）喝：高尿酸者应当多饮水，多排尿，增加尿酸的排出。苏打水可以碱化尿液，增加尿酸的溶解度，因此喝苏打水更好。每天的进水量应在 2000ml 以上。

（3）吃：有 20% 的嘌呤是通过食物吃进来的，因此把握好吃是控制高尿酸血症的重要手段。但是，并不像日常健康教育所说"少吃内脏和海鲜"这样简单。在食品的嘌呤定量上，有明确的标准：< 25mg 嘌呤 /100g 的食物为低嘌呤饮食，> 150mg 嘌呤 /100g 的食物为高嘌呤饮食，其中间的为中嘌呤饮食。可以为患者备一个食物列表，上面标明嘌呤含量，自行选择，首先选择饮食喜好，再看嘌呤含量。这样既能够保证患者的生活质量，又可以控制尿酸升高。其实，并非所有海鲜嘌呤都高，如海参的嘌呤 4mg/100g。

（4）动：有高尿酸是可以运动的，而且运动对降低代谢综合征的发生也是有帮助的。但是，高尿酸血症者尽可能避免高强度、大汗的运动，特别是在不能及时补充水分时，此时可能因为血液的浓缩而出现短时的尿酸水平升高。

（5）药物：控制尿酸的药物不像降血压药物，可以根据尿酸水平随时调整，不是一成不变的。最好能够预测患者的生活习惯对尿酸的影响，同时测算出患者对降尿酸药物的反应，做出曲线，然后根据曲线来调整降尿酸药物的使用。

四、健康教育评价

开展健康教育需要对其成果、投入产出结业评价，其中包括形成评价、过程评价、效应评价、结局评价等。但这些通常是公共卫生体系的工作，基层医生通常需要对自身的医疗工作中的健康教育的投入产出比做出评价，也对通过健康教育干预的患者人群的医疗结果、费用等作出评价。

总之，健康教育是一个需要目标清晰、因人而异、因地制宜的长期健康促进措施。基层医生需要理解健康教育的重要性，也需要学会健康教育的方法，特别是在日常诊疗和与居民接触过程中，通过各种措施推行健康的生活理念，提倡健康的生活方式，提高有慢性疾病患者对疾病的认知程度，对非药物治疗和药物治疗的重要性的认识，提高治疗的依从性，是提高全民健康的最重要手段。

思考题

1. 试述健康与健康教育。

（王　仲）

第二章 基层常用急救技术

第一节 基层病情判断

一、基层诊疗思维

（一）逻辑思维

在临床工作中，思维的逻辑性是提高工作效率和判断准确性的基础。尽管从事的工作内容各不相同，但对思维逻辑性的要求一样，也就是任何诊断、治疗都要"有据可依，由因及果"。临床实践是由概念、判断、推理组成的知识体系，在患者病情判断中，首先依赖患者的主诉、现病史等主观体验，然后结合物理查体和辅助检查。在缺乏实验室检查和大型仪器设备检查资料的情况下，医生需要利用有限的信息，捋出脉络，去粗取精，去伪存真，尽可能还原疾病的过程，找出可能危及患者生命的问题和线索。有逻辑的思维，可以能够避免在无用的信息中徘徊，最快速地整理出病情脉络、现象联系以及疾病的病理、生理发展过程，甚至可以推断和预估疾病未来的走向。

（二）整体思维

全科医学强调人的整体性、综合性，这种思维依赖于把患者看作是一个"全人"，而不是一个个的器官。一个人可以被分割为不同的系统、器官、组织，但是"单独的系统、器官、组织无法存活"。不仅仅是相邻或相关器官（如心肺、心肾等），即使远隔器官或不相关系统，在疾病过程中也可能出现相互影响。在临床工作中，可以看到心力衰竭可能源自高血压或肾功能不全，而心力衰竭势必发展为肺水肿和心源性休克，心源性休克将引起脑供血不足，而导致患者的意识障碍。这样的串联过程，最终都体现在一个人的变化，一个生命的变化。中医讲"上医治未病"，这样的观念在急诊科也需要推崇，要有整体思维观念，运用整体思维方法，依据病理、生理学，提前判断疾病的发展方向，防患于未然。

（三）降阶梯思维

降阶梯思维是急诊医学临床思维的核心，既体现在临床诊断过程中，也体现在临床治疗过程中。全科医生承担着一定程度的急诊医疗职能，因此掌握这种思维模式，对于防止医疗突发事件以及医患矛盾非常重要。所谓降阶梯思维是指"在急诊临床工作中，同一个现象要首先假设对患者生命健康威胁最大的疾病或损伤的存在。在明确排除上述可能性以后，才考虑其他因素的可能性"。从某种意义上说，急诊医学和全科医学都是"症状的医学和抢救的医学"。需要首先考虑威胁患者生命的问题存在的可能性，如胸痛，需要首先排除是否存在急性心肌梗死、主动脉夹层动脉瘤、张力性气胸以及肺栓塞的存在；而血压升高患者，首先应考虑目前的血压水平，是否足以导致患者的心力衰竭、脑出血和主动脉夹层的破裂。在临床工作中，经常面对患者的意外死亡，甚至造成医患矛盾和纠纷。很重要的原因之一就是医生缺乏降阶梯思维，而是采取专科的"平行性思维"或"升阶梯思维"模式。平行思维是将各种情况平行考虑，一并筛查；而升阶梯思维则是先假设是轻症疾病，如果出现病情变化再行处理。事实上，对于某一个体，患轻症疾病的概率远远大于患危重病的概率，采用这样的思维可以减少患者的心理压力和费用水平。但是，对于急诊患者这样的思维并不合适，因为患者常常是因为"不能再忍受病痛"才来急诊就诊，很可能在此之前已经进行过各种尝试，病情不见好转，甚至加重。例如，用硝酸甘油不缓解的胸痛，用降压药物也不能下降的高血压。此时，患者很可能是急性心肌梗死或脑血管意外。降阶梯思维是急诊临床思维的重中之重，也是保证患者安全的重要思维方法。

二、病情判断常用指标

体温、脉搏（心率）、呼吸、血压四个指标被称为生命体征，由于这几个指标发生变化时，患者可能已经或正在出现生命危险。

（一）意识

意识是人脑的一个重要功能，当脑部缺氧、病变等情况发生时，患者会出现意识混乱甚至意识丧失。意识混乱表现为对外界刺激不能正确应答，而意识丧失表现为患者对外界刺激完全无反应。任何急性的意识混乱或意识丧失，都应被视为紧急情况。

（二）体温

在基层医疗中，最常使用体温这个指标的是感染性疾病。感染性疾病是最常见疾病，也是最容易导致生命危险或最容易被延误诊治的疾病。当人体被感染时，机体与外来病原体斗争的过程将引起发热。从这个角度，发热是人体的一种正常反应。体温的高低，可以反映感染的轻重以及机体的反应能力。明确存在感染的患者体温不高，可能因为患者的抵抗能力降低，如老年人、久病患者、使用激素或免疫抑制剂的患者等。体温过高，说明体内炎症反应过于强烈，可能造成组织更多的破坏，甚至导致脓毒症。因此，体温被视为一个能够反映疾病轻重的指标。

（三）脉搏（心率）

循环稳定是生命得以保证的基础。死亡被定义为"心脏停止跳动"，足以说明心跳对于生命的重要性。当机体出现任何反应时，心跳——表现在心率和脉搏，都会出现相应的表现。脉搏（心率）的变化包括增快、减慢和不规律（心律不齐）。对于急性疾病患者，最常见的是心率增快，如体温上升、缺氧、失血等。

"心率是反映危重情况最敏感的指标"，说明当临床发现患者出现用目前生理情况无法解释的心率增快时，应高度怀疑患者可能出现危及生命的疾病，需对患者的病情进行仔细的评估，或者安排紧急转诊。一般认为，心率的正常范围为 60～100 次/分。影响心率的生理、病理因素包括运动、紧张、发热、缺氧、失血等。如果排除患者的运动、紧张和发热因素外，患者仍然有心率超过正常范围的情况，特别是心率＞120 次/分，应高度怀疑患者有潜在危及生命的风险。如果结合患者的意识状况、呼吸状况和血压情况，常可以快速判断患者是否有生命危险。

（四）呼吸

呼吸是最容易发现的生命体征之一，很多疾病导致呼吸异常，如慢性阻塞性肺疾病的急性发作、支气管哮喘、心功能不全等。呼吸的变化，包括频率变化和节律变化，正常呼吸频率为 12～20 次/分。呼吸频率过慢常常因为药物中毒等引起的中枢抑制，呼吸频率过快可能是由于机体缺氧、二氧化碳潴留或酸中毒，呼吸节律变化可能是中枢神经系统病变引起。呼吸的变化，常常结合患者心率的变化和意识的改变。呼吸浅快伴有心率增快，患者不能平卧，常是心力衰竭的表现；而呼吸浅慢伴有意识改变，可能暗示患者安眠药物中毒；呼吸深大伴有意识改变的患者，可能是糖尿病酮症酸中毒或尿毒症酸中毒。

（五）血压

"血压是反映危重情况最确切的指标"，当患者出现血压下降，说明其机体已经无法通过自身的调节来维持生命的平稳，患者将很快出现全身循环功能的衰竭，生命即将终止。因此，对于任何一个可疑重病的患者，无论可能在基层卫生服务机构停留时间长短，都需要进行包括血压的生命体征测量，发现问题应及时处理。血压的正常范围通常为 90～120/60～90mmHg，对于有高血压的患者，血压搏动不低于其平时血压 30mmHg 以下。如果出现血压的变化，应高度关注，患者可能在短时间内出现生命危险。

> **思考题**

1. 试述什么是降阶梯思维。

2．为什么说"心率是反映危重情况最敏感的指标，血压是反映危重情况最确切的指标"？

第二节　高级生命支持

一、目的

1．及时发现和确定心脏骤停的患者。
2．采用手法维护患者的循环和呼吸，组织人体从临床死亡向生物学死亡进展。
3．采用物理和药物手段恢复患者自主循环。

二、适应证

任何心脏骤停的患者。

三、禁忌证

1．有不接受复苏的遗嘱。
2．死亡时间过长，出现尸斑和尸僵。
3．有断头、头部或胸部严重损伤等无法实施复苏操作。

四、操作前准备

1．急救者接受过 ACLS 培训。
2．确认现场安全。

五、徒手操作步骤

1．判断现场安全
（1）确认现场无落石、倒塌等风险。
（2）确认患者未连接有电的电线。
（3）对于落水者需要有水下救护的专业训练基础。

2．判断患者的反应

（1）将患者平放在硬质平面（地面、硬床板等）。

（2）双手拍打患者的双肩。

（3）大声呼叫患者。

（4）应在患者两侧耳边呼叫。

3．有反应的标准

（1）患者出现声音。

（2）患者躯体出现运动。

（3）患者眼部有活动。

上述三项中任何一个存在都证明患者有反应，也说明未出现心脏骤停。

4．启动紧急医疗服务体系　立即呼叫周边的人，或亲自拨打急救电话（120或医院内急救电话），告知患者的数量、状况，特别是应该说明患者可能出现心脏骤停。需明确说明发病地点，并保持通讯的通畅。

5．判断呼吸及脉搏

观察呼吸

（1）首先确定患者口腔内无固体异物，如有则应立即清除，如果有活动义齿，也应去除。

（2）松解患者上衣。

（3）观察患者的胸部确定是否有起伏，鼻翼是否有扇动。

（4）观察时间 5～10 秒。

观察呼吸的同时，检查患者脉搏。检查位置在抢救者同侧的颈动脉

（5）一只手的示指、中指并拢，摸到喉结。

（6）向施救者同侧滑动 1.5～2cm 的肌肉间隙。

（7）触摸 5～10 秒。

在判断呼吸时，应注意患者有下颌呼吸、顿挫呼吸等均为呼吸消失。检查脉搏时，一定检查施救者同侧的颈动脉。不得检查施救者对侧颈动脉，避免造成掐捏患者颈部的错觉。

6．心脏按压

（1）按压部位：两乳头连线中点，胸骨下端。

（2）手法：一只手张开，另一只手指交叉握住前手，将手掌根部置于按压部位。

（3）双上肢伸直，肩、肘、腕关节连线与地面垂直，用上身重力下压。

（4）按压频率 100～120 次 / 分，按压深度 5～6cm，下压：放松 =1：1。

在心脏按压时，要做到"快速按压、用力按压以及完全放松"。但要注意不可以冲击按压，手掌不能离开患者胸壁，按压时上肢不能弯曲。

7．开放气道

（1）一只手的掌根部放在患者的前额，另一只手的示指和中指并拢，放在患者下颏的

骨性区域。

（2）双手合力将头向后抬起，使下颌与耳垂的连线与地面垂直。

8．人工呼吸

（1）保持气道开放，并用按压前额的手的拇指和示指捏紧患者的鼻翼，关闭鼻孔。

（2）施救者自然吸气。

（3）施救者用口包住患者的口，缓慢向患者口部吹气。

（4）吹气的同时观察胸部，使胸部能够明确的起伏。

（5）将口离开患者口部，同时放开捏紧的鼻翼，令患者呼气。

（6）吹气时间 ≥ 1s。

在任何人工通气时，都需要保证气道的开放。进行口对口人工通气，可以使用保护膜防止交叉感染。球囊面罩是最常使用的进行人工通气的工具，单人使用采用"CE"手法，双人使用一人双手按住面罩，另一人挤压球囊。应注意人工通气的气体量不宜过大，能够见到胸廓起伏即可。

六、体外电除颤

1．打开除颤器电源。

2．连接电极板　心尖部电极板位置在"中心位于左侧腋中线第五肋间"；心底部电极板位置在右侧胸骨旁锁骨下区域。

3．检查心律。

4．确定可除颤心律　室颤、无脉室速。

5．充电　单向波除颤仪选择360J，双向波除颤仪选择200J，或者按照除颤仪提示的默认能量除颤。

6．所有人避免接触患者。

7．放电除颤。

8．除颤后立即进行以心脏按压开始的下5个循环的心肺复苏。

9．5个循环复苏后再行心律监测，视心律情况，确定是否可以进行除颤。

双向波电除颤与单向波电除颤无本质差别。在除颤时，要使用导电糊，并使电极板与患者的皮肤贴紧。除颤时，任何人不可以接触患者。除颤后不进行判断，应立即开始复苏。

七、复苏药物使用

1．肾上腺素　是心肺复苏中的基本用药，对于非可除颤心律（停搏与无脉性电活动）

应尽早使用肾上腺素，使用剂量为 1mg 静脉推注，每隔 3 ~ 5min 可重复 1 次。

2. 抗心律失常药物　利多卡因、胺碘酮不作为心肺复苏的常规使用药物，但如果因为室性心律失常导致心脏骤停，在恢复自主循环后，可以使用利多卡因防止心律失常，也可以在除颤效果不佳时，联合使用胺碘酮。

八、心肺复苏的流程

发现患者倒地——立即呼叫，判断是否有反应——如果无反应，立即呼救（争取尽早取得除颤器以及专业人员支持）——判断呼吸与脉搏是否存在——如果呼吸消失以及不能确定有脉搏存在，应立即进行心脏按压——按压 30 次后开放气道，并进行 2 次人工通气——再进行 30 次按压，2 次人工通气，依次循环。

当除颤器到达，立即安排进行除颤——除颤后立即进行心脏按压和人工通气（30∶2），直至患者自主循环恢复或急救专业人员到场。

九、并发症及处理

1. 心肺复苏的主要并发症是肋骨骨折及胸骨骨折。采用正确的按压手法是防止出现骨折的重要措施。

2. 呕吐窒息是另一个严重并发症，预防和处理措施是在进行人工通气时，一定保证气道开放以及避免过量、过快通气。

> **思考题**

1. 试述心肺复苏的目的和适应证。
2. 简述心肺复苏的流程。

（王境一）

第三节　气道保护与氧疗

任何出现生命危险的患者首先都会丧失意识，而意识的丧失又将导致患者对气道的保护能力丧失。此外，很多危重患者，特别是中枢神经病变的患者、咯血患者、消化道出血患者、肺部感染患者，都可能因为呕吐、气道分泌物等造成气道阻塞，进一步造成患者生命危险。因此，气道保护和氧疗是基层医生需要掌握的重要临床急救能力之一。

一、气道与气道保护

（一）气道与气道阻塞

从口腔、鼻腔到气管、支气管全程被称为人体的气道。通常将主支气管以上的气道称为大气道，大气道的特点是一旦被阻塞，将引起一侧甚至全部肺的通气功能丧失，严重影响患者的呼吸功能。

引起气道阻塞的原因包括急性咽喉部组织肿胀、气道异物、呕吐物或血液等。急性扁桃体肿大、急性咽峡炎、肿大的腭垂，可能造成病理性气道阻塞；儿童常常因为气道异物造成气道阻塞，而脑血管病或消化道出血等患者，可因呕吐物误吸造成气道阻塞。

（二）气道保护手段

气道保护的手段首先就是防止阻塞出现，对于有异常呼吸音的上气道阻塞患者，应当检查是否有肿大的扁桃体、腭垂，如果怀疑有可能存在上气道阻塞，应立即安排急救车转送到上级医院。脑血管病的昏迷患者，应保持保护性体位（昏迷体位），防止出现呕吐误吸。有咯血、消化道出血的清醒患者，应避免过度活动，转诊需要通过急救车实施，避免如厕等用力活动；同时叮嘱患者如果出现咯血或呕吐，要及时吐出，避免误吸。

可以用于现场气道保护的手段还包括手法开放气道（见心肺复苏）、口咽通气道等。

二、氧气疗法

（一）氧气

氧气是人体代谢必须的气体，吸氧对于很多缺氧性疾病都可以较好的缓解症状。空气中的氧气含量为21%，通过人为增加吸入氧气的含量，可以增加血液中氧分压和氧饱和度，进而增加组织的氧气供应，缓解机体缺氧，直接或间接地缓解心脏和肺做功。

（二）氧疗的方法

1. 氧气源　医用氧气可以采用中心供氧和氧气瓶供氧。在基层卫生服务机构通常采用氧气瓶供氧。氧气瓶有不同容量，基层卫生服务机构通常需要吸氧患者不多的情况下，4L、10L的氧气瓶比较适宜。氧气袋因为其容量过小不建议使用。

2. 鼻导管吸氧　鼻导管是一个塑料导管，一段可以连接到氧气源，另一端通过两个出气开口可以将氧气输入鼻孔。这种吸氧方式简单，导管价格低廉，使用时不影响患者讲话、喝水和进食，是最推荐试用的吸氧装置。其缺点是吸入氧气量不能过大，因为气流过大会导致患者鼻黏膜干燥、损伤。一般可以保证吸氧浓度在 24%～40%。

3. 面罩吸氧　通过一个可以将口鼻扣住的面罩为患者供氧，可以避免气体直接吹到鼻黏膜，引起患者不适。也正因为这样，可以有更高流量和浓度的氧气供患者吸入。吸氧面罩有不能调整吸氧量的普通吸氧面罩，有可以确定吸氧浓度的文丘里吸氧面罩和吸入高浓度氧气的储氧吸氧面罩。

思考题

1. 简述气道保护在急救中的重要性。
2. 简述氧气治疗的方法和使用原则。

（王境一）

第四节　儿童意外伤害的现场急救原则

意外伤害是指外来的、突发的、非本意的、非疾病使身体受到伤害的客观事件，最常见的原因主要是车祸、跌落、烧伤、溺水和中毒等。儿童意外伤害不仅是一个社会问题，也是一个重要的公共卫生问题，目前已经成为导致儿童死亡的首位原因，也是导致儿童严重疾患和残疾的主要因素之一。儿童意外伤害的早期处理涉及现场急救、转运和院内急诊体系，现场早期正确的急救措施对预后至关重要。因此，基层医务工作者应熟练掌握院前急救原则和技术。

一、意外伤害的现场评估

意外伤害发生后，患儿症状多样、病情复杂，需立即进行快速评估。评估的目的是根据患儿伤情程度进行分层，以指导现场早期救治，保证尽快将重伤高危儿童及时转运至有救治能力的医院，最大限度地降低死亡率和致残率。

（一）儿童创伤评分（pediatric trauma score，PTS）

2017 年我国儿童创伤急救早期处理专家共识组制定的《儿童创伤急救早期处理专家共识》推荐使用儿童创伤评分（PTS）见表 5-3，表 5-4。

表 5-3　儿童创伤评分（PTS）

项目	+2分	+1分	−1分
体质量	≥ 20kg	10 ~ 20kg	< 10kg
气道	正常	需氧气面罩、鼻导管辅助呼吸	需气管插管、环甲膜切开
收缩期血压	> 90mmHg，周围血管灌注及搏动良好	50 ~ 90mmHg，但可触及大动脉搏动	< 50mmHg，大动脉搏动微弱或消失
中枢神经系统	清醒	模糊、短暂昏迷史	昏迷
开放性伤口	无	可见挫伤、擦伤、撕裂伤且 < 7cm，没有穿过筋膜	组织断离、任何穿过筋膜的刺伤或枪伤
骨折	看不见或没有怀疑骨折	任何地方的单一闭合性骨折	开放或多发骨折

表 5-4　PTS 评分与病情程度

PTS 分值	严重度
9–12	轻度创伤
6–8	有潜在生命危险
0–5	有即刻生命危险

临界分值为 8 分，评估值小于 8 分则死亡风险非常大，应尽快送往专业医疗中心进一步救治。

（二）针对性创伤快速评估

急救人员到达现场后应立即进行快速创伤病情评估，重点是伤者的意识状态以及危及生命的出血、气道、呼吸以及循环状态，采用的方法推荐 LOC+CABC 法。

1. 意识状况（level of consciousness，LOC）评估　建议应用快速意识评估法（AVPU）判定患儿是否存在意识改变及其可能原因，见表 5-5。

表 5-5　快速意识状况评估（AVPU）

标识	含义
A	清醒
V	对语言刺激有反应
P	对痛觉刺激有反应
U	对任何刺激无反应

2．伤情危险度评估

C：控制出血（control bleeding） 出血是否可控。通过局部按压、包扎、止血带及止血药物的应用等，以控制活动性的外部出血。

A：气道（airway） 气道是否通畅。必须确定气道是否通畅、有无梗阻。

B：呼吸（breathing） 呼吸是否平稳。呼吸状况是否能保证氧合，注意是否存在张力性气胸和连枷胸等引起的异常征象。

C：循环（circulation）循环是否稳定。是否维持有效循环（心率、血压、毛细血管再充盈时间、肢端温度或皮温）及有无大出血，以判定是否存在休克征象。

（三）详细体格检查

详细体格检查必须在识别并处理危及生命的情况后才可进行，需要从上到下、暴露全身、全面检查。重点检查全身是否有明显擦伤、撕裂及变形，是否有明显的骨折，有无软组织挫伤等。

二、现场急救基本处置

1．控制出血 控制活动性外部出血，注意对颈椎和脊柱的保护和固定；如有休克可能尽快开放静脉；长骨骨折应予适当的固定。

2．开放气道和供氧 为重要措施，可以使用人工气道辅助通气。面中部外伤、颅底外伤、脑脊液鼻漏或凝血功能障碍的伤者应避免使用鼻咽通气道。

3．心肺复苏 快速评估后，对呼吸循环功能不稳定儿童，现场实施高质量心肺复苏术（cardiopulmonary resuscitation，CPR），同时快速转运。

4．其他 如张力性气胸、骨盆骨折和肢体畸形等给予及时合适的处置。

5．联系转运 呼叫120并与上级医院联系，提供病史和病情，让医院的相关科室作好充分准备，保持急救绿色通道开放。与患儿家属沟通，尤其需要告知转运过程中可能发生的二次损伤风险。

对于基层医务工作者来说，确保意外伤害儿童在院前得到积极正确救治，既可以为转运到院内急诊争取宝贵时间，又可以为进一步治疗奠定基础，因此，基层医生应熟练掌握儿童意外伤害的院前急救原则，并努力提高救治技术。

儿童意外伤害的院前急救流程图，见图5-1。

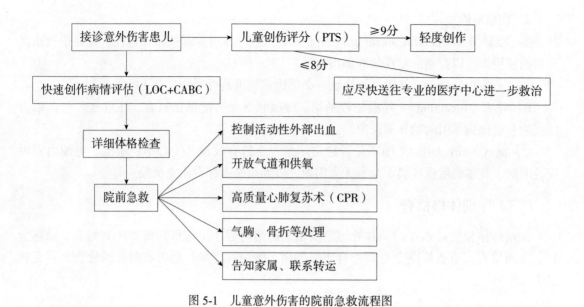

图 5-1　儿童意外伤害的院前急救流程图

思考题

1. 儿童创伤评分（PTS）包括哪几项？
2. 快速意识状况评估（AVPU）包括哪几项？

（晁　爽）

参考文献

1. 胡品津，谢灿茂．内科疾病鉴别诊断学．第4版．北京：人民卫生出版社，2014．

2. 刘梅颜．中国基层医生双新医学诊疗手册．北京：中华医学电子音像出版社，2019．

3. 全科医学．北京：人民卫生出版社，2018．

4. 默克家庭医生手册．北京．人民卫生出版社，2016．

5. 国家卫生计生委脑卒中防治工程委员会．中国短暂性脑缺血发作早期诊治指导规范．2016．

6. 胡大一，郭继鸿．中国晕厥中心建设专家意见．中国循环杂志，2019，34（1）：29-31．

7. 刘国梁．呼吸困难诊断、评估与处理的专家共识．中华内科杂志，2014，53（4）：337-341．

8. 中华消化杂志编辑委员会，中华消化外科杂志编辑委员会．急性非静脉曲张性上消化道出血多学科防治共识．中华消化杂志，2019，39（12）：793-799．

9. 中华医学会消化病学分会．中国慢性胃炎共识意见（2017年，上海）．中华消化杂志，2017，37（11）：721-738．

10. 陆再英，钟南山．内科学．第7版．北京：人民卫生出版社，2007：267-302．

11. 黎磊石，刘志红．中国肾脏病学．北京：人民军医出版社，2008：1207-1253．

12. 陈孝平，汪建平，赵继宗．外科学．第9版．北京：人民卫生出版社，2018：731-735．

13. 中国疾病预防控制中心营养与健康所．中国食物成分表．第6版．北京：北京大学医学出版社，2019：323-326．

14. 锡琳，王向东，张罗．过敏性鼻炎指南的更新与变迁．国际耳鼻咽喉头颈外科杂志，2018，42（3）：183-186．

15. 江载芳，申昆玲，沈颖．诸福棠实用儿科学．第8版．北京：人民卫生出版社．

16.《中国0至5岁儿童病因不明急性发热诊断和处理若干问题循证指南》制定工作组．中国0至5岁儿童病因不明急性发热诊断和处理若干问题循证指南（标准版）．中国循证儿科杂志，2016，11（2）：81-96．

17. 金昕晔．2014版NICE《儿童青少年与成人中超重和肥胖的识别、评估与管理》指南解读. 糖尿病天地临床，2015，9（3）：129-134.

    18. 儿童创伤急救早期处理专家共识组. 儿童创伤急救早期处理专家共识. 临床儿科杂志，2017，35（5）：377-383.

    19. 廖秦平. 妇产科学. 第4版. 北京：北京大学医学出版社，2015.

    20. 谢幸. 妇产科学. 第9版. 北京：人民卫生出版社，2018.

    21. 曹泽毅. 中华妇产科学临床版. 北京：人民卫生出版社，2010.

    22. 王仲. 中国公众施救培训教程. 北京：科学出版社，2019.

    23. 葛均波，徐永健. 内科学. 第8版. 北京：人民卫生出版社，2013.

    24. 吴浩，吴永浩，屠志涛. 全科临床诊疗常规. 北京：中国医药科技出版社，2018.